AF360849

TRAITÉ

DE TOUS LES VICES DE LA PAROLE

ET EN PARTICULIER

DU

BÉGAIEMENT.

PREMIÈRE PARTIE.

Ouvrages du docteur COLOMBAT de l'Isère.

TRAITÉ DE TOUS LES VICES DE LA PAROLE, ET EN PARTICULIER DU BÉGAIEMENT, etc. 2 vol. in-8o 3me édition, 1840, avec fig. 12 fr.

Nota. Cet ouvrage, traduit en plusieurs langues, a valu à l'auteur un prix de 5,000 fr., décerné par l'Académie des sciences de l'Institut de France, le 18 décembre, 1835.

TRAITÉ DES MALADIES DES FEMMES et de l'Hygiène spéciale de leur sexe, avec plusieurs planches, 2 forts vol. in-8, de près de 1200 pages. Prix : 14 fr. et 17 par la poste. 1838.

DICTIONNAIRE HISTORIQUE ET ICONOGRAPHIQUE de toutes les opérations et des instruments, bandages et appareils de la chirurgie ancienne et moderne, servant de complément à tous les autres dictionnaires de médecine. 4 tomes in-8, avec plus de 1500 dessins. Prix: 20 fr. Le premier tome est en vente.

TRAITÉ DES MALADIES ET DE L'HYGIÈNE des organes de la voix, ou Recherches théoriques et pratiques sur la physiologie, la pathologie, la thérapeutique et l'hygiène de l'appareil vocal. in-8, avec planches. Prix : 6 fr., et 7 fr. 50 cent. par la poste.

NOUVEAU PROCÉDÉ pour extraire la pierre de la vessie, in-8. 1829.

L'HYSTÉROTOMIE, ou l'Amputation du col de la matrice dans les affections cancéreuses, suivant un nouveau procédé. in-8, avec planches. 1828.

DE LA LIGATURE et de la Compression des artères. in-8. 1828.

DU BAUME DE COPAHU. sans odeur ni saveur désagréables, administré dans la blennorrhagie et la leucorrhée ou flueurs blanches. in-8. 1832.

TABLEAU SYNOPTIQUE et statistique du bégaiement, et des moyens curatifs qui conviennent à chaque variété, suivi de l'articulation artificielle de tous les sons qui arrêtent le plus souvent les bègues. in-4.

MÉMOIRE SUR L'ORIGINE psychologique et et physiologique des sons articulés. in-8. 1839.

MÉMOIRE SUR L'HISTOIRE et la physiologie de la ventriloquie, 1840.

MÉMOIRE SUR LE MÉCANISME DES CRIS et leurs intonations dans chaque espèce de douleurs ; in-8. 1840.

Pour paraître.

TRAITÉ COMPLET DE MALADIES VÉNÉRIENNES et de l'hygiène spéciale des organes génitaux chez les deux sexes. 2 vol. in-8. avec fig.

DE L'HISTOIRE PHILOSOPHIQUE DE LA MUSIQUE et de l'influence de cet art sur les passions et la santé de l'homme. Un fort volume in-8.

TRAITÉ
DE TOUS LES VICES DE LA PAROLE

ET EN PARTICULIER DU

BÉGAIEMENT,

OU

RECHERCHES THÉORIQUES ET PRATIQUES

SUR

L'ORTHOPHONIE

ET SUR LE MÉCANISME, LA PSYCHOLOGIE ET LA MÉTAPHYSIQUE DES SONS
MODULÉS, SIMPLES ET ARTICULÉS QUI COMPOSENT LE LANGAGE HUMAIN.

Par COLOMBAT, DE L'ISÈRE, 

Docteur en médecine et fondateur de l'Institut orthophonique de Paris, pour
le traitement de tous les vices de la parole ; auteur d'un Traité des maladies des femmes ; d'un Traité des maladies de la voix ; d'un Dictionnaire historique de la chirurgie ; chevalier de la Légion d'honneur ; lauréat de
l'Académie des sciences ; membre de la Société phylotechnique, de la Société anatomique et de la Société des sciences physiques et chimiques de
Paris, de celle des Sciences de Strasbourg, du Cercle chirurgical de Montpellier, de la Société médico-chirurgicale de Lyon, de l'Institut historique
de France, collaborateur de plusieurs journaux de médecine, etc., etc.

TROISIÈME ÉDITION

considérablement augmentée, accompagnée de planches et
d'exercices orthophoniques dans les langues Française,
Anglaise, Allemande, Italienne, Espagnole et Latine.

Cet ouvrage a été couronné par l'Académie des sciences.

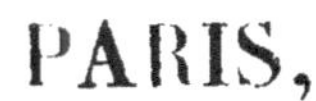

PARIS,

CHEZ BÉCHET ET LABÉ.

LIBRAIRES DE LA FACULTÉ DE MÉDECINE.

PLACE DE L'ÉCOLE-DE-MÉDECINE, No 4.

CHEZ L'AUTEUR, RUE DU CHERCHE-MIDI, No 91.

1840.

IMP. DE MOQUET ET COMP., RUE DE LA HARPE, 90.

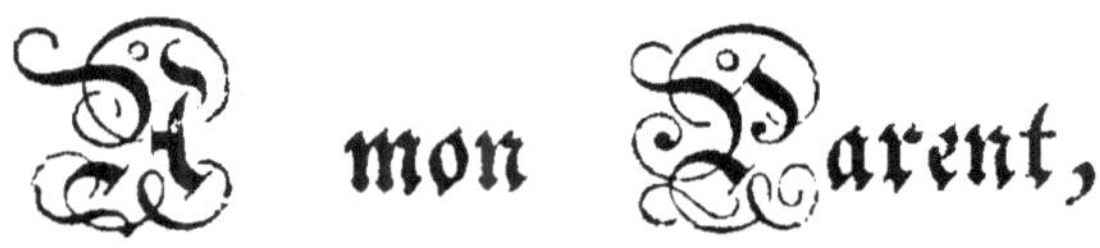

A mon Parent,

M. LOUIS CORDIER,

Pair de France, commandeur de la Légion d'Honneur, membre de l'Académie des sciences de l'Institut de France, inspecteur général des mines , maître des requètes au conseil d'état, professeur de géologie et administrateur au muséum d'histoire naturelle, etc., etc., etc.

Faible gage de mon attachement
et témoignage public de mon respect
et de mon dévouement,

MARC COLOMBAT DE L'ISÈRE.

Institut de France.

ACADÉMIE ROYALE DES SCIENCES.

Séance publique du lundi 18 novembre 1833.

PRIX DE MÉDECINE.

Fondé par M. Monthyon, en faveur de ceux qui auront perfectionné l'art de guérir.

Extrait du Programme.

L'Académie a décidé qu'il serait accordé cette année :

UN PRIX DE 5,000 FRANCS

A M. le docteur Colombat de l'Isère, pour les travaux qu'il a publiés sur le mécanisme de la prononciation, et pour les succès qu'il a obtenus dans le traitement des vices de la parole, et en particulier du bégaiement.

ACADÉMIE ROYALE DE MÉDECINE.

Conclusions d'un rapport fait à l'Académie royale de médecine de Paris le 14 décembre 1830, au nom d'une commission composée de MM. *Itard, Marc, Esquirol* et *Hervez de Chégoin.*

M. *Itard* termine ainsi son rapport : « La combinaison des » moyens curatifs de M. *Colombat* est tellement avantageuse, » qu'elle amène les résultats les plus prompts et les plus nets » qu'on ait obtenus jusqu'à présent. » Le savant rapporteur déclare en outre, au nom de la commission, « que la métho- » de curative du bégaiement, et l'ouvrage dont M. *Colombat* » est l'auteur, méritent l'approbation de l'Académie, ainsi que » ses remercîments pour les communications franches et » sans réserve qu'il lui en a faites; que sous ces deux rapports » il a acquis un double titre aux suffrages de la compagnie, » à qui la commission propose d'inscrire M. *Colombat* par- » mi les candidats aux premières places vacantes de mem- » bres adjoints de l'Académie. »

Ces conclusions ont été adoptées à l'unanimité.

PRÉFACE.

In ore sunt omnia.
CICÉRON.

Pour rendre ce nouveau Traité d'*orthophonie* plus digne de l'accueil favorable qu'il a reçu du public, nous l'avons revu et corrigé dans toutes ses parties et nous y avons fait les additions et les changements que l'expérience et une pratique spéciale de plus de douze ans nous ont signalés comme étant utiles et souvent même indispensables. Si le fond et l'ordre général de nos idées n'ont éprouvé que peu de modifications, les opinions et les théories que nous avons émises, sont développées d'une manière plus large et plus méthodique, et surtout sont appuyées sur une plus grande masse d'observations.

Les différences qui existent entre cette nouvelle édition et les précédentes, ne consistent donc pas en vains discours et en hypothèses frivoles, mais bien dans de nouveaux développements et dans des détails théoriques et pratiques, sur la classification, l'histoire littéraire, l'étiologie, la nature, les causes, les variétés, les caractères distinctifs, le diagnostic, le pronostic et le traitement de tous les vices de la parole.

Cette édition contient aussi plusieurs chapitres nouveaux qui se lient plus ou moins directement à l'*orthophonie*, puisqu'ils ont rapport à l'anatomie et aux vices de conformation du larynx et de la langue, à la physiologie des sons vocaux simples, modulés et articulés; au mécanisme du *fausset* ou *voix de tête* ; à celui des cris et à leur intonation dans chaque espèce de douleur ; au mécanisme de la ventriloquie et de toutes les inflexions vocales ; à la métaphysique, à la psychologie et à la physiologie de la parole ; à l'histoire des mots et des diverses articulations, enfin à celle de l'alphabet et de tous les signes vocaux et graphiques qui composent le langage humain.

Dans cette édition, on trouvera également de plus que dans lesprécédentes, un chapitre qui traite de l'influence du rhythme sur l'économie animale en général et sur les organes de la parole en particulier, et plusieurs autres chapitres qui sont consacrés, soit à divers exercices orthophoniques dans les langues française, latine, anglaise, allemande, italienne et espagnole, soit à la description des instruments et des procédés opératoires que nous avons imaginés pour remédier à certains vices de conformation. Nous dirons encore que nous avons ajouté à ce nouveau Traité un grand nombre d'observations authentiques, un tableau des articulations naturelles et des articulations orthophoniques mises en regard, un tableau synoptique et statistique du bégaiement et de tous les autres vices de l'articulation, et une liste générale des auteurs que nous avons cités ; enfin nous avons tâché autant que possible de faire disparaître de cet ouvrage toutes les imperfections que nous y avions reconnues et dont l'indulgence du public avait bien voulu ne pas s'apercevoir.

LISTE ALPHABÉTIQUE DES AUTEURS

et des autres personnes cités dans cet ouvrage, avec l'indication des pages où ils sont cités.

ERRATA.

Page 35, ligne 1re : *sses nazales*, lisez *fosses nazales*.

— 60 — 4 : *Percy*, lisez *Gerdy*.

— 113 — 8 : *une blanche de l'octave du faucet qui donne le sol au-dessus de la portée*, lisez *ou une blanche correspondante au si aigu au-dessus des lignes*.

Page 237, Chapitre VII, lisez Chapitre X.

— 362, ligne 24 : au lieu de 1839 , lisez 1835.

— 390 — 2 : *son somme en avant*, lisez *son sommet en avant*

— 430 — 27 : *au lieu de est mère*, lisez *et mère*.

— 475 — 9 : au lieu de *le tendres*, lisez *les tendres*.

TABLE DES MATIÈRES.

PROLÉGOMÈNES.

> Tous les organes de la vie de rela-
> tion peuvent se perfectionner par
> l'exercice, et sont susceptibles d'une
> véritable éducation.   (*Bichat.*)

SOMMAIRE. Pourquoi les hommes parlent et pourquoi les animaux ne parlent pas.— Excellence, utilité et puissance de la parole. —Inconvénients des imperfections de cet organe. — Auteurs qui ont écrit sur ce sujet.— Plan de l'ouvrage.

Si chaque animal, pourvu d'un larynx, peut, ainsi que nous, faire entendre des sons vocaux et effectuer par la locomotion les actes extérieurs nécessaires à son bien-être et à sa conservation individuelle, l'homme seul a le noble privilége de pouvoir par la parole communiquer à des distances avec ses semblables, et établir avec eux des relations de l'ordre le plus élevé.

La puissance facultative de créer des sons articulés pour exprimer des idées doit être regardée comme la base fondamentale de l'essence et de la gloire de l'homme, et comme le plus sublime attribut de son

2

organisation, puisque c'est la parole qui le distingue le plus de tous les êtres vivants en l'isolant du monde physique pour le transporter dans un monde intellectuel et moral.

Ce qui fait que la parole est un privilége exclusif de l'espèce humaine, c'est que parmi toutes les créatures, l'homme est la seule susceptible d'un perfectionnement intellectuel et social qui lui donne la double faculté de penser et de parler ensuite sa pensée. Pour exprimer cette pensée par la parole, il a fallu nécessairement qu'il fût capable de faire des abstractions, d'avoir des idées et de les associer entre elles, afin d'en attacher une aux mots qui composent son langage, dont les diverses combinaisons sont les images sonores d'êtres physiques ou abstraits. Les autres animaux n'étant pas doués de la haute intelligence qui est indispensable pour établir des sons vocaux représentant des idées, et pour varier toutes les nuances phoniques et les inflexions modificatives qui conviennent à chacune d'elles, doivent nécessairement être réduits, pour faire connaître leurs besoins et leurs sensations, à exhaler des cris qui, étant toujours bornés dans leurs effets, et ne variant jamais, sont un caractère distinctif de chaque espèce. Lorsque quelques - uns, stupides imitateurs, parviennent (1) par une certaine

(1) Cette éducation des animaux, dont les oiseaux paraissent surtout susceptibles, a été portée quelquefois à un degré étonnant,

éducation à articuler quelques mots , on n'admire en eux que le prodige de la routine et de l'habitude, car ils ne parlent que comme des échos et ne rendent les sons qu'à la manière des automates (1). Nous sommes loin cependant de partager les opinions de *Descartes*, qui regardait les animaux comme de pures machines. Sans croire avec *Plutarque, Sextus Empiricus et Porphyre* qu'ils sont d'une raison comparable et même supérieure à la nôtre, comme a osé le dire *Isaac Vossius, de poëmatum cantû et de viribus rythmi*, **P.** 66, nous leur accordons quelques facultés et jusqu'à un certain point de la mémoire, et une sorte de raisonnement (2) dont

principalement chez les perroquets, les pics, les merles, les geais, les sansonnets, etc. Le père KIRCHER, dans sa Musurgie, tome Ier, page 31, rapporte qu'un religieux de Rome avait une alouette qui récitait les litanies des saints. LEIBNITZ assure également qu'un chien avait appris à prononcer quelques mots en français et en allemand. Nous avons vu, nous-même, des perroquets qui chantaient des couplets et des fragments d'airs d'opéra avec des paroles parfaitement articulées.

(1) Le baron de KEMPELEN, conseiller des finances de l'empereur d'Autriche, fit voir à Paris un automate joueur d'échecs, ainsi qu'une figure qui articulait distinctement des mots et même de petites phrases. La principale pièce de cette machine *parlante* consistait en un soufflet, une trachée-artère, et une espèce de bouche que l'inventeur dilatait plus ou moins avec la main. Le célèbre dominicain *Albert-le-Grand* avait construit également une tête qui, par un mécanisme particulier, prononçait quelques sons articulés.

(*Biographie univers.*)

(2) L'histoire généralement connue de plusieurs animaux *savants*, parmi lesquels se trouvent en première ligne certains chiens, entre autres le fameux *Munito*, des éléphants, des chevaux, des ânes, des chats, des lièvres, des oiseaux, etc., nous prouve, en

ils nous donnent tous les jours des preuves; enfin nous nous plaisons à dire avec l'inimitable *La Fontaine :*

Les bêtes ne sont pas si bêtes que l'on pense.

Les crétins et les autres idiots ne sont ordinairement muets ou du moins ne font entendre que des cris et des sons vocaux qu'ils tiennent de la nature animale, que parce qu'ils sont plus ou moins complètement privés d'idées, et qu'ils n'éprouvent, comme les animaux que des besoins et des sensations. *Condillac* a donc soutenu un paradoxe en avançant que pour fonder leurs idées, les hommes, dans le principe du monde, ont dû être en possession d'une langue. Nous ne contestons pas cependant que le plus grand fonds de leurs idées n'ait été dans

dépit de DESCARTES et de tous les cartésiens, que les animaux sont susceptibles d'éducation et d'une espèce de raisonnement. Les faits parlent trop haut pour qu'on puisse douter qu'ils sont aussi jusqu'à un certain point, doués de mémoire, puisqu'ils sont capables d'instruction, et qu'entre eux il en est chez qui ces facultés s'exercent plus tôt et d'une manière plus parfaite. Nous ne connaissons point assez la matière en général, et surtout la matière animée, pour assigner les limites de son organisation et les propriétés qui en découlent. Ce qu'on appelle instinct chez les animaux est un mouvement aveugle qui ne suffit pas pour expliquer toutes leurs actions ; s'il ne faut pas l'intelligence de l'homme pour produire les actes réfléchis dont ils sont capables, il faut du moins quelque chose de plus que l'instinct ; ce quelque chose, qui est en rapport avec les sensations qu'ils reçoivent, comme nous, des objets extérieurs, est toujours semblable ou à peu près dans les animaux de la même famille, et ce principe, qui varie dans les autres en raison de leur organisation particulière, constitue les mœurs propres à chaque espèce.

leurs communications réciproques ; car nous pensons, au contraire, avec *Fontenelle,* que si les idées ont été les vraies sources du langage, elles se sont ensuite étendues et modifiées par la parole. Primitivement, elles se rapportaient aux objets les plus physiques dont les limites étaient étroites ; plus tard, elles atteignirent des régions plus élevées, et s'étendirent vers les sphères intellectuelles et sublimes que parcourt l'imagination. C'est en réfléchissant sur des idées nouvelles qu'on a trouvé d'autres combinaisons, ou mots, et que les langues se sont perfectionnées et se sont de plus en plus enrichies.

La faculté inhérente à l'homme de pouvoir par des sons convenus manifester des pensées intimes et les transmettre avec toutes leurs modifications, est sans contredit le don le plus précieux que nous ait fait le créateur. C'est par cet art merveilleux que nous faisons connaître nos besoins, nos craintes, nos plaisirs, nos lumières, et que nous recevons de nos semblables les secours, les conseils, et les connaissances qui nous sont nécessaires. C'est par ce fidèle interprète, qu'une âme se développe à une autre et que l'espèce humaine parvient au degré de perfectionnement dont elle est susceptible : sentiment du cœur, feu du génie, profondeur d'esprit, richesse de l'imagination, tout devient par la parole un bien commun aux hommes ; les connaissances de l'un sont les connaissances de tous. Ainsi, en ajoutant sans cesse découverte à découverte, lumière à lumière, notre esprit s'agrandit; rien ne lui semble au-dessus de ses forces; il ose tout, et tout paraît s'aplanir devant son audace; tandis que, sans cette émulation, l'homme, isolé et plongé dans une langueur stupide, n'aurait presque aucune supériorité sur les animaux qui vivent en famille, et que de simples cris avertissent de leurs besoins.

Lors même que les intérêts généraux et les intérêts particuliers ne nous toucheraient pas autant, la parole n'en serait pas moins pour nous un don extrèmement précieux puisque c'est elle qui nous procure la satisfaction ia plus vive et la plus réelle de l'amour-propre, et que nous pouvons, par une élocution noble, attachante et facile, fixer l'attention publique, subjuguer les cœurs les plus obstinés, et faire entrer les auditeurs froids et impassibles dans toutes les jouissances que font éprouver les admirables productions du génie.

Un orateur habile soumet à sa voix les mouvements et les passions de tout un peuple; il maîtrise à son gré tous les esprits: il peut gouverner, pousser et retenir les volontés des autres hommes, et par son art merveilleux il se crée une puissance particulière d'une faculté naturelle à tous. Son talent devient pour lui une arme sûre, dont il se sert non-seulement pour sa propre défense, mais encore pour celle des autres. Avec cette arme il défie les mé-

chants, repousse leurs attaques, subjugue la religion des juges, détermine leur décision, commande
les votes et la dignité des assemblées populaires :
enfin, souvent il assure l'indépendance de sa patrie,
ainsi que la vie et la liberté de ses semblables.

Lorsqu'un ministre des saints autels annonce
dans la chaire sacrée les vérités de la religion ; lorsqu'un défenseur de l'innocence plaide dans les tribu-
naux ; quand un citoyen fait entendre sa voix à la
tribune législative pour la cause du peuple ; quand
un homme d'État délibère dans un conseil ou dans
un congrès sur la politique et le sort des nations ;
enfin, quand un digne panégyriste du talent et de la
vertu leur décerne des éloges, et défère par ses
réclamations courageuses les erreurs et les crimes au
tribunal de l'opinion publique, le talent de la parole n'est pas seulement un art, mais il devient un
auguste ministère consacré par la vénération de tous
les citoyens.

La magie de la parole est certainement la plus
forte des séductions ; elle anime tout, et, par un
charme invincible et tout-puissant, elle renverse et
brise les obstacles qui s'opposent à son triomphe ;
aussi véhémente que l'orage, aussi subtile que la
foudre, une voix éloquente emporte, entraîne tout,
comme les eaux impétueuses d'un torrent rapide. C'est
par cet art vainqueur et sublime que *Démosthènes* a
régné dans l'aréopage, *Cicéron* au barreau de Rome,

Bossuet à la chaire sacrée, *Mirabeau* et *Foy* à la tribune nationale.

Si dans tous les temps et chez tous les peuples les rapports sociaux ordinaires ont suffi pour faire sentir tout le prix du libre exercice de la parole, les imperfections de cette faculté semblent offrir aujourd'hui des inconvénients encore plus fâcheux, puisque dans tous les gouvernements représentatifs le don de s'énoncer facilement est une des premières qualités du citoyen. Les tristes résultats des vices de la parole se font donc sentir plus vivement chez les nations civilisées, surtout chez celles où l'on jouit, comme en France, des bienfaits de la liberté, et où le mérite donne droit à toutes les places, principalement à celles qui s'obtiennent au concours. On a vu souvent des hommes, dont le patriotisme vrai, le mérite reconnu, le caractère noble et indépendant, étaient des titres aux suffrages populaires, se trouver éliminés de la représentation nationale par le seul motif qu'ils parlaient avec difficulté. Souvent aussi dans des circonstances plus ordinaires, la même cause a fait abandonner des fonctions publiques et certaines professions, auxquelles des personnes, très-capables du reste, étaient appelées par leur inclination, leurs talents ou leur position sociale. Ceux qui ont le malheur d'être affligés d'un vice d'articulation porté à un certain degré, sont presque toujours, pour cette raison, contraints de renoncer à la magistrature, au barreau à l'état ecclésiastique, au professorat, au théâtre, et même à l'art militaire ; enfin, ils se trouvent en quelque sorte privés du commerce de la vie sociale, ou réduits du moins à exercer avec peine une profession pour laquelle ils n'ont souvent point de goût, et qu'ils ont choisie parmi le petit nombre de celles où le libre exercice de la langue est moins indispensable.

Quoique parmi les individus privés de l'usage plus ou moins complet de la parole, il s'en trouve quelques-uns qui semblent indifférents et résignés à leur malheureux sort, le plus grand nombre s'en affligent profondément, parce que restant encore convaincus de leur incurabilité, ou étant d'un caractère plus susceptible, ils trouvent dans leur infirmité des obstacles et des inconvénients dont ils sentent d'autant mieux les conséquences, qu'ils sont plus haut placés dans l'échelle sociale, et sont plus répandus dans le monde.

Puisque les imperfections de la faculté de parler peuvent, selon leur degré, nous priver jusqu'à un certain point des avantages et des charmes que nous trouvons dans la vie et dans la société; puisque enfin, comme nous l'avons prouvé, les imperfections de la parole peuvent nuire à tous les intérêts, et même s'opposer à l'entier développement de l'intelligence en entravant les études et l'éducation, il est donc de la plus haute importance de faire de grands efforts pour se débarrasser d'une affection qui n'a pas même le mérite d'exciter en ceux qui en sont témoins, le sentiment de compassion que fait naître ordinairement la vue des autres maladies.

> Eh bien ! si la nature, en marâtre cruelle,
> Voulut nous dégrader, sachons lutter contr'elle.
> (LEMERCIER , *tragédie de Jane Shore.*)

De tous les vices de la parole dont nous tracerons bientôt l'histoire physiologique et thérapeutique, le bégaiement doit être rangé en première ligne comme méritant le plus de fixer l'attention des médecins. Cette affection, compatible avec la santé, a été peu étudiée et mal-à-propos regardée jusqu'à nos jours comme se trouvant hors du domaine de la science et comme devant être mise au nombre des affections réputées incurables ; en effet, avant les recherches physiologiques que nous avons faites, avant surtout les travaux théoriques et pratiques que nous avons publiés, les causes, les variétés et les moyens curatifs des vices de l'articulation étaient à peine plus connus qu'autrefois ; cependant, depuis un demi-siècle, une meilleure observation, jointe à l'étude plus approfondie de la physiologie et des sciences physiques, avait fait faire des progrès très rapides à toutes les branches de l'art et l'avait porté au degré élevé où il se trouve aujourd'hui.

Les auteurs anciens et modernes qui ont enrichi la science d'un grand nombre de traités généraux de médecine, ont gardé un silence presque complet sur un sujet aussi intéressant et aussi digne de leurs re-

cherches. *Guy de Chauliac*, *Sauvage*, dans sa nosologie méthodique, *Menjot*, *Fich*, *Bergen*, et les
autres médecins qui ont dit quelques mots sur le
bégaiement, avaient des idées si fausses sur la nature et les causes de ce vice de l'articulation, souvent confondu par eux avec le balbutiement et le
bredouillement, qu'ils n'ont pas donné de préceptes
utiles pour le prévenir et de moyens rationnels pour
le combattre. Ce n'est que depuis quelques années
que MM. *Itard* (1), *Voisin* (2), *Dupuytren* (3), *Rullier* (4), *Astrié* (5), madame *Leigh* de New-York(6),
MM. *Delau* (7), *Arnolt* (8), *Cormack* (9), *Serres
d'Alais* (10) et *Hervez de Chégoin* (11) se sont plus
ou moins écartés des idées des anciens, et ont indiqué
divers moyens curatifs qui n'ont été que très rarement appliqués avec succès; du moins le petit nombre
de guérisons que quelques-uns d'entre eux ont fait
connaître, ont toujours été isolées et très incomplètes.

(1) Journal univ. des sciences méd. t. VII.
(2) Mémoire sur le bégaiement.
(3) Leçons orales.
(4) Dictionnaire de médecine, art. bégaiement.
(5) Dissertation inaug. Montpellier 1824.
(6) Diction. de méd. prat. art. bégaiement par M. Magendie.
(7) Mémoire lu à l'Institut, 1829.
(8) Éléments de philos. natur. traduction par M. *Richardé*, 1830.
(9) Observation de Naples et annales de Milan. 1830.
(10) Mémoire sur le bégaiement, journal des difformités, 1830.
(11) Mémoire sur le bégaiement, 1830.

Si nous publions un nouveau traité d'ORTHOPHONIE , c'est pour remplir une lacune dans la science, et pour faire connaître nos recherches sur les causes , les variétés et le traitement de tous les vices de la parole. Les idées théoriques et pratiques que nous avons émises à cet égard sont nouvelles et tout-à-fait originales; mais elles sont basées sur les premières lois physiologiques de notre organisation et sur un grand nombre de faits que l'expérience, ce juge suprême en médecine, vient confirmer tous les jours. Quoique nous ne nous soyons pas dissimulé la difficulté de notre entreprise, nous avons osé la tenter, malgré les écueils qu'elle nous présentait, moins par la confiance que nous avions dans nos forces, que parce que nous nous sommes trouvé entraîné par l'espoir d'être utile et par l'intérêt puissant d'un sujet auquel depuis près de douze ans nous avons consacré nos études et nos méditations.

Nous allons parler actuellement du plan adopté pour la composition de cet ouvrage que nous divisons en deux parties principales :

Dans la première, où se trouve exposé tout ce qu'il y a de plus important sur l'anatomie et la physiologie des organes vocaux , nous donnons quelques détails sur l'histoire et la métaphysique du langage humain, et de l'alphabet; nous passons ensuite en revue tous les vices de la parole, et nous signalons ceux qu'on a confondus avec le bégaiement, tels

que le balbutiement et le bredouillement; nous parlons des causes, des caractères particuliers, et des variétés de toutes ces affections, ainsi que des modifications diverses qu'apportent le climat, la température,
l'âge, le sexe, l'imitation, l'hérédité, l'éducation,
etc.; nous disons aussi quelques mots sur l'influence
qu'ont sur la voix et la parole, les habitudes, les
passions et les affections de l'âme. Enfin en donnant une esquisse succincte des espèces, des variétés et des phénomènes caractéristiques de chaque
espèce de bégaiement, nous avons le soin, pour diminuer l'aridité de nos descriptions, d'intercaler
dans le texte des notes historiques, des anecdotes et
un grand nombre de faits plus ou moins intéressants
ayant toujours rapport au sujet que nous traitons.

La seconde partie de notre travail se compose,
d'abord, de l'histoire rapide par ordre chronologique
et d'une critique impartiale de tous les moyens curatifs proposés par les auteurs anciens et modernes.
Nous donnons ensuite de longs détails sur la théorie et l'application de la gymnastique vocale que
nous avons imaginés pour la cure du bégaiement.
Nous y joignons l'articulation artificielle de toutes
les lettres, et des syllabes qui arrêtent le plus souvent
les bègues: enfin nous décrivons avec le plus grand soin
les opérations qu'il faut pratiquer dans certains cas,
ainsi que les instruments et les moyens mécaniques
que nous employons quelquefois et que nous avons

représentés dans des planches à la fin de l'ouvrage. Nous ajoutons aussi un tableau synoptique et statistique des différents vices de l'articulation, et en donnant la récapitulation générale des observations que nous avons recueillies, nous signalerons avec une aussi scrupuleuse exactitude nos insuccès que nos succès et tous les résultats des cures entreprises par nous depuis 1827, dans l'institut orthophonique de Paris. Enfin, après avoir rapporté un grand nombre d'observations authentiques, choisies parmi les plus intéressantes et surtout parmi celles dont les personnes qui en font le sujet nous ont été adressées par l'Académie de Médecine, par la commission spéciale de l'Académie des Sciences de l'Institut de France, ou par des praticiens connus, nous terminons par des exercices orthophoniques en six langues, et précédés de plusieurs tableaux notés pour en faciliter l'intelligence.

> Segniùs irritant animos demissa per aures,
> Quam quæ sunt oculis subjecta fidelibus　　(HORACE.)

Nous aurons atteint complétement notre but, si nous parvenons par nos travaux et nos efforts à convaincre les incrédules, et surtout à prouver aux personnes affligées du bégaiement, que leur pénible infirmité n'est pas, comme on le pense généralement, marquée au cachet de l'incurabilité. Si nous nous trompons sur le mérite de l'ouvrage que nous publions, nous avons du moins la certitude de son utilité,

puisqu'il est rapidement parvenu à une troisième
édition , et qu'il a eu les honneurs de la traduction,
et surtout les suffrages des premiers corps savants de l'Europe (1). L'unique désir que nous for-
mons aujourd'hui est de pouvoir apporter des consolations aux personnes bègues qui se regardent
encore comme incurables ; et la plus douce récom-
pense que nous ambitionnons est d'obtenir une place
à la suite des hommes laborieux chez lesquels le zèle
a tenu lieu de talent, et dont les utiles travaux leur
ont acquis l'estime de leurs confrères et la reconnaissance de leurs concitoyens.

Nous ne finirons pas cette introduction sans payer
de justes tributs de reconnaissance aux médecins distingués et aux savants illustres (2) qui ont bien voulu

(1) *Voyez* en tête de l'ouvrage le rapport de l'académie de médecine et l'extrait du programme de l'académie des sciences.

(2) Parmi les médecins de Paris qui nous ont adressé des personnes bègues se trouvent MM. *Alibert, Arnaud, Baffos, Bar-
bette, Baudelocque, Bennati, Bourdin, Bousson, Boyer, Breschet, C. Broussais, Caffe, Caille, Clairat, Carron du Villards,
Comet, Cullerier, Double, Dubois, Dufresnoy, Dulong, Dupuytren, Emery, Esquirol, Gaultier de Claubry, Guérard,
Guersent, Guillon, Husson, Itard, Koreff, Larrey, Lesseré,
Lesueur, Lisfranc, Louis, Marjolin, Mancel, Meurdefroid,
Moulin, Ollivier d'Angers, Orfila, Patissier, Pinel-Grand-
champ, Piorry, Travaz, Roux, Rey, Rullier, Sanson, Tanchou, Villermé*, etc., etc. Nous pourrions citer encore un grand
nombre de médecins de tous les départements et des pays étrangers, ainsi que les noms de beaucoup de personnes extrêmement
connues, mais étrangères à la médecine. Parmi ces dernières
sont, M. le ministre de la guerre, plusieurs colonels de l'armée
française, des chefs d'institution, des directeurs de différentes ad-
ministrations, enfin des présidents de sociétés savantes ou philan-
tropiques, etc. *Voyez* les observations à la fin de l'ouvrage.

nous fournir l'occasion d'appliquer nos moyens curatifs en nous adressant des personnes qui en ont
éprouvé sur elles-mêmes les heureux effets.

Puissent nos intentions être bien jugées et cet ouvrage obtenir les suffrages des personnes éclairées!...

TRAITÉ

DE TOUS LES VICES DE LA PAROLE

ET EN PARTICULIER DU

BÉGAIEMENT,

DU GRASSAIEMENT, DU BREDOUILLEMENT

ET DE LA BLÉSITÉ, ETC.,

ou

RECHERCHES THÉORIQUES ET PRATIQUES

sur

L'ORTHOPHONIE.

CHAPITRE PREMIER.

DESCRIPTION DE L'APPAREIL VOCAL.

ANATOMIE, PHYSIOLOGIE ET VICES DE CONFORMATION DU LARYNX ET DE LA LANGUE.

> O voix ! fille de l'air, ...
> Dis comment, du larynx vers la glotte élancé,
> A l'aide du palais ma langue a prononcé
> Le son qui, sur ma lèvre impatient d'éclore,
> Diverge ses rayons, forme un cône sonore !!!
> LEBRUN. *Poëme de la Nature.*

L'appareil vocal est l'ensemble des organes qui forment et qui modifient la voix, dans les cris , le chant et la parole. Le mécanisme de cet appareil, quoiqu'en apparence assez simple, sera toujours couvert d'un voile que les physiologistes et les physiciens ne soulèveront qu'imparfaitement. C'est donc toujours en vain que l'homme cherchera à imiter par l'art les sons de la voix et le mécanisme qui les produit, parce qu'il ne pourra jamais avoir à sa disposition les éléments de l'action vitale, et communiquer à des instruments mécaniques les principes de l'organisme animal.

Parmi les organes qui concourent à la production des sons vocaux, on doit ranger les suivants : 1° les poumons qui sont les réservoirs de l'air ; 2° les muscles de la respiration, les parois de la poitrine et le diaphragme qui agissent comme un soufflet ; 3° la trachée-artère et les bronches qui constituent un porte-vent cylindroïde, flexible, dilatable, bifurqué inférieurement pour communiquer avec les deux poumons, et composé d'une vingtaine de cerceaux cartilagineux, incomplets en arrière, placés au-dessus les uns des autres, mais complétés postérieurement et unis à leurs bords supérieurs et inférieurs par une membrane fibreuse ; 4° le larynx proprement dit, qui est une sorte d'embouchure élastique et mobile ; 5° la glotte, fente oblongue, dont les lèvres ou cordes vocales peuvent être comparées aux lèvres d'un musicien jouant du cor ; 6° le pharynx ou arrière-bouche, le voile du palais, qui agissent surtout dans les cris et les sons aigus ; les piliers de cet organe, la luette qui en est un appendice ou prolongement de son bord libre servant à briser l'air, les amygdales, l'épiglotte

espèce de sou ape, la voûte palatine, les   sses nasales, les sinus maxillaires, la langue, les lèvres, les
joues, les arcades dentaires, enfin, l'ouverture antérieure de la bouche et des narines, qui représentent
le tuyau, la caisse, les touches, les clefs et le pavillon
de l'instrument vocal, contribuent plus ou moins à
la production, à l'intensité et aux diverses modifications de la voix.

Peut-être qu'avant de parler du mécanisme des
sons vocaux, nous aurions dû, pour être plus complet, donner une description détaillée de toutes les
parties que nous venons d'indiquer comme consti-
tuant l'appareil de la phonation ; mais, n'ayant rien
de nouveau à ajouter aux descriptions classiques des
anatomistes, et cet ouvrage étant d'ailleurs, par sa
nature, autant destiné aux gens du monde qu'aux
médecins, à qui nous supposons une connaissance
suffisante de l'anatomie des organes vocaux, nous
allons nous borner à rappeler ce qu'il y a de plus
important à connaître sur la forme, la structure, les
variétés de conformation, et l'anatomie du larynx et
de la langue, qui jouent le principal rôle dans le
chant et la parole.

Le larynx, principal organe de la voix, est une
espèce de boîte cartilagineuse, qui, considérée dans
son ensemble, a la forme générale d'un conoïde creux
et renversé, dont la base, tournée en haut vers la
langue, forme un triangle évasé qui s'ouvre dans le

pharynx ou *arrière-bouche,* et dont le sommet, uni inférieurement à la trachée-artère, continue avec ce canal par une ouverture arrondie. L'orifice supérieur du larynx présente un espace ovalaire circonscrit en avant par l'épiglotte, en arrière par les arythé-noïdes, et sur les côtés par les replis de la membrane muqueuse. Cette ouverture supérieure du larynx, que l'on a confondue souvent avec la glotte qui est au-dessous, parce qu'on est porté à croire que l'épi-glotte couvre immédiatement la glotte, cette ouver-ture, disons-nous, reste constamment ouverte et comme passive par rapport à la formation de la voix et de la respiration. L'orifice inférieur du larynx est large et circulaire, tandis que le supérieur, qui est plus étroit, représente un triangle à base antérieure.

Les parois de cet organe sont essentiellement for-mées par la réunion de cinq principaux cartilages, qui sont : le *thyroïde,* les deux *arythénoïdes,* le *cricoïde* et l'*épiglotte* qui est un fibro-cartilage.

Le cartilage thyroïde ou *scutiforme,* du grec θῠρεος *bouclier,* et εἶδος *semblable,* qui est le plus grand cartilage du larynx, forme la paroi anté-rieure de cet organe et la saillie plus ou moins considérable appelée vulgairement POMME D'ADAM. Ce cartilage, qui donne insertion à des muscles et à des ligaments, est d'autant plus mobile que les su-jets sont moins avancés en âge. Chez les vieillards, on le trouve souvent complétement ossifié, ainsi

que les autres cartilages que nous avons déjà signalés.

Les deux cartilages arythénoïdes, du grec αρυταινα
entonnoirs, situés à la partie postérieure et supérieure du larynx, s'articulent par leurs bords antérieurs aux bords postérieurs du thyroïde. Comme
ce dernier, ils sont très mobiles et concourent aux
mêmes usages que lui.

Le cartilage cricoïde, du grec κρικος *anneau*, de
forme circulaire, comme son nom l'indique, mais
plus large en arrière qu'en avant, est situé à la
partie inférieure du larynx et se trouve uni par ses
bords supérieurs, au moyen d'une membrane, aux
bords inférieurs des trois autres cartilages que
nous venons de citer; inférieurement, il correspond
au premier cerceau de la trachée-artère dont il est
une continuation.

Il reste encore quatre cartilages, qui sont les deux
corniculés, nommés aussi tubercules de *Santorini*,
et les *cunéiformes* ou *cartilages de Meckel*. Mais
comme ces cartilages, qui sont très petits, ont été
moins étudiés, et que d'ailleurs leurs fonctions sont
à peu près inconnues, nous nous bornerons à dire
que les premiers consistent dans deux tubercules
cartilagineux unis immédiatement au sommet des
cartilages aryténoïdes par une membrane qui les
rend très mobiles. Nous dirons aussi que ces cartilages sont de forme triangulaire, et que leur face

inférieure qui est concave correspond au sommet convexe de l'aryténoïde. Les seconds ou cunéiformes sont logés dans l'expansion membraneuse qui unit les cartilages aryténoïdes avec l'épiglotte; cette dernière, sentinelle vigilante, est placée à l'ouverture supérieure du larynx et se trouve fixée au bord supérieur du cartilage thyroïde, un peu au-dessous de la base de la langue; ce fibro-cartilage, qu'on a comparé à une feuille de pourpier, a pour usage de s'opposer au passage des substances alimentaires dans les voies aériennes, et probablement aussi de modifier les sons vocaux à leur sortie de la glotte. M. *Mayer* pense que l'épiglotte sert à renforcer la voix, et qu'elle est susceptible d'entrer en vibration et de participer à celles que l'air imprime aux cordes vocales. D'après les observations que nous avons faites sur nous-même, nous nous sommes assuré que cet appendice du larynx s'inclinait d'avant en arrière d'autant plus obliquement que les sons étaient plus aigus; nous avons remarqué au contraire que, dans les sons graves, elle s'adossait d'arrière en avant à la base de la langue.

D'après ce que nous venons de dire, on voit que les cartilages aryténoïdes sont, par leur situation à la partie postérieure et supérieure du larynx, opposés au thyroïde, qui forme la partie antérieure et supérieure de cet organe. Les connexions que ces trois cartilages entretiennent entre eux sont de la plus

haute importance pour la formation du son vocal.
En effet, deux ligaments formés de fibres élastiques
et parallèles renfermés dans un repli de la membrane
muqueuse, allongés et larges d'environ deux lignes,
prennent en arrière leur insertion à une saillie antérieure que l'on remarque à la base des aryténoïdes,
et viennent se fixer en avant au milieu de l'angle
rentrant qui existe au cartilage thyroïde. Ces ligaments que nous appelons *lèvres du larynx* ont reçu
de *Ferrein* le nom de *cordes vocales*, et sont appelés
aujourd'hui, par les anatomistes modernes, *ligaments
inférieurs de la glotte, ou thyro-arythénoïdiens.*
L'intervalle qui les sépare forme la glotte, fente
oblongue qui, dans son diamètre antéro-postérieur,
offre chez l'homme adulte de douze à quinze lignes
et chez la femme de huit à dix lignes. Le diamètre
transversal de la glotte est très variable; dans son
point le plus large, qui est en arrière, il ne présente
que deux à trois lignes; en avant, il est beaucoup
moins considérable, puisque les cordes vocales se
rapprochent au point de se toucher à l'endroit de
leur insertion au cartilage thyroïde; chez les enfants,
les dimensions de la glotte sont proportionnellement
beaucoup moins grandes, et c'est au petit diamètre
de cette fente dans le premier âge de la vie qu'est dû
l'extrême danger des angines et du croup dans l'enfance.

Ces ligaments, recouverts par des fibres charnues

formant les muscles thyro-arythénoïdiens auxquels ils adhèrent, et qu'ils séparent des muscles crico-arythénoïdiens latéraux, sont enveloppés par la membrane muqueuse laryngée dans le reste de leur étendue. Leur face supérieure, inclinée en dehors, constitue la paroi inférieure d'un enfoncement nommé *ventricule du larynx*, dont la paroi supérieure est formée par les ligaments supérieurs de l'instrument vocal, lesquels sont situés plus en dehors entre le milieu de la face antérieure du cartilage arythénoïde. Ces ligaments, formés seulement par une plicature de la membrane muqueuse du larynx, ne sont pas fibreux, sont moins élastiques que les inférieurs, et représentent supérieurement une seconde glotte qui est séparée de la vraie glotte par les cavités ventriculaires.

Les ligaments thyro-arythénoïdiens qui, comme nous l'avons dit, circonscrivent l'aire de la glotte, ne sont pas les seuls qui unissent les différentes pièces cartilagineuses formant le squelette du larynx; ainsi le thyroïde est uni au cricoïde, et celui-ci avec les deux arythénoïdes, et inférieurement avec le premier cerceau de la trachée-artère, au moyen de plusieurs ligaments fibreux et membraneux. Comme la description de ces ligaments offrirait peu d'intérêt à nos lecteurs et nous ferait, sans utilité, dépasser les bornes dans lesquelles nous devons nous restreindre, nous avons cru ne pas devoir nous y arrêter.

Pour terminer ces détails déjà trop longs d'anatomie, nous dirons que plusieurs muscles prennent leur insertion au larynx ; les uns sont extrinsèques et destinés à le mouvoir en totalité, comme à l'abaisser ou à l'élever, à le porter en avant ou en arrière, ou enfin à le fixer. Parmi ces derniers, qui lient le larynx, aux parties voisines, sont les *sterno-thyroïdiens, les constricteurs du pharynx,* et *tous les muscles de la région hyoïdienne.* Les autres muscles du larynx sont intrinsèques, c'est-à-dire qu'ils sont chargés d'imprimer tous les mouvements des cartilages qui composent l'organe. On les a subdivisés en *constricteurs* et en *dilatateurs ;* dans les premiers, au nombre de trois, on range les deux *thyro-arythénoïdiens* et *l'arythénoïdien,* et dans les seconds, ou muscles dilatateurs dont le nombre est de six, trois de chaque côté, sont compris les *crico-thyroïdiens,* les *crico-arythénoïdiens postérieurs* et les *crico-arythénoïdiens latéraux.*

Les muscles thyro-arythénoïdiens s'étendent, comme leur nom l'indique, du cartilage thyroïde aux arythénoïdes, ou ils vont s'insérer en avant à la partie moyenne et inférieure de sa face interne, près de l'angle que forme la réunion de ses lames, et en arrière à la partie inférieure des arythénoïdes, au-dessus des crico-arythénoïdiens. Le troisième muscle constricteur ou arythénoïdien s'étend de l'un à l'autre des cartilages arythénoïdes. Lorsque ces muscles, entièrement charnus, se contractent, les premiers attirent le cartilage arythénoïde en avant, rétrécissent la glotte d'avant en arrière et tendent les cordes vocales qu'ils rapprochent ; le second, dont les fibres s'entrecroisent en arrière, contribue également à rétrécir l'ouverture glottale, en rapprochant l'un de l'autre les cartilages arythénoïdes et en les portant en arrière. Le muscle crico-thyroïdien, qui est mince et de forme quadrilatère, se trouve situé à la partie latérale et un peu antérieure du cartilage cricoïde. Ses fibres, qui s'attachent sur les côtés et un peu en avant de ce dernier, se portent obliquement en haut et en arrière pour venir s'insérer sur le bord inférieur du cartilage thyroïde, et un peu en avant de sa corne inférieure. Ce muscle et son congénère a pour but de rapprocher le thyroïde du cricoïde, d'où il résulte que les arythénoïdes se trouvant éloignés du thyroïde, la glotte est dilatée d'avant en arrière. Le muscle crico-arythénoïdien postérieur, qui est situé à la partie postérieure du larynx, s'attache de chaque côté sur la face externe du cricoïde ; ses fibres se dirigent obliquement, pour aller s'insérer en haut et en dehors de l'arythénoïde entre les muscles arythénoïdiens et le crico-arythénoïdien latéral ; en se contractant, le muscle crico-arythénoïdien postérieur porte le cartilage arythénoïde en dehors, et le fait tourner sur lui-même pour contribuer aussi à la dilatation de la glotte. Enfin, le muscle crico-arythénoïdien latéral, qui est mince, allongé et quadrilatère, et qui comme le précédent contribue à élargir la glotte, prend en bas ses points d'insertion sur le bord supérieur du cricoïde, et va se fixer obliquement en haut et arrière, au devant de la base et en dehors du cartilage arythénoïde. Nous ajouterons encore que le larynx est pourvu de plusieurs glandes, qui sont *l'épiglotique*, les *arythénoïdes* et la *thyroïde*. Les fonctions de cette dernière, dont l'hypertrophie constitue le goître, sont encore ignorées; celles des autres semblent avoir pour but de sécréter un mucus qui, lubrifiant le larynx et l'épiglotte, les contient souples et mobiles et les empêche d'être irrités par le passage continuel de l'air pendant la respiration, le chant et la parole.

Quatre petites artères alimentent le larynx ; ainsi que les veines qui ont le même nom, elles sont formées par les thyroïdiennes supérieures et inférieures ; deux branches assez considérables, nommées *laryngées*, pénètrent dans cet organe en traversant la membrane thyro-hyoïdienne, et sont accompagnées d'un filet nerveux ; enfin les vaisseaux lymphatiques se rendent aux glandes jugulaires inférieures. Avant de terminer ces détails arides d'anatomie, nous dirons que les nerfs du larynx, fournis par la huitième paire (*pneumo-gastrique*), et au nombre de deux de chaque côté, ont reçu le nom de *laryngés* pour les supérieurs, et de *récurrents* pour les inférieurs. Les premiers, qui s'anastomosent avec les seconds, se distribuent à la membrane muqueuse , aux glandes mucipares ainsi qu'aux muscles thyro-arythénoïdiens, crico-arythénoïdiens latéraux et postérieurs, et à l'arythénoïdien. Les seconds ou récurrents se rendent également à ces trois derniers muscles laryngiens. Nous ajouterons encore que la section de ces nerfs, pratiquée pour la première fois par *Galien*, entraîne l'*aphonie* ou perte de la voix, dont nous avons longuement parlé dans notre *Traité des maladies des organes vocaux*, page 167.

Nous ne terminerons pas sans dire que le larynx, comme la trachée-artère, est tapissé par une membrane muqueuse ; mais elle est plus sensible que celle de cette dernière, car le contact du plus petit corps étranger détermine sur elle une irritation excessive dont la gravité contraste avec le peu d'étendue et la faible importance apparente de l'organe. C'est à la suite de ces irritations, augmentées encore par des mouvements pénibles et prolongés, par l'exercice de certaines professions, qu'on rencontre souvent de ces altérations qui, quoique très peu visibles à l'autopsie, ont eu des suites si fâcheuses qu'elles ont souvent déterminé promptement la mort.

Les vices primitifs du larynx sont assez rares ; ils consistent le plus souvent dans une petitesse extrême qui peut coïncider quelquefois avec un arrêt de développement des organes génitaux. MECKEL a vu cet organe divisé incomplétement par un cordon dirigé de haut en bas. Dans d'autres cas, on l'a vu altéré dans sa forme par la pression qu'exercent sur lui des tumeurs développées accidentellement dans son voisinage. *Desault, M. A. Petit, Béclard* et *M. Ferrus*, ont publié des observations qui prouvent que des polypes et d'autres excroissances peuvent exister sur la muqueuse laryngienne et causer promptement la mort par asphyxie. Enfin, parmi les vices primitifs de conformation de l'organe qui nous occupe, on peut citer l'absence du cartilage cricoïde, des arythénoïdes, des prolongements supérieurs du thyroïde, ainsi que celle de l'épiglotte, qui peut être bifide, très oblique et vicieusement incurvée.

Pour achever ce que nous avions à dire sur le larynx, nous ajouterons que cet organe principal de la voix n'existe que dans les animaux chez lesquels la respiration s'effectue par des poumons ; ainsi, on l'observe chez les mammifères, les oiseaux et les reptiles; il offre, dans ces diverses classes, des variétés de forme très nombreuses, qu'il serait trop long et qu'il est inutile d'énumérer dans cet ouvrage. Nous dirons aussi que le larynx, qui est extrêmement volumineux chez le bœuf et chez le lion, offre toujours plus de développement et plus de saillie chez l'homme que chez la femme, dont cet organe, situé chez elle beaucoup plus haut, se cache presque sous la mâchoire inférieure, et ne présente que les deux tiers et même la moitié du volume de celui de l'homme; chez ce dernier, l'angle rentrant du cartilage thyroïde est aigu , tandis qu'il est arrondi chez la femme, dont l'épiglotte est également moins large, moins épaisse et moins saillante. Des différences aussi tranchées se font moins remarquer chez le fœtus et l'enfant. Seulement le larynx est beaucoup moins développé qu'il le sera plus tard, proportionnellement dans l'un comme dans l'autre sexe , surtout dans le nôtre. Ce qu'il y a de remarquable, c'est que cet accroissement n'est pas progressif comme celui des autres organes; il se développe au contraire presque tout à coup à l'époque de la puberté, et l'énergie de ses fonctions se fait remarquer en même temps que celle des organes génitaux. C'est même cet accroissement rapide correspondant avec la mue de la voix qui nous fournit les signes les plus certains de la puberté. Après cette époque, le larynx n'éprouve aucun changement notable ; seulement ses formes se prononcent d'une manière plus marquée, et l'on voit ses cartilages se durcir et s'ossifier chez les vieillards, à l'exception de l'épiglotte, dans laquelle on n'a jamais observé aucun rudiment d'ossification. Chez les eunuques, cet organe offre la petitesse de celui de la femme, et la castration dans le jeune âge, arrêtant le développement du larynx, perpétue chez les indi-

vidus mâles la voix claire et féminine de l'adolescence, et même en détruit le timbre déjà formé, si
l'opération a été faite peu de temps après l'époque
de la puberté.

DE LA LANGUE ET DE SES VICES DE CONFORMATION.

Sans vouloir nous étendre trop longuement sur
l'appareil vocal, nous croyons utile de dire quelques
mots sur la langue, l'agent principal qui modifie la
voix pour former les sons et les articulations qui
constituent la parole.

Cet instrument merveilleux sans lequel les hommes
seraient privés des avantages et des douceurs de la
vie sociale, est un organe musculeux, symétrique, essentiellement mobile, presque entièrement charnu,
et logé dans la cavité buccale en s'étendant depuis
l'os hyoïde et l'épiglotte jusqu'à la face postérieure
des arcades dentaires. Sa forme est celle d'une pyramide aplatie, arrondie sur ses bords et vers sa pointe,
et devenant de plus en plus épaisse vers sa base. Sa face
supérieure ou dorsale, qui correspond à la voûte palatine, et qui est libre, est plate dans toute son étendue, présente dans son milieu un sillon désigné généralement sous le nom de ligne médiane de la
langue. Sur ce sillon, et en arrière, près de la base de
l'organe, se trouve un enfoncement qui est l'orifice

commun à plusieurs follicules muqueux , et auquel
on a donné le nom de trou borgne , *foramen cæcum
linguæ* de Morgagni ; autour de cet enfoncement,
qui souvent est peu visible et qui manque même
quelquefois, on remarque, ainsi que sur toute la face
dorsale de la langue , une multitude d'aspérités for-
mées par des papilles qu'on distingue en trois classes
d'après leurs configurations extérieures : les premières, nommées *coniques ou filiformes,* très petites
et très nombreuses, occupent le milieu , les bords
et le bout de la langue; les secondes, appelées *fongiformes,* plus grosses, moins nombreuses , et ayant
assez bien la forme d'un petit champignon , sont si-
tuées derrière les précédentes sur la partie moyenne
de l'organe. Enfin les troisièmes, désignées sous le
nom de *lenticulaires* , de grosseur variable et au
nombre de trois à vingt, suivant *Meckel,* se trouvent
à la base de l'organe , disposées symétriquement en
forme d'un V dont l'écartement en avant loge les
papilles *fongiformes.* Ces diverses éminences ou papilles sont pour la langue les organes exclusifs du
tact et du goût, ou sont destinées à une sécrétion muqueuse et à une excrétion locale surabondante de
matière cornée dont il est inutile de parler dans cet
ouvrage.

La face inférieure de la langue, lisse et dépourvue
de papilles, n'est libre que dans son tiers antérieur,
car, à ses deux tiers postérieurs viennent se fixer les

faisceaux musculaires qui l'unissent aux parties voisines; mais on observe qu'elle présente également à la partie moyenne un sillon qui sépare deux saillies latérales, correspondantes aux muscles linguaux, et sur lesquelles on voit un repli muqueux oblique et frangé, au niveau duquel existe une ligne bleuâtre qui indique le trajet de la veine ranine. Ce sillon médian de la face inférieure de la langue donne attache en arrière à un repli triangulaire de la muqueuse, qui est plus ou moins saillant, et auquel on donne le nom de *frein* ou *filet* de la langue. Ce repli, dont les deux faces latérales sont libres ainsi que le bord antérieur, s'attache par son bord postérieur à la langue quelquefois depuis son sommet jusqu'à la paroi inférieure de la bouche, avec laquelle la face inférieure de l'organe phonateur se confond. Il est bon de dire aussi que le frein lingual est sujet à des excès de longueur ou de brièveté qui, nuisant soit à la prononciation, soit à la déglutition, et à la succion du lait chez les enfants, exigent des opérations que nous ferons connaitre plus tard.

La langue, qui est l'organe le plus musculaire, le plus souple et le plus facilement mobile du corps humain, est formé d'un tissu que M. *Malpighi, Stenon, Leeuwenoek, Bidloo, Haller, Morgagni, Santorini* et quelques autres avaient regardé comme inextricable, mais dont les recherches récentes de

MM. *Baur, Gerdy*, et surtout de M. *Blandin*, ont débrouillé le dédale.

Les parties fondamentales ou solides de la langue, sont: 1° le *cartilage-median*, décrit pour la première fois par M. F. *Blandin*; ce cartilage, qui s'étend de l'os hyoïde à la pointe de la langue, mais qui est plus développé en arrière qu'en avant, sert à l'insertion d'un certain nombre de fibres charnues, surtout de celles qui sont dirigées transversalement. 2° La membrane *glosso-hyoïdienne*, qui fixe la langue et spécialement le cartilage médian au corps de l'os hyoïde. 3° La membrane muqueuse qui revêt toutes les parties libres de la langue, et qui, par son tissu doux et consistant, sert à l'insertion d'un grand nombre de fibres charnues que l'on distingue en extrinsèques et intrinsèques. Les premières appartiennent aux muscles *génio-glosses, stylo-glosses, hyoglosses, constricteurs supérieurs du pharynx* et *glosso-staphylins*; les secondes constituent les muscles linguaux proprement dits, dont les fibres charnues sont disposées en tous sens; les muscles génio-glosses, qui vont en divergeant de l'apophyse géni vers la face inférieure de la langue et de l'os hyoïde, soulèvent ce dernier et portent l'organe phonateur en avant, par la contraction de leurs fibres inférieures, tandis que les fibres supérieures contractées tirent la langue en arrière et la ramènent à sa position naturelle lorsqu'elle est sortie de la cavité buccale; les

fibres moyennes contribuent à creuser en gouttière
la face dorsale de cet organe. Les muscles stylo-
glosses, fixés en arrière à l'apophyse styloïde du
temporal et au ligament stylo-maxillaire, et en avant
sur les bords de la langue, la tirent sur les côtés et
en haut en agissant séparément, tandis qu'ils la portent en arrière et l'élèvent lorsqu'ils se contractent
simultanément. Enfin, les muscles hyo-glosses s'insèrent à trois points différents de l'os hyöïde, c'est-à-
dire à la grande corne de cet os (*cérato-glosse*),
à la partie supérieure de son corps (*basio-glosse*),
enfin à sa petite corne et au cartilage placé entre
son corps et sa grande corne (*chondro-glosse*, AL-
BIN). Ces trois faisceaux qui forment les muscles
hyo-glosses, dont les fibres se portent en avant, dans
les parties latérale et inférieure de la langue, la
tirent sur les côtés lorsqu'ils agissent séparément,
et en se contractant ensemble abaissent la base de
cet organe, ou, lorsque celui-ci est fixé, élèvent l'os
hyoïde. Nous ajouterons encore que les muscles constricteur supérieur du pharynx qui s'insère en bas
à la base de la langue, et le glosso-staphylin, qui en
part également pour se porter à la partie latérale et
inférieure du voile du palais, ont pour usage le premier de resserrer le pharynx et de fixer la langue,
et le second de resserrer l'isthme du gosier, en abaissant la luette et en élevant la région hyoïdienne de
l'organe phonateur. Cette masse musculaire est re-

vêtue d'une membrane muqueuse, superposée elle-même à une couche vasculaire formée par l'enlacement de myriades de petits vaisseaux sanguins qui communiquent à la langue la richesse de coloration qui lui est particulière. Nous terminerons ces détails anatomiques en disant que les artères de la langue émanent des linguales fournies par les carotides externes, et des tonsillaires et des palatines qui partent des labiales ; les veines qui en reportent le sang dans la veine jugulaire interne sont les ranines, les linguales et les submentales ; enfin, les vaisseaux lymphatiques de la langue s'abouchent dans les ganglions latéraux et sous-maxillaires du col. Les nerfs qui la font mouvoir viennent de la neuvième paire, *grand hypoglosse*, qui se distribuent à ses muscles, tandis que ceux qui président aux sécrétions, à la perception des saveurs et aux sens tactiles, sont fournis par un rameau du *glosso-pharyngien* de la huitième paire, et par la *branche linguale* du maxillaire inférieur de la cinquième paire. En un mot, le grand hypoglosse est le nerf moteur de la langue, le lingual en est le le nerf sensitif, et le nerf glosso-pharyngien préside aux diverses sécrétions qui ont lieu à la base de l'organe. Les physiologistes qui désireraient connaître les premières recherches faites sur ce sujet, devraient recourir non-seulement aux travaux de tous les auteurs que nous avons déjà cités, mais encore consulter ceux moins connus de *Théophile Protospata-*

rius (1), qui le premier a dit que la langue était un organe musculaire; ceux de *Jacques Carpi* (2), surnommé *Bérengarius*, qui a découvert les glandes sublinguales et leurs conduits; ceux de *Malpighi* (3) qui a développé la texture de la langue; ceux de *Bellini* (4) qui a étendu ce développement en dévoilant les houpes nerveuses. On consultera également avec fruit les recherches de *Ruisch* (5) qui a donné le premier la configuration exacte, et qui a signalé la structure et les fonctions des diverses papilles linguales; le mémoire de *Walter* (6) qui a bien décrit les glandes dont la langue est parsemée; enfin l'épitre adressée à *Haller,* par *Christophe-Jacques Trew* (7) qui en a signalé exactement les vaisseaux et les conduits salivaires.

VICES DE CONFORMATION DE LA LANGUE.

La langue, qui manque dans les premiers temps de la vie intra-utérine, et qui cependant offre plus

(1) Traduct. *van der Linden,* in Galen. de usu part. Basle, in-16, 1536.

(2) Isagogæ brev. anat. in-4°, Venise 1522.

(3) Epistolæ anatomiæ de linguâ etc., in 12. Bononiæ, 1661.

(4) Gustus organ. novissime deprehensum, in-12. Bononiæ, 1665.

(5) Thesaurus magnus et regius qui est decim. thesaur. anat. in-4" 1715.

(6) De linguâ humanâ, nov. invent. octo subling. etc. in-4° Harlem. 1724.

(7) De vasis linguæ, epistol. ad *Haller.* in-4°. Noriberg, 1734.

tard chez le fœtus un volume considérable proportionnellement aux os maxillaires, existe, à peu d'exceptions près, chez tous les animaux vertébrés, chez certains mollusques et chez quelques insectes. Les nombreuses diversités de forme, de position et de texture que présente cet organe dans la série animale ont fourni aux zoologistes classificateurs des caractères distinctifs qui feront le sujet d'un mémoire que nous nous proposons de publier. Cet agent phonateur, qui dans la prononciation, dans la déglutition et dans l'expuition prend une part encore plus active que les autres parties de la bouche, est sujet à plusieurs vices de conformation. *M. A. de Jussieu* rapporte (1) que pendant son séjour en Portugal, il vit une fille âgée de quinze ans qui était née sans langue, et qui cependant s'acquittait passablement des fonctions dont nous venons de parler. Chez cette jeune fille, ajoute notre célèbre botaniste, la langue était remplacée par une petite éminence en forme de mamelon, qui s'élevait d'environ trois ou quatre lignes dans la cavité buccale. *Roland* (2), chirurgien à Saumur, cite une observation du même genre, mais elle diffère de la précédente en ce sens que le sujet était un garçon de huit ans qui, par des ulcères survenus pendant la petite vérole, avait

(1) Mémoires de l'Acad. des sciences, année 1718.
(2) Aglossostomographie, ou description d'une bouche sans langue, 1630.

perdu la langue, tandis que la fille dont parle M. de Jussieu était née sans en avoir.

Nous avons eu nous-même l'occasion de voir un ancien soldat de l'armée française, qui, ayant été fait prisonnier dans la mémorable campagne d'Égypte, avait été soumis à diverses mutilations cruelles, entre autres à l'ablation complète de la langue pratiquée par un soldat turc. Ce brave militaire, qui fut repris et trouvé sans connaissance quelques heures après par ses camarades, éprouva pendant long-temps de grandes difficultés pour avaler les aliments et surtout pour se faire comprendre en parlant. Mais, à la longue, il finit par accomplir ces fonctions d'une manière passable et par articuler les sons vocaux à peu près aussi bien que les personnes qui ont une division du voile du palais. Nous avons appris l'histoire de ce vétéran en le questionnant sur les causes de sa difficulté de parler, dans l'espoir que nous avions d'y remédier en appliquant sur lui le procédé et les instruments que nous avons imaginés pour pratiquer la staphyloraphie.

Le naïf *Ambroise Paré* rapporte une observation aussi curieuse que les précédentes ; ce célèbre chirurgien du roi de France *Charles* IX parle dans ses œuvres chirurgicales d'un villageois des environs d'Orléans qui avait accidentellement perdu sa langue, et qui buvant avec une écuelle de bois assez déliée, proféra, quoiqu'il y eût trois ans qu'il était muet, quelques paroles distinctes, pendant qu'il avait encore le bord de ce vase dans la bouche; depuis cette époque, cet homme mettait son écuelle entre ses dents chaque fois qu'il voulait se faire entendre. On conçoit facilement que, pour atteindre le même but, il serait possible de faire fabriquer quelque chose de plus convenable, de plus commode et surtout de plus propre que l'écuelle du paysan en question.

Il est facile de concevoir d'après ces observations que si l'absence congéniale et accidentelle de la langue ne permet d'abord que d'ébaucher quelques sons inintelligibles, on peut cependant parvenir à parler d'une manière assez distincte, à l'aide de l'exercice et quelquefois de moyens artificiels.

L'absence congéniale de la langue doit être considérée comme étant le résultat d'un arrêt de développement de cet organe; car, dans les premiers temps de la vie intra-utérine, il semble végéter chez le fœtus de sa base vers ses bords libres. Lorsqu'on explore la cavité buccale des personnes chez qui la langue manque, on trouve que l'espace compris entre l'arcade dentaire inférieure est beaucoup plus déprimé qu'à l'état normal, et que, vers la partie moyenne de cet espace, sont logés deux corps, de forme ovalaire, mais peu saillants quoique doués d'une grande mobilité. On observe également que la voûte palatine est moins profonde et plus aplatie, et que les dents de la mâchoire inférieure et même de la supérieure, comme nous l'avons observé sur le militaire dont nous venons de parler, sont beaucoup plus inclinées en dedans que chez les individus dont la langue est à l'état normal.

Cet organe est sujet à d'autres vices de conformation ; ainsi, on l'a vu bifurqué à sa pointe, et même être double. Les *Transactions philosophiques* des mois de février et mars 1748 rapportent l'observation d'un garçon qui naquit *avec deux langues*. Sa mère n'ayant jamais voulu consentir à ce qu'on lui arrachât une de ses langues, la nature fut plus avisée que l'amour maternel, ou plutôt, si l'on veut, elle seconda cet amour, car la langue supérieure se dessécha et se réduisit à la grosseur d'une petite fève, tandis que l'autre se fortifia, prit plus de développement, et parvint à exécuter très bien toutes ses fonctions. Dans les *Éphémérides des curieux de la nature*, de l'année 1684, où l'on rapporte le cas d'une jolie fille qui vint au monde *avec deux langues*, on fait remarquer que la nature l'aurait plus favorisée en ne lui en donnant qu'une, qu'en multipliant cet organe qui la privait de la parole dont les femmes, nous le disons sans épigramme, savent si bien tirer parti, pour leur bonheur et pour le nôtre.

L'adhérence de la langue au plancher de la bouche constitue un autre vice de conformation qui est presque toujours congénial, mais qui cependant peut être accidentel et dépendre d'une cicatrice vicieuse succédant à une opération sur la langue et sur le plancher de la bouche. Cette adhérence de l'organe phonateur présente plusieurs degrés : tantôt la langue entière est collée au plancher buccal, tantôt elle est fixée en bas par un excès de longueur ou par une brièveté extraordinaire du filet lingual. Dans tous ces cas, il en résulte une gêne plus ou moins considérable dans les fonctions de l'organe et surtout dans l'articulation, au point de déterminer une variété *de bégaiement*, comme nous en rapporterons des exemples. On remédie facilement à ces adhérences anormales de la langue, au moyen d'une opération simple et n'offrant aucun danger, en employant les procédés et les instruments que nous ferons connaître dans cet ouvrage. Nous dirons encore que la langue peut être très large ou aussi mince que celle d'un chat ; qu'elle est quelquefois congénialement hypertrophiée, enfin qu'elle peut être déviée sur l'un ou l'autre côté dans l'intérieur de la bouche, par la présence de tumeurs développées dans son voisinage, les engorgements des glanglions sous-maxillaires, ou enfin la grenouillette. Nous ajouterons encore, avant de finir, que cet organe présente aussi, dans quelques cas rares, un état de procidence habituel qui consiste dans sa sortie continuelle hors de la bouche, sans que son tissu soit altéré. Lorsque cette affection est ancienne, la langue se tumefie et s'hypertrophie, soit par l'irritation que détermine sur elle le contact permanent de l'air, soit aussi parce que l'organe n'est pas soumis à la pression qu'exercent ordinairement sur lui les arcades dentaires dans l'intérieur de la bouche. On observe aussi que la lèvre inférieure se détourne et se déprime et que les dents de la mâchoire correspondante s'altèrent plus ou moins, surtout lorsque le prolapsus lingual est congénial. Dans ce cas, elles sont projetées en avant, deviennent même horizontales, mais elles finissent par se carier complétement et par tomber bientôt, si la procidence de la langue n'est survenue qu'après la dentition. A ces divers symptômes nous devons encore ajouter, que les os maxillaires eux-mêmes se recourbent en bas, que la salive coule continuellement hors de la bouche, ce qui nuit beaucoup à la digestion, enfin que le larynx, entraîné en haut, ne forme plus de saillie à la partie supérieure du cou : les malades qui présentent ce fâcheux état, sont non-seulement très gênés dans l'articulation des sons vocaux et dans la déglutition, mais encore sont tourmentés par une soif continuelle et une aridité de la bouche et de la gorge, que les boissons ne font que calmer pour un instant, et qui se trouvent encore augmentées par les ulcérations et les diverses productions végétatives qui se développent souvent sur la surface de l'organe en état permanent de prolapsus. On ne saurait donc trop tôt porter remède à cette affection par les moyens que nous ferons connaître dans un autre chapitre, en suivant les conseils donnés à cet égard par *Galien, Scaliger, Marcellus Donatus, Trioen, Th. Bartholin, Paul de Sorbait, Percy, Mirault* d'Angers, M. *F. Blandin* et quelques autres. Nous terminerons ce chapitre, que nous avons déjà plus étendu que nous le voulions, en disant que la langue est quelquefois le siége, d'abcès, d'inflammation, d'ulcères, de pustules, de kystes, de tubercules, de cancer et d'autres affections qui n'entrent pas dans le cadre de cette monographie.

CHAPITRE II.

PHYSIOLOGIE DE LA VOIX

ET DE SES

DIVERSES MODIFICATIONS.

Sommaire. Physiologie, causes déterminantes, matérielles et efficientes de la voix.—Animaux qui font entendre des sons vocaux.—Influence de l'âge, du sexe, du climat, des professions. — Sympathies de la voix. — Différence et mécanisme des sons simples, modulés, articulés. — Opinions des physiologistes. — Théorie de l'auteur.

> . . . . Cette voix empressée,
> Loin de moi quand je veux, va porter ma pensée.
> Racine *fils*.

Cette faculté des animaux, de pouvoir par des sons vocaux se faire entendre à des distances, est un des plus beaux attributs de la nature vivante, puisque, sans lui, ils seraient pendant la vie condamnés au silence de la mort.

Chaque animal a une voix qui lui est propre, et qui est comme un caractère distinctif de son espèce. Ces grandes différences de la voix dépendent d'une organisation particulière des parties qui servent à la former. *Vicq-d'Azir*, dans un excellent mémoire sur la voix (1), fait remarquer que la structure du larynx est extrèmement simple dans les animaux qui ont une voix douce et agréable, comme le serin, le rossignol; tandis que cet organe est très compliqué chez les animaux dont la voix est forte et désagréable, tels que les cochons, les singes, les ânes, etc. Il semble que la nature s'est mise en plus grands frais pour faire hennir un cheval et rugir un lion, que pour rendre la voix de l'homme capable de nous faire entendre les sons les plus doux et les plus mélodieux.

La cause déterminante la voix ne peut être attribuée qu'à l'état de l'âme et au besoin auxquels son expression actuelle se rapporte. Si l'air en est la cause matérielle, le larynx et plus particulièrement la glotte en sont la cause efficiente. Tous les êtres organisés chez qui la respiration s'effectue par des poumons peuvent donc faire entendre des sons vocaux, puisqu'ils sont tous pourvus d'une glotte et d'un larynx (2). Mais ces organes présentent dans toutes les classes des variétés de forme et de structure si multipliées, qu'il ne nous est pas possible et qu'il serait d'ailleurs inutile de les faire connaître ici. Il n'y a donc, d'après ce que nous venons de dire, que les mammifères, les oiseaux et les reptiles qui soient pourvus d'un véritable instrument vocal, et qui puis-

(1) Mémoires de l'Académie des sciences, année 1779.
(2) Le canard mâle, surtout le gros canard d'Inde n'a presque pas de voix, à cause d'une dilatation de la trachée où l'air expiré s'engouffre.

sent par conséquent faire entendre une voix proprement dite ; il suffit pour cela qu'une certaine quantité d'air accumulé dans leurs poumons en soit chassée avec plus ou moins de force, et vienne se briser contre les lèvres de leur glotte suffisamment contractées. Les poissons qui respirent par des branchies ne peuvent par cette raison produire des sons vocaux, et on ne doit pas regarder comme tels les bruits monotones et insipides que font entendre quelques insectes, tels que les cigales, les grillons, les sauterelles et la plupart des mouches, etc. ; le bruit que produisent ces animaux ne vient pas de leur bouche, mais il est le résultat du frottement mécanique de certaines membranes élastiques qui sont agitées rapidement. Ces organes sonores sont tantôt les élytres et les ailes des des insectes, ou tantôt une espèce de partie membraneuse en forme de tambour, ou enfin une sorte de raclement produit par les mouvements des cuisses postérieures à la manière de l'archet des instruments à cordes.

La voix présente des différences notables, selon l'âge. Elle est faible et aiguë chez les enfants, mais elle se renforce plus tard : chez la femme le timbre vocal change beaucoup moins que chez l'homme et il conserve presque toujours les caractères de l'enfance. Les jeunes animaux ont la voix plus aiguë que ceux qui ont terminé leur accroissement ; cette règle est générale ; cependant les veaux y font exception, car on a toujours observé qu'ils avaient la voix plus forte que les taureaux et les bœufs. La cause de cette particularité est sans doute dans le larynx de ces animaux, qui ont le leur plus large et plus mobile; mais cet organe se rétrécit à mesure qu'ils arrivent au terme de leur crue.

Le timbre vocal peut aussi être changé et modifié par les habitudes de certains individus; par exemple, ceux qui se livrent à des professions bruyantes, telles que celles de chaudronnier, de meunier, etc., etc., ou de ceux qui, comme les marins, habitent les bords de la mer et des grands fleuves, ont ordinairement la voix plus forte, parce que, obligés de couvrir toujours en parlant des bruits souvent très intenses, ils exercent davantage leurs organes vocaux.

La voix des hommes est d'autant plus forte que leur larynx est plus développé et que leur poitrine a plus de capacité. C'est pour cette raison que le timbre vocal semble beaucoup plus faible, lorsque, après le repas, l'estomac, distendu par les aliments, diminue la capacité de la poitrine en refoulant le diaphragme supérieurement.

Aucun son ne va plus directement à l'âme que celui de la voix humaine; c'est pour cela que les instruments qui en approchent le plus, comme le cor d'harmonie, le basson, le hautbois, ont une expression plus touchante et plus mélancolique, surtout dans les tons mineurs, et la musique triste. Cet organe, aussi admirable par sa douce harmonie que par sa grande simplicité, se soustrait, nous le répétons encore, à toute imitation, et aucun mécanicien, même le plus habile, ne parviendra jamais à imaginer un instrument qui produise des sons aussi beaux, et qui fournisse au même degré de perfection ce timbre mélodieux, ces tons variés et ces inflexions aussi multipliées qu'agréables (1).

Le chant est une modification de la voix qui se rapporte aux passions et plus particulièrement à l'amour ; c'est peut-être pour cette raison qu'à cette époque intéressante de la vie, où nous éprouvons

(1) La fameuse statue de *Memnon* qui chantait, au rapport de *Pline* et de *Strabon*, n'en est pas moins admirable, quoiqu'elle ne fit entendre que des sons inarticulés. Voici l'histoire de ce prodige, qui pourra donner une idée des autres, et montrer combien l'art a toujours été loin de la nature. « Les Égyptiens, pour perpétuer » la mémoire de *Memnon*, avaient érigé en son honneur, dans le » temple du dieu *Apis*, sur les bords du fleuve Bélus, une statue » qui avait cette propriété, qu'étant éclairée et frappée par les » rayons du soleil, elle rendait un son aussi mélodieux que ce- » lui d'une lyre, au lieu que le soir, elle en rendait un lugubre » et profond, ce qui pouvait être un effet très naturel de la di- » latation et de la condensation de l'air. On avait sans doute » adapté une anche à la bouche de la statue ; le matin, à mesure » que le soleil l'échauffait, l'air en sortant rendait un son clair; » le soir, lorsque le soleil se retirait et que la statue se refroi- » dissait, l'air en rentrant faisait un bruit sourd dans l'intérieur. » En un mot, l'effet étant extérieur le matin et intérieur le soir, » la variété des sons se trouve naturellement expliquée. » (Ta- bleau des propriétés et des phénomènes de l'air. ROULAND, *page 177.*)

pour la première fois ce besoin d'aimer, la nature développe d'une manière si rapide les organes vocaux, et change presque tout à coup le timbre de la voix. Au milieu du printemps, où les oiseaux ont l'habitude de s'accoupler, le chant du rossignol est dans toute sa beauté, tandis que dans le mois de juin, époque où il a des petits, sa voix est si désagréable et si changée, qu'elle est tout à fait méconnaissable.

De toutes les actions qui sont propres à l'homme, celle de chanter lui est la plus familière : il n'est point de peuples, même les moins civilisés, chez lesquels le chant ne soit en usage. Les sauvages d'Amérique, les Cafres, les Esquimaux et les Groenlandais éprouvent aussi bien que les Européens le besoin de chanter. C'est donc à tort que *Rousseau* a dit, dans son *Dictionnaire de musique*, que le chant n'était pas naturel à l'homme ; et c'est également mal à propos que *Blumenbach* a avancé que si le sifflement est propre aux oiseaux, le chant est le partage de l'homme seul. Ces deux opinions, qui sont des paradoxes, sont fondées sur une puérile distinction de mots, car on peut chanter sans appliquer des paroles qui ne sont qu'une explication dont la mélodie et le rhythme forment le tableau. Ne sait-on pas d'ailleurs que certains muets, quoique ne faisant entendre que quelques sons articulés, peuvent chanter et moduler des airs presque aussi agréablement que ceux qui parlent ? Nous avons eu le bonheur de rendre la parole à un jeune Brésilien âgé de 13 ans qui, lorsque nous fûmes parvenu à lui apprendre *à écouter* et *à entendre*, répétait avec justesse et mesure tous les airs qu'on lui chantait ou que nous lui jouions sur le cor d'harmonie ou le violon, quoique, alors, il ne pût encore articuler que quelques syllabes isolées (1).

Pour une oreille délicate, la voix d'un individu peut nous apprendre beaucoup de choses sur son tempérament, sur son caractère, sur ses qualités morales et sur les dispositions de son esprit. Il est certain que la situation de l'âme influe d'une manière assez marquée sur l'organe de la voix, qui diffère toujours suivant les circonstances. On peut donc dire avec *Grétry* (2), que si l'homme sait se cacher dans ses discours, il n'a pas encore appris à se cacher dans ses intonations. L'immortel physiognomoniste *Lavater* disait que la voix et le visage s'associaient le plus souvent.

Dans un ouvrage du père *Kircher* (3), on lit qu'une voix forte et rauque est celle d'un homme avare, pusillanime, insolent dans la prospérité, lâche dans

---

(1) Cet enfant, qui se nomme *Alexandre Duvivier*, nous avait été confié par M. *Vendôme*, négociant en diamants, demeurant à Paris place du marché St-Honoré. Lorsque nous l'avons présenté, avant et après son traitement, à l'Académie de médecine, il a particulièrement été examiné par M. *Itard*, et l'ex-directeur de l'Institut royal des sourds-muets M. *Désiré Ordinaire*.

(2) Essai sur la musique.

(3) Musurgie, livre I, pag. 40.

le malheur : tel était *Caligula*, au rapport de **Tacite**. La voix grave d'abord et se terminant en *faucet* (1), est celle d'un criard triste et fâcheux ; la voix aiguë, faible et cassée, est celle d'un efféminé; celle qui est aiguë et forte indique un homme porté au plaisir ; enfin, le même auteur ajoute que la voix grave, sonore, grande et précipitée, dénote un individu entreprenant, hardi et propre à exécuter de grandes choses.

Si la voix, dans une situation ordinaire de l'esprit, peut nous faire connaître les penchants et les qualités morales de l'homme, elle nous découvrira bien plus sûrement encore les différentes passions dont il est agité. La crainte et la langueur abaissent la voix, l'étonnement la coupe, la terreur et l'effroi l'étouffent : *vox faucibus hæsit*, l'admiration l'allonge, l'espérance la rend sonore et égale, la colère la rend rauque et entrecoupée, le désir précipite les paroles et fait commencer les phrases par de longues exclamations. La hardiesse rend des discours laconiques ; elle laisse toujours plus à penser qu'elle ne dit : *quos ego !!!*... *Platon* savait si bien que le son de la voix pouvait, jusqu'à un certain point, découvrir l'état moral des hommes, que lorsqu'il voulait connaître ceux qui l'abordaient pour la première fois, il leur disait : *Parlez, afin que je vous connaisse.*

______

(1) On verra plus tard pourquoi nous écrivons *faucet* avec un c, au lieu de *fausset* avec deux *ss.*

La voix peut aussi souvent nous instruire de l'état du corps, à cause de ses rapports admirables de sympathies avec le système nerveux en général , surtout avec les parties sexuelles. C'est à cette dernière sympathie qu'il faut attribuer la mue de la voix, le *faucet* des castrats, le chant mélodieux des oiseaux, dans la saison de leurs amours, et enfin les aphonies survenues à la suite d'un engorgement chronique ou d'une inflammation aiguë des testicules , et souvent aussi à la suite d'un prolapsus de la matrice , ou d'une suppression du fluide menstruel, et même de l'état de gestation comme nous en avons cité plusieurs observations dans notre *Traité des maladies et de l'hygiène des organes dela voix et dans notre Traite des maladies des femmes* (1838)."

La sympathie de la voix avec tout le système nerveux n'est pas moins manifeste ; en effet, dans les fièvres malignes, la voix présente une altération remarquable; dans le début des maladies aiguës, les malades se plaignent souvent de douleurs à la gorge , qui, n'étant point le résultat d'une inflammation apparente, annoncent en général une affection grave qui sera accompagnée d'accidents nerveux. Il en est de même de toutes les affections avec délire, et de toutes les autres maladies nerveuses , telles que la rage , le choléra, etc., etc., qui sont rangées dans cette classe par la plupart des médecins. Enfin, le spasme incommode que ressentent à la gorge les femmes hystériques et les sujets hypocondriaques est une nouvelle preuve en faveur de cette sympathie.

Dans les saisons chaudes, la voix est plus belle et plus aiguë ; dans l'hiver, elle est au contraire plus grave et plus rauque. C'est probablement l'influence de la température qui fait que les peuples du Midi ont, en général, la voix plus belle et plus sonore que les habitants des pays froids. Les étrangers conviennent que c'est en France que l'on trouve le plus grand nombre de belles voix. Cela tiendrait-il au développement de la poitrine que nous avons en général mieux conformée (1).

Les idiomes du Midi, tels que les langues italienne et espagnole, dont les accents sont plus marqués par les inflexions vocales et la fréquence des voyelles, ces idiomes, disons-nous, sont plus favorables à la musique que les langues du Nord, dont la parole s'éloigne beaucoup plus du chant. Dans une langue aussi harmonieuse que l'était anciennement la langue grecque, il n'y aurait sans doute que très peu de différences entre la voix *parlée* et la voix *modulée*.

Si l'on chantait une même phrase musicale avec des paroles traduites dans les principales langues de

—————

(1) La nature, selon l'abbé *Expilli*, développe plus certaines parties du corps dans un climat que dans l'autre. Selon lui, un homme serait accompli, quant au physique, s'il avait les jambes d'un Espagnol, la main d'un Allemand, la tête d'un Anglais, les yeux d'un Italien, le corps, la taille et le maintien d'un Français.

(Géographie de l'univers.)

l'Europe, la différence serait énorme à l'oreille pour l'harmonie et la douceur. La langue italienne et la langue hollandaise, prises pour les deux extrêmes de la comparaison, suivraient une marche progressive dans l'ordre suivant : *italien*, *grec moderne*, *portugais*, *espagnol*, *français*, *russe*, *allemand*, *anglais*, *hollandais*.

Les peuples du Midi aiment beaucoup les voix aiguës ; ceux des pays tempérés préfèrent les moyennes ; enfin les habitants des régions du Nord semblent donner de la préférence aux basses. La différence des climats influe probablement sur le goût des nations comme sur la douceur des langues. En Italie, les premiers rôles d'hommes, dans les opéras, sont remplis par des *soprani* ; en France, par des *ténors*; en Allemagne, par des *basses*.

La voix humaine est le plus beau moyen d'exécution que l'art musical possède. Ce sera donc toujours en vain que les instruments voudront l'imiter ; car, semblables aux esclaves qui précèdent ou suivent leur maître, ils n'ont été inventés que pour accompagner et soutenir la voix.

Comme chaque individu se distingue d'un autre par ses traits et ses formes physiques, on peut de même le distinguer facilement par la nature et le timbre de sa voix ; mais seulement il y a de ces différences qui sont communes à plusieurs, et qui forment autant d'espèces de voix, ayant reçu une dénomination particulière.

Pour pousser le système vocal à l'étendue de celui des grands chanteurs, qui est souvent de trois octaves, on est convenu de le diviser en six parties qui représentent six espèces de voix.

1° Le premier dessus : *soprano primo* ;

2° Le second dessus : *soprano secondo* ;

3° Le contr'alte (haute-contre) : *contralto* ;

4° Le ténor ;

5° Le bariton ;

6° La basse.

Ce n'est donc pas d'après le timbre et le volume des voix, mais d'après leur étendue dans l'échelle musicale, qu'on a désigné le caractère général qui les distingue.

Les voix graves ne se remarquent ordinairement que chez les hommes après la puberté ; tandis que les voix aiguës se rencontrent le plus souvent chez les femmes, chez les enfants, chez les eunuques et chez la plupart des hommes qui prennent le *faucet* en chantant.

On distingue encore les voix par beaucoup d'autres différences que celles du grave à l'aigu. Ainsi, il y a des voix fortes, dont les sons sont forts et éclatants ; des voix douces, dont les sons paraissent flûtés ; des voix étendues, celles qui parcourent une grande échelle musicale ; des voix belles, dont le timbre est plein,

juste et harmonieux. Il y a également le contraire
de tout cela : par exemple, on trouve des voix dures,
rauques, inégales, c'est-à-dire celles dont les belles
notes sont inégalement distribuées, soit dans la première, soit dans la seconde ou la troisième octave.
On appelle au contraire voix égale, celle dont le
timbre est toujours le même dans toute son étendue;
enfin, on désigne par les épithètes de flexibles et légères, les voix qui passent sans transition brusque
du grave à l'aigu, et qui parcourent avec la même
douceur et la même flexibilité toutes les modulations
qui constituent l'harmonie musicale et vocalisante.

On n'a jamais bien déterminé en quoi les sons
articulés diffèrent des sons modulés ; cependant cette
différence serait sensible, lors même qu'il ne man-
querait à la voix qui forme la parole que la perma-
nence des sons qui constitue la voix du véritable
chant. D'ailleurs, le vrai caractère distinctif de cette
dernière espèce de voix est de former des sons harmoniques et appréciables, dont on puisse non-seulement
prendre et sentir l'unisson, et que de plus il soit possible d'exprimer par des signes faisant partie de notre
système de musique. Dans la voix parlante au contraire, les tons ne sont pas assez soutenus pour être
appréciés, et les inflexions diverses qui les séparent
ne présentent que des intervalles inharmoniques et
incommensurables.

Les physiciens et les physiologistes doivent donc

étudier la voix de l'homme sous différentes faces, c'est-à-dire qu'ils doivent l'étudier : 1° comme son simple, tel que le cri des enfants, en y comprenant les diverses intonations qui se rapportent aux mouvements de l'âme, aux passions, au plaisir, à la douleur, au dédain , à la colère, etc., etc.; 2° comme son articulé, tel qu'il est dans la parole ordinaire; 3° comme son modulé, dans le chant qui ajoute à la parole les variétés des tons ; 4° enfin, dans la déclamation, qui est tout à la fois une modification de la voix modulée et de la voix parlée, puisqu'elle peut s'unir à l'une ou à l'autre ou en être retranchée. C'est sous ces quatre rapports que nous allons examiner la voix humaine, après nous être occupé de sa formation et des opinions diverses qui ont été émises sur son mécanisme. Pour des êtres capables d'éprouver des sensations, il ne suffisait donc pas d'avoir des organes pour se transporter d'un lieu à un autre, et une volonté pour chercher des choses nécessaires à leur vie et à leur bien-être individuel ; ce n'était donc point assez pour eux de pouvoir choisir ce qui leur plaisait , refuser ce qui leur répugnait, ou éviter ce qui les menaçait ou pouvait leur être nuisible; il fallait encore les rendre à même de communiquer à des distances avec leurs semblables, et établir avec eux des relations de l'ordre le plus élevé. Il leur fallait enfin une voix qui pût exprimer leur douleur ou leur crainte, leur haine ou leur sympathie, leurs amours,

leur joie ou leurs désirs. L'homme, qui seul est doué
d'intelligence, et qui par conséquent est seul capable
de penser et de faire des abstractions, a reçu de la
nature le noble privilége de pouvoir modifier sa voix
en sons articulés et de combiner systématiquement
toutes les articulations que ses organes vocaux peuvent
former, de manière à créer les mots et les phrases
qui composent son langage. Mais cette voix et toutes
ces modifications vocales, par quel mécanisme se
forment-elles? C'est ce que nous allons tâcher
d'expliquer.

MÉCANISME DE LA VOIX.

Dès la plus haute antiquité, la formation de la
voix a fixé l'attention des physiologistes ; mais ce qui
est malheureux pour la science, c'est que cette question laisse encore beaucoup à désirer et restera peut-
être toujours indécise sur plusieurs points.

Avant de faire connaitre quelles sont nos opinions sur la production des sons vocaux, et la part
que, selon nous, prend à leur formation chaque partie de l'appareil phonateur, nous croyons d'abord devoir prévenir nos lecteurs que, quoique nous ayons
un assez grand nombre de faits nouveaux à ajouter,
nous sommes loin d'espérer qu'il puisse nous rester

quelque gloire à traiter un sujet aussi difficile après les savans et les auteurs distingués dont nous allons parler.

Un grand nombre de théories ont été tour à tour proposées pour expliquer la formation de la voix ; avant de les exposer, succinctement à la vérité, nous voulons rappeler comment l'air expiré traverse le larynx, lorsque les muscles intrinsèques de la glotte sont dans un état de contraction.

D'abord, l'air que l'inspiration a introduit dans les poumons est repoussé de ses cavités dans le larynx, par le mouvement de l'expiration et le jeu des muscles de la poitrine. C'est là le premier acte nécessaire pour la production de la voix, puisque c'est pendant le temps de l'expiration que les sons vocaux sont produits. Plusieurs auteurs pensent qu'elle a lieu quelquefois pendant l'inspiration ; nous avons vu nous-même des personnes bègues qui parlaient également quelquefois pendant l'inspiration, parce qu'elles articulaient plus facilement de cette manière, quoique le timbre de leur voix s'en trouvât très altéré. *Dodart* rapporte l'observation d'un homme qui, tourmenté d'une toux continuelle, ne parlait que lors de l'inspiration ; *Adrien Tournebœuf* et *Haller* en citent également plusieurs exemples ; nous avons nous-même la faculté de pouvoir faire une gamme avec assez de justesse pendant une longue inspiration ; mais cette gamme ne commence qu'à l'*ut* sous la première ligne et finit à l'*ut* à l'octave, au milieu de la portée des cinq lignes. Malgré les faits que nous venons de citer, il ne peut y avoir aucun doute que la formation de la voix ne soit un phénomène expiratoire ; et que, lorsque la production des sons vocaux a lieu pendant l'inspiration, c'est par un mécanisme insolite qui agit dans un ordre inverse de celui qui est naturel.

Les travaux des physiologistes modernes ne laissent plus aucune incertitude sur l'organe générateur de la voix, et permettent de répondre avec assurance que parmi les parties qui donnent passage à l'air expiré, c'est le larynx qui forme la voix, et que des diverses pièces qui composent celui-ci, c'est la glotte qui est l'organe essentiellement phonateur. Comme à cet égard il ne reste aucun doute, nous croyons devoir nous dispenser de rappeler ici plusieurs arguments en faveur de cette proposition, qui est complétement à l'abri de toute réfutation.

Si cette question était facile à résoudre, il n'en est pas de même de celle qui regarde les différents mécanismes de la formation de la voix, et à quel ordre d'instrument on doit rapporter l'organe vocal. Avant de répondre à cette question, nous allons d'abord exposer rapidement les théories diverses qui ont été données, parmi lesquelles les principales sont les suivantes :

Aristote et *Galien* comparaient le larynx à une

flûte, et regardaient la trachée-artère comme le corps de l'instrument.

Dans le seizième siècle, le célèbre *Jérôme Fabricio d'Aquapendente*, et son disciple *Casserius* de Plaisance, admirent toutes les opinions de *Galien* et d'*Aristote* ; mais ils soutinrent avec raison que la trachée n'était qu'un porte-vent.

En 1700, *Dodart* (1) compara l'organe de la voix à un cor ou à une trompette ; selon lui, la glotte est le point qui répond aux lèvres du musicien ; le corps de l'instrument s'étend de la glotte à l'orifice externe du conduit vocal, c'est-à-dire à la bouche. Cette théorie, bien accueillie à cette époque, et admise, selon l'expression d'*Haller, magno cum plausu*, est depuis long-temps entièrement abandonnée.

En 1742 (2), *Ferrein* voulut que le larynx fût un instrument à cordes, et le compara à un violon. Cette opinion fit alors beaucoup de bruit, et reçut un assentiment presque général, qu'elle était certainement bien loin de mériter. Ce savant comparait les ligaments de la glotte aux cordes d'un violon, et leur donna le nom de *cordes vocales*. Le courant d'air était l'archet ; les cartilages thyroïdes les points d'appui ; les arythénoïdes les chevilles ; et enfin les muscles qui s'y insèrent, les puissances destinées à

(1) Mémoires de l'Académie des sciences.
(2) *Idem.*

tendre ou à relâcher les cordes. Une pareille théorie est bien loin de pouvoir être admise, parce que les cordes, pour vibrer et produire des sons, doivent réunir certaines conditions, telles que la sécheresse, la fixité sur un corps sonore, la liberté, l'élasticité, la tension suffisante, une certaine longueur et enfin une certaine consistance. Aucune de ces conditions ne se trouvant dans les *prétendues cordes vocales,* les physiologistes, et surtout les physiciens modernes, ont donc eu raison de rejeter la théorie de *Ferrein,* et de cesser de regarder le larynx comme un instrument à cordes.

M. le professeur *Richerand* tient *le juste milieu* dans les opinions déjà émises, car il considère le larynx comme un instrument qui est à la fois à cordes et à vent.

Le savant *Cuvier* rangeait l'organe vocal dans la classe des flûtes, et regardait la glotte comme étant le bec de l'instrument, la bouche le corps, et les narines les trous latéraux.

En 1806, M. *Dutrochet* soutint, dans sa dissertation inaugurale, que la production de la voix était un phénomène actif dépendant de la vibration des fibres qui forment les muscles thyro - arythénoïdiens ; le tuyau vocal est supposé, par lui, n'avoir aucune influence sur la production des tons ; le larynx est dit un instrument vibrant, mais non compliqué d'un tuyau.

M. *Magendie*, l'un de nos plus illustres physiologistes, qui a donné au larynx le nom d'*anche humain*, pense, avec M. *Biot*, que cet organe doit être comparé à nos instruments à anche, tels que le hautbois, le basson, etc., etc.

M. *Félix Savard*, qui a publié des travaux très remarquables sur la formation de la voix, a comparé le larynx à une espèce d'appeau, instrument court, percé à chaque bout d'un petit orifice, dont les chasseurs se servent pour imiter les oiseaux; ce savant a établi en conséquence que les ligaments de la glotte et les ventricules qui se trouvent entre eux prennent une part essentielle à la formation primitive des sons vocaux. L'air traversant la glotte va frapper les ligaments supérieurs; ceux-ci ceignent l'ouverture supérieure de l'instrument, et remplissent la même fonction que le biseau des tuyaux d'un orgue. Alors l'air contenu dans le larynx vibre et rend un son qui acquiert de l'intensité, parce que les ondes sonores qui le forment se prolongent dans le pharynx, la cavité buccale et les fosses nasales : on voit, dans ce système, que son auteur cherche à se rendre compte des usages des ventricules du larynx et de celui des ligaments supérieurs dont les autres physiologistes font à peine mention. Nous ne savons pas jusqu'à quel point cette théorie est celle de la nature; quoiqu'elle nous ait paru plus ingénieuse que la plupart de celles dont nous avons déjà parlé, nous n'avons pu l'admettre complétement pour plusieurs raisons, d'abord : dans les dissections que nous avons faites pour étudier l'anatomie et les affections du larynx, nous avons trouvé quelquefois cet organe dépourvu de ventricules et de ligaments supérieurs chez des individus parmi lesquels il en est plusieurs qui, pendant la vie, avaient un beau timbre vocal. Un fait qui, selon nous, tend encore à prouver que les ligaments supérieurs et les ventricules ne jouent pas un rôle aussi important que celui que leur assigne M. *Savard*, c'est que, si sur un chien on les divise, ou si seulement on les cautérise pour empêcher leur action, la voix de l'animal n'est pas altérée, ou du moins n'est altérée ou détruite que lorsque l'incision ou la cautérisation se sont prolongées inférieurement jusqu'aux ligaments inférieurs qui forment la vraie glotte ; nous ajouterons d'ailleurs que chez les animaux dont le larynx ne présente ni ligaments supérieurs ni ventricules, le bœuf par exemple, les sons vocaux s'effectuent de la même manière que chez ceux qui en sont pourvus.

M. *Despinay* de Bourg (1), dans ses recherches sur la voix, dit que les sons, formés à la glotte, éprouvent dans cette ouverture de grandes variations; pour arriver au dehors, ils s'échappent par le pharynx, canal musculaire, susceptible d'éprouver de nombreux changements, et pouvant encore modifier ses

(1) Mélanges physiologiques. Dissert. inaug. 1822.

sons : ce canal peut être comparé, par son influence, au tube mobile d'un trombone. Cette théorie ingénieuse, que nous avions d'abord adoptée et que nous avons depuis réfutée dans un autre ouvrage (1), n'est plus la nôtre depuis que nous avons pu nous convaincre, par le raisonnement et par des expériences faites la plupart sur nous-même, que les déplacements du larynx ne sont pas indispensables pour la formation des sons, mais seulement qu'ils ont pour but de faciliter les contractions et le relâchement de la glotte. Bientôt nous tâcherons de démontrer cette dernière proposition, en combattant la théorie qui compare le mécanisme de la voix à celui du trombone.

Un grand nombre d'autres théories ont été émises sur le mécanisme de la voix ; mais comme elles tendent toutes à se combattre et à se détruire, quoique offrant pour la plupart des faits curieux et des idées souvent justes et vraies, comme d'ailleurs il nous faudrait plusieurs volumes pour les rappeler toutes ici, nous croyons devoir nous dispenser de les signaler, d'autant plus qu'elles peuvent à peu près se résumer en trois principales. Ces diverses opinions auxquelles se rattachent plus ou moins celles *d'Ethmuler*, *de Fernel*, *Vésale*, *Wesel*, *Gunz*, *Perrault*, *Conrad-Aman*, *Vicq-d'Azir*, *Roger*, *Haller*, *Helwalg*, *Caldani*, *Spallanzani*,

(1) Traité des maladies des organes de la voix, in-8. 1834.

J. Frank, Leuhossec, Gockel, Lefébure, Portal, Rampont, Geoffroy Saint-Hilaire, Mayer, Serres, Biot, Papillon, Liscowius, Cagniard de Latour, Grenié, Meckel, Piorry, Gerdy, Malgaigne, Deleau, Bourdon, Bennati et de plusieurs autres, ces diverses opinions, disons-nous, peuvent à peu près se résumer en trois principales, qui consistent, soit à regarder l'organe de la voix comme un instrument à vent, à bec et à embouchure, tel que ceux du genre flûtes ou trompettes ; soit à comparer cet organe à un instrument à anche, ou enfin à le comparer à un instrument à cordes, ou tout à la fois à cordes et à vent. Nous croyons devoir critiquer toutes ces théories en général et en particulier, avant de faire connaître nos opinions sur une question de physiologie d'autant plus difficile qu'elle n'a jamais été et ne sera peut-être jamais résolue d'une manière incontestable.

La théorie qui compare le mécanisme de la voix à celui des instruments à anche, c'est-à-dire ceux dont le son est produit et modifié par des lames élastiques, comme dans le hautbois, le basson, cette théorie, disons-nous, qui a été bien discutée, surtout par M. *Savart*, n'est pas celle que nous partageons ; les raisons qui nous ont empêché de l'adopter sont les suivantes : Dans les instruments ordinaires, pour faire monter et baisser les tons, on raccourcit ou on allonge les anches dans le sens longitudinal ; tandis que, pour produire le même effet dans le larynx, les cordes vocales se tendent ou se relâchent dans le sens horizontal. Dans les instruments de musique, il n'arrive jamais, comme dans les ligaments de la glotte, que les lames mobiles des anches varient à chaque instant d'épaisseur, de longueur et d'élasticité ; d'ailleurs, ces lames sont composées de fibres rectilignes fixées par un seul côté et libres dans les trois autres ; tandis que les lames ou cordes vocales du larynx sont au contraire fixées par trois côtés et libres par un seul, et forment, par leur réunion, une espèce de sphincter curviligne dont les fibres ne présentent jamais une ligne droite, si ce n'est lorsque les lèvres de la glotte s'appliquent avec force l'une contre l'autre ; elles ferment alors si hermétiquement la trachée, qu'aucune particule d'air ne peut s'échapper des poumons, malgré tous les efforts des muscles respirateurs. Enfin, il nous a été impossible d'admettre que des parties charnues, molles, humectées, recouvertes d'une membrane muqueuse toujours lubréfiée par des mucosités, adhérentes dans trois sens et ne remplissant aucune des conditions que doit avoir une anche, puissent rendre, par le même mécanisme que celui de cette dernière, des sons aussi forts, aussi variés, aussi harmonieux et aussi beaux que ceux de la voix humaine.

D'après ces considérations, nous pensons, avec le savant physicien M. *Savart*, que la voix n'est pas produite par le mécanisme des anches, et qu'on ne peut pas mieux adopter cette théorie que celle des cordes, proposée par *Ferrein*, que nous avons déjà discutée plus haut.

Il nous reste à parler de la théorie qui compare l'organe vocal aux instruments du genre des flûtes et des cors, etc., et de ceux dont le tube est mobile, tels que le trombone, c'est-à-dire ceux où la colonne d'air est le corps vibratile; cette théorie qui était celle de *Fabrice d'Aquapendente* et de *Casserius*, et qui a été modifiée par plusieurs physiologistes modernes, entre autres MM. *Cuvier*, *Despinay*, etc., peut être combattue sous le rapport de l'air regardé comme corps vibrant, mais seulement sous celui de la part trop grande que l'on fait prendre dans les autres théories à l'abaissement et à l'élévation du larynx dans la formation de la voix. En effet, les personnes qui regardent le larynx comme un instrument à vent, surtout celles qui, comme nous l'avons fait pendant long-temps, comparent l'appareil vocal à un trombone, disent, pour appuyer leur opinion, que dans cet instrument, et tous les autres dans lesquels l'air est le corps vibrant, les sons deviennent plus aigus à mesure que le tuyau se raccourcit; de même l'élévation du larynx augmente la longueur du tuyau, et les sons changent en proportion; ils ajoutent encore que les tons baissent à mesure que le tube s'allonge et que le larynx descend de la même manière pour produire les tons bas. Quoique ces mouvements du larynx soient évidents et incontestables, nous allons chercher à prouver qu'ils ne sont que des phénomènes accessoires dans l'émission des tons, et que les variations de capacité dont le tuyau est susceptible déterminent moins par elles-mêmes les divers degrés d'élévation de la voix, qu'elles ne sont destinées à correspondre à l'état de la glotte dans la production des sons plus ou moins graves. Le professeur Meckel (1) est presque de cette dernière opinion, lorsqu'il dit : « Qu'à l'égard de la phonation, le « larynx remonte dans les tons élevés, tant pour « éloigner le cartilage thyroïde du cartilage cricoïde « et tendre en même temps ses ligaments, que pour « éloigner et retenir la trachée-artère. Dans les tons « bas, au contraire, il s'abaisse pour produire des « changements inverses. »

Un fait que nous avons observé bien souvent et que tout le monde peut répéter, c'est qu'il est possible, avec un peu d'attention, de fixer son larynx de manière qu'*après avoir pris la note la plus aiguë de la voix, on puisse parvenir à passer subitement à la note la plus grave possible, non en abaissant et en relâchant l'instrument vocal, mais au contraire en contractant encore plus fortement tous les muscles de l'appareil phonateur, de manière à faire monter*

(1) Manuel d'anatomie générale, descriptive et pathologique, tome III, pag. 499. 1825.

encore plus haut le larynx (1). C'est par un mécanisme semblable, qui n'a pas encore été observé ou
plutôt signalé, que M. *Ivanoff*, chanteur russe attaché au théâtre italien de Paris, est parvenu à prendre le *sol* le plus profond. C'est également par le
même mécanisme, c'est-à-dire en relâchant *les cordes
vocales au moyen d'une ascension forcée et exagérée du larynx*, qu'est produit le son rauque,
brusque et *très grave*, qui est l'expression du dépit,
de la colère, de certains juremeuts, et qui résulte aussi
de la toux dans les rhumes, la coqueluche et le
croup.

Ce n'est point une théorie que nous donnons,
c'est un fait que tout le monde peut observer sur
soi-même ; nous cherchons moins à l'expliquer qu'à
le constater et à prouver que les mouvements du
larynx ne sont que des mouvements accessoires à la
formation des tons et destinés à faciliter le jeu des
parties qui contribuent à tendre ou à relâcher les cor-

(1) Le son qui résulte de ce mécanisme n'est pas pur, c'est
une voix factice qui tient de l'enrouement. Avec un peu d'exercice, on pourrait se créer un troisième registre, comme l'a fait
M. *Ivanoff*. Pendant l'émission des sons les plus graves, le larynx
de cet artiste remonte encore plus haut et se contracte plus forte-
tement que dans les sons les plus aigus. Nous sommes étonné
que *Bennati*, qui a fait une étude toute spéciale des organes vocaux, n'ait pas remarqué que tous ceux qui veulent dépasser les
limites de leur voix, soit dans les notes graves, soit dans les notes
aiguës, présentent le même phénomène, dont le mécanisme est
produit par les grands efforts et les contractions que l'on fait pour
dépasser l'étendue ordinaire de la voix ; ce fait, présenté à l'Académie des sciences par *Bennati* comme une anomalie, n'est donc
qu'une inflexion naturelle de la voix qu'on pourrait désigner,
à cause du mécanisme qui le produit, par le nom de *faucet grave*.

des vocales. En effet, lorsque le muscle sterno-thy-roïdien se contracte pour abaisser le larynx, il ouvre et dilate par sa contraction le cartilage thyroïde, ce qui contribue à la production des sons graves par la dilatation de la glotte. De même le constricteur infé-rieur du pharynx qui, avec le thyroïdien, concourt à l'élévation de l'instrument vocal, resserre le thyroïde dont il embrasse les lames cartilagineuses ; ces lames du cartilage thyroïde rapprochent les lèvres de la glotte, en pressant les muscles crico-arythénoïdiens latéraux et thyro-arythénoïdiens. En contribuant au rapprochement des lèvres de la glotte, le constricteur inférieur du pharynx concourt à la production des sons aigus ; mais si le larynx était fixé invariable-ment, le resserrement ou le relâchement plus ou moins grand de la glotte produiraient seuls tous les tons de la voix humaine.

Il est facile de concevoir, d'après ce que nous ve-nons de dire, que nous ne partageons pas l'avis des phy-siologistes qui veulent que les variations de capacité et de longueur du tuyau vocal aient une grande influence sur la production des sons. Nous sommes loin de croire que ces variations ne soient pour rien dans l'émission de la voix ; seulement nous pensons qu'elles n'influent généralement que sur le timbre et la force des sons, mais qu'elles ne participent nul-lement à la production de ces derniers qui, comme nous tâcherons de le prouver, sont entièrement formés par la glotte. En effet, la longueur du canal vocal ne varie pas assez pour rendre raison des sons nombreux et variés que produit la voix humaine, et qui embrassent quelquefois trois octaves ou quarante-huit demi-tons ; le larynx, qui ne peut se déplacer le plus souvent que d'un pouce, ne raccourcit par conséquent le tube phonateur que d'un cinquième, ce qui devrait donner seulement la tierce majeure au-dessous du premier ton, et non la double ou la triple octave. *Cuvier* dit que ces octaves aiguës ne sont que les harmoniques des octaves basses. Pour admettre cette opinion, il faudrait, ce qui n'est pas, que le larynx n'ait pas changé de position pour produire les notes aiguës. Les mouvements des lèvres et de la langue ne peuvent pas mieux faire varier le ton de la voix ; car le chant articulé serait très difficile et exigerait, pour être produit, que le larynx changeât de place pour chaque syllabe différente. D'ailleurs en fermant la bouche on devrait changer le ton ; cependant il n'en est pas ainsi, et le *son seul* est modifié en devenant plus sourd. Enfin en bouchant les narines et en adaptant à l'orifice buccal un long tube et même un instrument appelé porte-voix, on devrait augmenter la gravité du son, tandis qu'on ne fait que le rendre plus sonore et plus intense. Il résulte de toutes ces considérations que nous avons été naturellement amené à douter de l'excellence des opinions des physiologistes qui se contredisent le plus souvent, et que nous ne concevons pas pourquoi on a toujours eu la fureur de comparer le mécanisme du larynx à celui de différents instruments de musique; il nous semble au contraire qu'il est plus naturel de comparer ces derniers au larynx qui est le plus ancien et le plus harmonieux de tous les instruments. Nous disons donc que le larynx ne ressemble qu'à un larynx, et que l'organe admirable de la voix est un instrument à vent *sui generis*, inimitable par l'art, et dont le mécanisme vivant ne peut se comparer à celui d'aucun autre, parce que les principes de l'organisme animal ne pourront jamais être communiqués à un instrument mécanique, et que l'homme n'aura jamais à sa disposition les éléments de l'action vitale.

Mais, nous dira-t-on, puisque vous n'admettez pas les théories des physiologistes, quelle explication donnerez-vous de la formation de la voix?

D'abord, nous répondrons que nous n'avons pas les prétentions de donner des explications plus mathématiques que celles des autres, mais seulement que la glotte est l'instrument qui produit les sons, ou plutôt que c'est l'air chassé des poumons qui, sous l'influence de la volonté, en se brisant contre les lèvres de la glotte produit des ondulations sonores qui sont modifiées par le pharynx, la langue, les lèvres, les fosses nasales, enfin par tout l'appareil vocal. Selon nous, on peut concevoir la formation du son vocal, sans avoir besoin de cordes sonores ou des anches vibrantes, et la production de la voix et ses différentes modifications peuvent très bien être le résultat de l'ouverture plus ou moins grande de la glotte, déterminée par les contractions ou le relâchement de ses lèvres. D'ailleurs personne n'ignore que la seule constriction des lèvres exprime par le sifflement des sons variés et même harmonieux, et que l'air et différents gaz peuvent être chassés du corps des animaux avec certaines modulations, par des ouvertures où l'on n'a jamais soupçonné , une *anche* ou des *cordes vocales.*

Les oscillations dont les lèvres sont le siége dans l'action de jouer du cor, peuvent également nous aider à prouver que les bords musculaires d'une ouverture animée peuvent vibrer par suite des contractions auxquelles ces bords se livrent , surtout lorsque ces vibrations sont excitées par un courant d'air qui seul est la matière et le producteur du son. On va peut-être nous demander si nous n'admettons pas les vibrations de la glotte, comme productrices du son vocal, comment nous expliquerons les vibrations des muscles thyro-arythénoïdiens, que l'on sent en portant la main sur cette partie saillante et externe d'un cartilage thyroïde qui a reçu le nom vulgaire de *pomme d'Adam;* on nous dira aussi probablement que puisque la nature a voulu que ces vibrations aient lieu, elles doivent nécessairement avoir un but d'utilité. Nous croyons pouvoir répondre en même temps à ces deux objections, en disant que c'est l'air qui par son passage plus ou moins rapide à travers la glotte fait vibrer les cordes vocales, comme il fait vibrer pendant la parole toutes les autres parties de l'appareil phonateur, surtout les cavités nasales et leurs cartilages (1). Ces vibrations de la glotte et des autres organes vocaux font éprouver à la voix, par un allongement et un raccourcissement successifs des fibres musculaires, les espèces d'ondulations sonores qui ont pour but de la rendre plus douce et plus harmonieuse, et qui lui donnent un son flûté dans le genre de celui que nos célèbres violonistes tirent de leurs instruments, par une espèce de tremblement qu'ils communiquent aux cordes en appuyant avec le bout du doigt plus ou moins sur elles.

Avant de terminer ce que nous avions à dire à ce sujet, nous ajouterons encore que si pour produire un son simple, ainsi que le prouvent les cris que font entendre sans motifs appréciables les sourds-muets et les idiots, on n'a pas besoin du concours d'organes étrangers à l'appareil vocal, il est indispensable qu'il s'établisse une mutuelle correspondance entre cet appareil et l'encéphale, lorsque, par la voix modulée ou articulée, on veut exprimer des sensa-

(1) On peut bien s'assurer de ces vibrations, en portant les doigts sur les ailes du nez; elles seront de cette manière très manifestes.

tions ou des idées ! Comme dans ce cas, l'instrument vocal ne produit que des sons appréciés par le cerveau par l'intermédiaire de l'oreille qui les reçoit, il s'ensuit que la voix est nécessairement fausse s'il y a un défaut de concordance entre ces derniers organes et le larynx, c'est-à-dire entre ce qu'on entend et ce qu'on exprime. Le sens de l'ouïe est donc la boussole de la voix, puisqu'il est la seule base sur laquelle repose l'imitation des sons modulés ou articulés auxquels on attache une idée.

Le mécanisme de l'instrument vocal, quoique encore couvert d'un voile impénétrable, peut donc être compris tel que nous le concevons, sans avoir besoin de le comparer aux autres instruments de musique : d'ailleurs ces instruments, qui n'ont été créés que pour imiter ou soutenir la voix, sont bien loin non-seulement d'avoir des sons aussi beaux et aussi mélodieux, mais encore de réunir au même degré de perfection les conditions les plus favorables à la production des sons, tant sous le rapport du timbre que sous celui de l'harmonie. C'est probablement pour cette raison que les instruments qui approchent le plus de la voix humaine ont une expression plus touchante et vont plus directement à l'âme, et l'art ne parviendra jamais à faire aussi bien que la nature en imitant un organe admirable par sa grande simplicité, et animé par un principe qui sans doute sera toujours inconnu. L'organe vocal est donc le plus bel instrument, puisque l'homme peut par l'exercice maîtriser à son gré sa voix selon les règles du goût et de l'harmonie, et produire des sons enchanteurs qui nous font éprouver les jouissances les plus pures et les sensations les plus délicates.

Au reste, nous devons convenir que ceux qui feront encore des recherches sur cette matière, seront rarement d'accord entre eux, parce que l'organe de la voix humaine ne produit pas de la même manière tous les tons qui lui sont propres. La voix sonore du chant et de la déclamation qui est l'expression vive et mesurée du sentiment et des passions ; les divers cris qui comprennent les sons les plus intenses que le larynx puisse former et qui expriment les besoins de l'économie et en général toutes les sensations vives ; la ventriloquie, qui est une espèce de voix sourde et qui, tantôt lointaine, tantôt rapprochée, produit les illusions vocales les plus variées et les plus extraordinaires, enfin cette voix artificielle et aiguë qui a reçu dans notre langue le nom de *faucet* ; toutes ces voix, disons-nous, doivent dépendre de mécanismes différents ; c'est ce que nous allons successivement examiner dans les trois chapitres suivants.

CHAPITRE III.

PHYSIOLOGIE DU FAUCET

OU

VOIX SUS-LARYNGIENNE.

SOMMAIRE. Second registre de la voix, ou série de sons qui constituent le faucet.—Organes qui contribuent le plus à la formation de cette voix artificielle. — Mécanisme des sons aigus; opinions de *Haller, Helwag, Bennati.* — Différences de conformation des organes vocaux chez les tenors et les basses. — Expériences de l'auteur sur le mécanisme du faucet. — Conclusions et applications pratiques.

> Causa latet.... vis est notissima ! !
> OVIDE.

D'après ce que nous venons de dire, on voit que nous avons cherché à démontrer que la glotte était l'organe essentiellement phonateur, et que les diverses variations dont le tube vocal est susceptible n'avaient pas pour but de rendre les sons plus graves ou plus aigus, mais seulement de les rendre plus ou moins intenses et plus ou moins éclatants, selon la forme que prend le tube vocal et toutes les parties qui concourent aux diverses modifications phoniques. Mais si, dans la plus grande étendue de l'échelle vocale, la glotte est l'organe générateur des sons, il n'en est pas de même, selon nous, dans les cris aigus et dans le *faucet* (1), c'est-à-dire lorsque le larynx est parvenu à son plus haut point d'ascension ; alors le diapason de la voix naturelle est poussé au delà de sa portée, et l'on est obligé d'avoir recours à une autre espèce de voix dépendante d'un mécanisme particulier. Le point de départ de cette nouvelle série de sons commence après la dernière note du premier registre vocal, c'est-à-dire à la première note du second qui peut être porté à l'octave de cette note, plus ou moins suivant les individus. C'est à la réunion des sons qui constituent ce second registre qu'on donne ordinairement le nom de *voix de tête* ou *de faucet*.

Mais, si en admettant un mécanisme particulier, pour la formation des sons aigus, c'est-à-dire lorsque le larynx est porté le plus haut possible, on nous demande quel est, d'après nos idées, l'organe qui y participe le plus, nous répondrons que les notes aiguës dépendantes de ce qu'on appelle le *faucet*, sont dues au travail presque ex-

(1) C'est avec intention que nous écrivons *faucet* avec un *c*, au-lieu de deux *ss*; nous n'admettons pas l'étymologie des lexicographes qui écrivent *fausset*, comme venant de *faux*, opposé de *juste*; nous trouvons plus rationnel, et nous préférons, comme étant plus conforme aux idées physiologiques que nous allons faire connaître sur le mécanisme du *faucet*, l'étymologie du latin *fauces faurium*, la gorge, le gosier, qui n'attache aucune idée de *faux* aux sons aigus de la voix.

clusif ou plutôt à la contraction forcée de la partie supérieure de l'appareil vocal. Pour mieux faire comprendre nos idées, enseignons d'abord ce qui se passe lorsque le larynx est porté en haut et que la glotte est parvenue à donner la note la plus aiguë dont elle est susceptible. Alors élevé au moyen des contractions des muscles *thyro-hyoïdien, génio-hyoïdien, mylohyoïdien, stylo-hyoïdien,* les *digastriques,* les *génioglosses* et les *hyo-glosses* et enfin les *constricteurs inférieurs du pharynx,* l'instrument vocal se fixe et se restreint par l'action des muscles *hyo-thyroïdiens latéraux, hyo-arythénoïdiens obliques et transverses et les thyro-aryténoïdiens inférieurs et supérieurs;* en même temps le pharynx se contracte et se resserre, le voile du palais, dont la face antérieure, presque verticale, est devenue inférieure et horizontale, se tend de manière à boucher les orifices pharyngiens des sinus nasaux; les piliers postérieurs se rapprochent au point de former une sorte de *glotte* ou fente elliptique dont le diamètre est de trois à cinq lignes dans le sens vertical, et d'une demi-ligne à deux lignes dans le sens horizontal. La luette, qui se raccourcit, se contracte et s'élève de plus en plus, à mesure qu'on passe des premiers sons du *faucet* aux notes plus aiguës de ce registre, finit par s'effacer tout à fait lorsqu'on est arrivé au *summum* d'acuité. La langue devient très convexe, s'élève et se contracte fortement, surtout à sa base; les amygdales se tuméfient considérablement et se rapprochent l'une de l'autre, l'isthme du gosier se resserre, enfin l'épiglotte repliée en cornet dirige l'air qui s'échappe de la glotte en mince filet, dans la fente elliptique ou *glotte supérieue*, formée, comme nous l'avons dit, par le rapprochement des piliers postérieurs et les contractions exagérées de toutes les parties dont il vient d'être question. Les sons *sus-laryngiens* qui résultent de ce mécanisme ne s'échappent plus en partie par le nez, comme dans les notes du premier registre, mais ils retentissent seulement dans la bouche après avoir été produits par le brisement de l'air contre les lèvres de la nouvelle glotte formée, comme nous l'avons dit, par le rapprochement des piliers postérieurs. Ces derniers sont susceptibles de vibrations plus évidentes encore que celles des *cordes vocales* proprement dites, que l'on peut comparer aux vibrations labiales qui ont lieu dans le sifflement, et surtout lorsqu'on cherche à imiter avec les lèvres, certains sons, tels que ceux du cor, du basson, le raclement d'un archet sur les cordes d'un violoncelle, ou enfin le bruit produit par les ailes d'une mouche, d'un hanneton et de tous les insectes coléoptères.

Dans le mécanisme qui produit les sons aigus, c'est surtout la forme du tuyau vocal qui paraît le plus changer ; en effet, dans la *voix laryngienne* le tuyau a deux orifices externes, le nez et la bouche. Il est recourbé supérieurement, tandis que dans le *faucet,* il n'a qu'un orifice et prend une direction verticale et droite, favorisée par l'élévation du larynx et la tête renversée en arrière, ce qui facilite le resserrement des organes et empêche que le son ne sorte par les sinus des fosses nasales. Enfin dans la voix du premier registre appelée improprement *voix de poitrine,* la cavité bucco-pharyngienne forme deux cônes creux dont les bases, tournées vers la glotte, se confondent et dont les sommets séparés sont antérieurs; au contraire, dans la voix du second registre, la bouche et le pharynx ne forment qu'un cône à sommet postérieur et à base antérieure. Pendant le mécanisme du *faucet,* le larynx ou plutôt la glotte ne vibre plus d'une manière apparente ; son usage alors est de rétrécir considérablement l'orifice par où s'échappe le petit filet d'air qui, joint à celui qui se trouve déjà dans la bouche, suffit pour produire les sons du *faucet* et les sons des cris aigus dont nous aurons bientôt à nous occuper.

Ce qui prouve encore que l'air ne sort que par la bouche dans la voix aiguë, et non par cet orifice et par le nez comme dans les sons graves, c'est qu'il est impossible de prononcer purement les sons nasaux, dans les notes élevées du faucet. Ainsi, pour dire : *main, lointain,* on dira : *ma, louata.* C'est pour cette raison que les femmes en général, les tenors, surtout les soprani sont moins facilement compris, lorsqu'ils chantent des paroles, que les barytons et les basses. Aussi, les personnes qui ont une voix nasonnée et désagréable dans les sons du médium et surtout les notes basses, font entendre des sons éclatants et purs en prenant le faucet. Une des plus spirituelles actrices de Paris, mademoiselle D***, attachée au théâtre du Palais Royal, nous offre un exemple frappant de cette observation. Pour faire ressortir encore plus la vérité des opinions que nous avons émises sur le mécanisme du faucet, nous allons ajouter, qu'ayant essayé sur nous-même s'il ne nous serait pas possible de produire en même temps deux sons vocaux de mécanismes différents, c'est-à-dire une note *du larynx* et une *du faucet,* nous sommes parvenu assez facilement à ce résultat, en prenant en même temps une note grave par une forte vibration des lèvres de la glotte et son octave avec le faucet. On entend distinctement, comme cela a lieu dans certains cris, deux sons à la fois qui, quoique n'étant pas bien purs et tenant même de l'enrouement, forment une espèce d'accord qui prouve assez, selon nous, que le larynx n'est pas toujours le seul organe producteur de la voix, et que le voile du palais, et surtout ses piliers, la luette et toutes les parties de l'isthme du gosier, forment par leur contraction forcée et leur rapprochement, une autre espèce d'instrument vocal qui ne dépend du larynx que par l'air que ce dernier lui fournit.

Ferrein, après avoir placé l'organe de la voix dans

les cordes vocales considérées comme cordes, semble avoir entrevu un mécanisme particulier pour la formation des sons aigus; car il dit : (1) « je me crois obligé de faire une restriction à laquelle on ne s'attend pas, c'est que les cordes vocales ne sont pas les organes de toutes les espèces de voix. Tels sont une certaine voix du gosier et un faucet de même nature.

« Ils se servent d'un nouvel organe que j'ai découvert et dont j'ai eu soin de constater l'existence;... ce sont des faits qui seront éclaircis dans un autre mémoire. » Quoique *Ferrein* ait vécu encore long-temps après sa prétendue découverte, il n'a rien publié depuis qui ait rapport à ce mémoire, qu'il promettait, et l'on est réduit à des conjectures sur ce qu'il devait contenir. *Haller* (2) suppose qu'il voulait parler du voile du palais : *Quin aliquæ non litteræ solæ, sed etiam voces per guttur edantur et quin earum modulatio aliqua per palatum mobile aut proprias ad linguam adductum, aut vicissim remotius exerceatur. Dubium quidem non videtur esse illud peculiare vocis organum quod se descripturum promisit Ferrinius.*

Un auteur allemand a également dit quelques mots sur un mécanisme particulier pour la formation des sons aigus de la voix de *faucet,* qu'il appelle *vox substricta* pour la distinguer de la voix de poitrine,

(1) Mémoire de l'académie des Sciences. 1741. page 429.
(2) *Physiol., lib. IX, sect.* 3, parag. 13.

vox plena, dans sa dissertation inaugurale (*de formatione loquelœ*, Tubingue, 1784), cet auteur qui est M. *Helwag* dit seulement : *ad substrictam vocem uvula contrahitur, ad plenam non mutatur.*

Le docteur *Bennati*, qui comme nous s'occupait spécialement des maladies des organes vocaux, pensait que les sons aigus n'étaient pas produits par les contractions des muscles du voile du palais et de l'isthme du gosier; mais, ainsi que tous les physiciens et les physiologistes qui se sont occupés de la voix, il admettait que la formation des sons suslaryngiens s'effectuent, comme tous les autres, dans le larynx, mais qu'ils sont seulement modifiés par la partie supérieure du tuyau vocal. Nous au contraire nous disons que la glotte n'est presque pour rien dans leur formation, et qu'ils sont produits par une autre espèce de glotte supérieure formée 1o inférieurement par la base de la langue ; 2o par le pharynx , ou la paroi postérieure ; 3o sur les côtés, par le rapprochement des piliers d'où résulte une fente elliptique dont les lèvres vibrent comme celles de la glotte, 4o enfin par le voile du palais et la luette qui par leur élévation empêchent que l'air ne sorte par les fosses nasales comme dans la voix dite de poitrine. Lorsque toutes ces parties se sont rapprochées par la contraction des muscles palato-pharyngiens, la cavité buccale forme un cône dont la base correspond à l'ouverture de la bouche.

Nous ne partageons pas non plus les opinions de *Bennati,* lorsqu'il dit que la fixation de l'os hyoïde et de la base de la langue est indispensable pour la formation de tous les sons aigus. On pourrait concevoir cette fixation obligée pour la production des sons s'il ne s'agissait que du chant modulé; mais dans le chant *parlé,* cette théorie est inadmissible ; car la base de la langue, ainsi que tout l'organe, est forcée de faire un grand nombre de mouvements pour l'articulation des mots. MM. *Gerdy* et *Maigaigne,* qui ont décrit avec exactitude les mouvements du voile du palais et de toutes les parties formant l'isthme du gosier, n'ont pas dit, ainsi que nous le pensons, que ces mouvements avaient pour but la formation des notes qui composent le second registre vocal, et que le rapprochement et la contraction forcée des piliers postérieurs, donnaient naissance à un autre instrument principal générateur des sons aigus sans la participation de la vraie glotte, la *glotte pharyngienne* ne se forme que lorsque celle du larynx a épuisé toutes ses notes et produit son plus haut diapason. A la simple inspection des organes vocaux, il est facile avec un peu d'habitude de reconnaître le genre de voix de chaque individu ; les différences de conformation et surtout de capacité de ces organes sont tellement sensibles qu'il n'est presque pas possible de se tromper à cet égard. Les chanteurs à voix étendue, surtout dans les notes hautes, tels que les soprani et les ténors, ont les parties supérieures de l'appareil vocal beaucoup plus développées et plus mobiles que les basses-tailles. Chez ces derniers le larynx est beaucoup plus grand et descend presque jusqu'au milieu du cou; la saillie antérieure du cartilage thyroïde (pomme d'Adam) est plus prononcée; le nez est ordinairement plus saillant, les sinus nasaux sont plus vastes, peut-être parce que l'air les traverse constamment, les épaules et la poitrine sont plus larges; mais la bouche au contraire est plus petite, le voile du palais plus épais et moins grand, la luette moins procidente et moins mobile, enfin toutes les parties qui constituent l'arrière-bouche, sont en général plus rétrécies. Chez les ténors et surtout chez les soprani, la figure est en général plus petite, quoique le gosier soit plus grand; le larynx monte sous la mâchoire inférieure; les narines sont quelquefois si étroites, qu'elles permettent à peine le passage de l'air; mais la luette est développée et très contractile, le voile du palais est plus grand et plus mince, et la langue est à proportion plus épaisse et plus large. Ce qui peut-être fait également que ces organes sont plus développés et plus mobiles chez les soprani, c'est que les chanteurs de ce genre de voix exercent plus souvent la partie supérieure du tube vocal. Aussi ces parties ne sont-elles jamais plus fatiguées qu'après les rôles qui sont écrits pour être chantés dans les notes hautes du second registre qui exigent que l'on prenne le faucet.

Nous terminerons en disant que la connaissance du mécanisme des sons aigus est de la plus haute importance pour le diagnostic, le pronostic et le traitement des affections des organes vocaux qui le plus souvent doit varier selon le genre de voix. Chez les personnes à voix graves, la cure est presque toujours plus difficile, parce que c'est le larynx qui est ordinairement le principal siége du mal. Chez les ténors et les individus dont le timbre vocal est aigu, le diagnostic est en général plus facile et le traitement plus efficace, parce que dans la grande majorité des cas, les parties comprises dans l'isthme du gosier sont les seules affectées. Étant accessible à la vue, on est non-seulement plus certain de la nature du mal, mais encore on a l'avantage de pouvoir le combattre par des topiques. Nous ajouterons aussi que les enrouements ainsi que les aphonies et les dysphonies des personnes à voix graves se font remarquer également sur toutes les notes et dans toute l'étendue de l'échelle vocale; chez les ténors, au contraire, le plus souvent les sons aigus du faucet ou du second registre, sont seuls altérés ou détruits, tandis que la voix de poitrine ou de second registre conserve à peu près son timbre, son éclat et sa force ordinaire. En parlant de l'aphonie et de la dysphonie, nous avons développé plus longuement et signalé l'application pratique de ces idées, dans notre *traité des maladies des organes de la voix.*

On a pu se convaincre, d'après ce que nous venons d'exposer, que le jeu de chaque partie de l'appareil vocal était sous la dépendance de la volonté, et que nous pouvions soit à notre gré, soit sous l'influence mystérieuse d'un état particulier de l'âme, varier la force, le ton, le timbre de notre voix, de manière à exprimer non seulement nos sensations, nos douleurs physiques et morales et toutes nos passions, mais encore à produire des modifications et des illusions vocales les plus extraordinaires et les plus variées. Comme nous ne pouvons entrer ici dans de longs détails sur ce sujet, nous allons nous contenter de dire d'abord quelques mots sur le mécanisme, l'expression et l'intonation de chaque cri, pour nous occuper ensuite de la voix désignée sous le nom impropre de *ventri-loquie* ou *engastrimysme.*

CHAPITRE IV.

MÉCANISME DES CRIS

ET LEUR INTONATION DANS LES DOULEURS

PHYSIQUES ET MORALES

ET DANS DIFFÉRENTES INFLEXIONS VOCALES AFFECTIVES.

> . . . . . . combien le tendre accent
> Diffère de ce cri douloureux et perçant.
>
> DE PONGERVILLE, trad. de *Lucrèce*, chant V.

SOMMAIRE. Mécanisme des cris. — Utilité de la connaissance de leur intonation. — Cris déterminés par l'application du feu.— Par l'action d'un instrument tranchant. — Par les douleurs pulsatives. — Par les douleurs lancinantes. — Par les douleurs gravatives. — Par les douleurs de l'accouchement. — — Par la coqueluche. — Cri de joie. — Cri de vivat. — Cri d'appel. — Cri d'effroi. — Cri de sanglot. — Cri de vagissement. — Cri du dégoût.—Orgues vivantes.—Conclusions, etc.

Le mécanisme de la formation des cris ne diffère pas essentiellement de celui des autres phénomènes vocaux. Il peut se rapporter tout à la fois à la formation des sons les plus graves de la voix et à celle des sons aigus du *faucet*. En général, le ton des cris est beaucoup plus intense que celui des autres émissions vocales, et il offre toujours quelque chose d'aigre, qui blesse l'oreille, et qui est susceptible de mille nuances. Ajoutés à la voix articulée, les cris forment chez l'homme une partie importante de son langage et deviennent un moyen supplémentaire de la parole, qui, quoique accidentel et temporaire, est néanmoins le plus énergique et le plus rapide pour exprimer les grands mouvements de l'âme, les sensations vives et subites, ainsi que toutes les douleurs physiques et morales. L'espèce de langage que le cri établit étant purement instinctif et naturel, se trouve, par cela même, le plus puissant de tous; c'est lui qui nous ébranle le plus fortement et qui excite en nous les sentiments les plus vifs; enfin, c'est lui qui seul est compris de tous les hommes, et qui provoque en eux les déterminations les plus soudaines.

Les cris et certaines inflexions vocales affectives, ayant pour cause déterminante l'état de l'âme et la sensation pénible ou agréable auxquels leur expression actuelle se rapporte, sont pour cela même éminemment propres à fixer, sur ceux qui les poussent, l'attention de ceux qui les entendent. Par le caractère de leur intonation et de leur accent distinctif, ils font connaître, de manière à ne pas les confondre, les impressions et les sentiments qu'ils sont destinés à exprimer. C'est ainsi que les cris de la douleur et ceux qui sont le résultat d'un péril imminent, etc., nous émeuvent d'une manière bien diverse : les uns inspirent la compassion, ceux-ci commandent la défensive et animent les combattants; enfin ceux-là donnent l'épouvante et engagent à prendre la fuite.

Les cris bruyants du plaisir nous rendent joyeux, tandis que les cris du désespoir nous navrent le cœur et nous remplissent de tristesse. Ceux qui résultent des douleurs physiques contribuent à les rendre plus supportables, et semblent être un mouvement salutaire de la nature qui concourt à généraliser le mal pour en diminuer l'intensité. C'est ainsi qu'une couleur s'affaiblit quand on l'étend dans un liquide. *Montaigne* a dit dans son style naïf « que les cris *évaporent* la douleur et que l'exercice de crier est *très salubre* avant le repas. » Si l'on considère l'espèce de collapsus et de soulagement qui paraît résulter des cris, on serait autorisé, jusqu'à un certain point, à les ranger parmi les antiphlogistiques et surtout parmi les contre-stimulants, d'après les partisans de la nouvelle méthode italienne.

Le cri, étant une sorte de voix commune aux hommes et aux animaux, nous offre sur ces derniers un moyen d'action et un langage qu'ils semblent mieux comprendre, parce qu'il se rapproche plus du leur. *Buffon* a remarqué que la plupart d'entre eux sont surtout émus par les cris de la douleur. On sait que les cris menaçants des bergers, non-seulement éloignent les loups des troupeaux, mais même suffisent quelquefois pour faire lâcher leur proie à ces animaux féroces.

Si, comme nous l'avons dit, chaque douleur a son intonation et son inflexion phonique particulière; si des cris des douleurs physiques diffèrent de ceux des douleurs morales, et si les uns et les autres diffèrent entre eux selon l'expression et les sensations auxquelles ils se rapportent, il est incontestable que l'étude des cris chez l'homme peut aider les médecins à porter un diagnostic plus sûr dans certaines affections et les garantir de bien des erreurs de jugement ; il serait donc utile aux pathologistes et aux chirurgiens opérateurs d'avoir toujours présentes à l'esprit les différentes intonations de la douleur, suivant les maladies, les symptômes et le genre d'opérations.

Quoique le diapason des cris dépende du timbre naturel de la voix, et soit, par conséquent, variable à l'infini, même chez les individus qui les profèrent dans de semblables circonstances, nous pensons qu'il n'est pas impossible d'exprimer approximativement, par des chiffres ou des signes de musique, les intervalles des doubles sons qui constituent les cris propres à chaque douleur.

Comme parmi le grand nombre de physiologistes qui se sont occupés du mécanisme de la voix, aucun n'a étudié les cris sous le même point de vue que nous, nous allons faire connaître en peu de mots quelques-unes des observations que nous avons faites, et qui, si nous ne nous abusons pas, sont dignes de quelque intérêt.

Bien que le mécanisme des divers phénomènes vocaux soit recouvert d'un voile qu'on ne pourra

jamais soulever qu'imparfaitement, nous croyons
cependant pouvoir dire que les cris et les autres
inflexions vocales affectives sont, chez l'homme, composés de deux intonations distinctes, produites, avec
leurs diverses modifications, par des efforts particuliers et des contractions exagérées de l'appareil
vocal. Le son, qui est d'abord grave, devient subitement plus ou moins aigu et plus ou moins prolongé,
et ces deux intonations presque simultanées dont la
réunion forme le cri, présentent des intervalles
toniques qui sont toujours semblables chez les individus se trouvant dans les mêmes conditions physiques et morales, mais qui changent à l'infini, selon
l'expression et la douleur auxquelles les différents
cris se rapportent. Il y a donc deux sons dans la
formation du cri : le premier qui est très bref, et
dont le diapason est aussi variable que le timbre
naturel de la voix, se confond avec le second qui est
plus prolongé, et qui correspond selon la nature
du cri à la *tierce*, à la *quarte*, à la *quinte*, à *l'octave*
de son congénère, ou enfin, ce qui a lieu le plus
souvent, à une des notes aiguës du faucet. Nous
ferons d'ailleurs remarquer que ce n'est pas seulement dans notre espèce que les cris sont formés par
deux intonations, mais que presque tous les animaux
vertébrés, ceux surtout qui ont été classés, comme
l'homme, dans l'ordre des mammifères, font entendre
des cris composés d'au moins deux sons offrant des

accents et des intervalles qui diffèrent dans chaque espèce, mais qui sont invariables chez les individus de la même espèce et se trouvant impressionnés par les mêmes causes.

Pour faire mieux comprendre le résultat des observations que nous avons faites sur les différents cris, nous prendrons pour diapason ou point de départ, l'*ut* au-dessous des lignes d'une portée de la musique notée, en rappelant de nouveau que cette note, choisie pour tonique, peut changer selon les individus, mais qu'entre ce point de départ ou tout autre, les intervalles résultant des doubles sons qui forment les cris, sont presque toujours les mêmes, et peuvent être notés approximativement comme nous allons tâcher de le faire en commençant par les cris déterminés par l'application du feu.

CRI DÉTERMINÉ PAR L'APPLICATION DU FEU.

Nous avons eu souvent l'occasion d'observer que les cris causés par l'application du feu sont graves et profonds, et que le double son qui en résulte peut être représenté par l'*octave basse* et la *tierce*, par exemple l'*ut* que nous venons d'indiquer et le *mi* sur la première ligne. Le son vocal de ces cris est représenté par l'E muet et l'interjection *ah!*

N° 1. — Cri déterminé par l'application du feu.

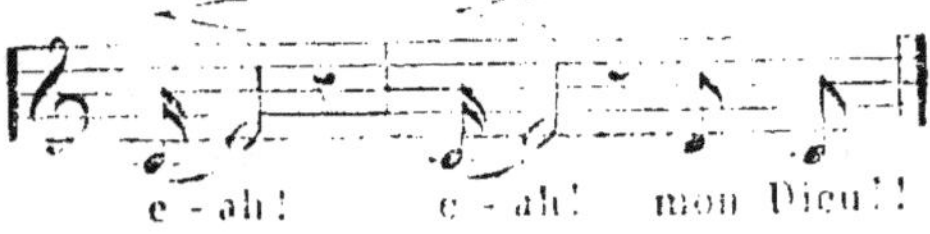

CRI DÉTERMINÉ PAR L'ACTION D'UN INSTRUMENT TRANCHANT.

Les cris arrachés par l'action d'un instrument tranchant sont aigus et perçants, et peuvent être exprimés d'abord, par un son très rapide ou une *triple croche de l'octave du médium* qui serait à peu près le *sol*, sur la seconde ligne et presque en même temps, par un son aigu et prolongé, ou une *blanche* de l'octave du *faucet* qui donne le *sol* au-dessus de la portée. Les sons vocaux de ce cri sont : e, ah! e, ah! la, la.

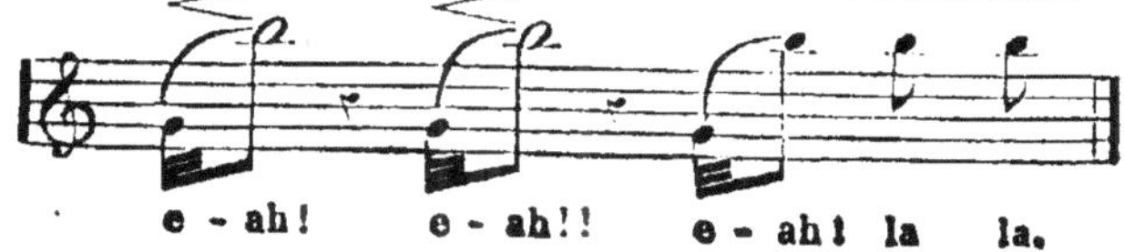

CRI DES DOULEURS PULSATIVES.

Les cris qui résultent des douleurs pulsatives produites par une inflammation phlegmoneuse, un panaris, un furoncle, etc., présentent quatre sons presque d'égale durée; le plus bas est l'*octave*, le plus haut la *sixte* naturelle, puis baissée d'un demi-ton pour arriver à la *quinte*; le premier, qui est une double *croche*, correspond à l'*ut* pris pour diapason ; le second, qui est une *noire*, correspond au *la naturel* dans la portée, et le troisième au *la bémol*, qui est une *croche* ainsi que le dernier finissant par la *quarte*, c'est-à-dire par le *sol* sur la seconde ligne. Les sons vocaux de ce cri désigné ordinairement sous le nom de *gémissement*, forment, pour la première note, la voyelle A, et, pour les trois autres, la syllabe *on* syncopée trois fois.

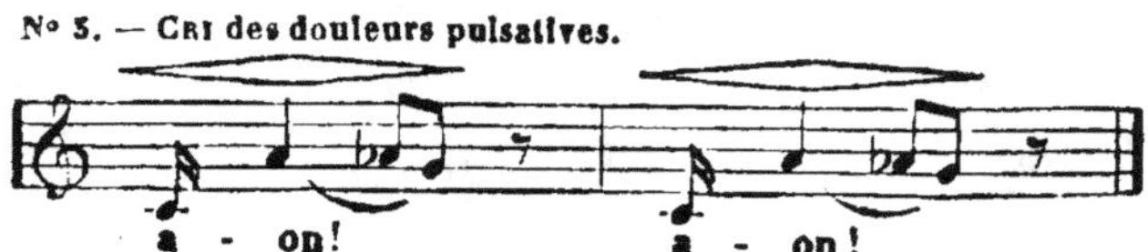

CRI DES DOULEURS LANCINANTES.

Le double son, résultant du cri des douleurs lancinantes déterminées par une névralgie faciale, un mal de dents, la goutte, un cancer à sa dernière période, etc., peut être représenté par une *triple croche*, par exemple, le *re*, sous la portée et par son octave, sur la quatrième ligne qui doit être plus prolongée et suivie d'une sorte de *trémolo*. Les sons vocaux de ce cri donnent les voyelles *A* et *O* :

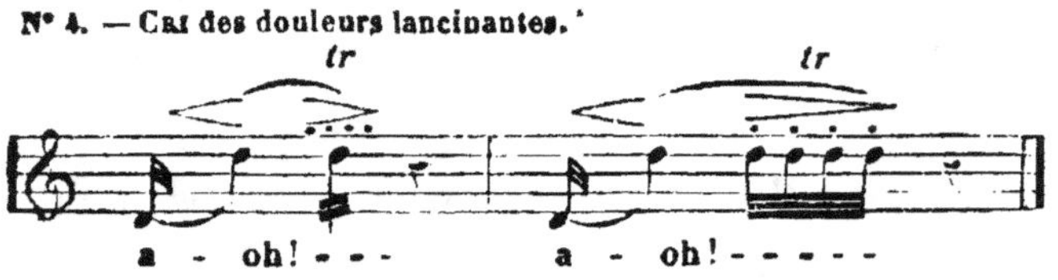

CRI DÉTERMINÉ PAR LES DOULEURS GRAVATIVES.

Le cri déterminé par les douleurs *gravatives* qui accompagnent les coliques, les phlegmasies aiguës du péritoine, de la vessie, des viscères abdominaux, certaines céphalalgies, etc., est assez bien indiqué par trois sons du médium, le *sol* sur la première ligne et le demi-ton suivant, c'est-à-dire le *la* bémol, puis le *sol* naturel déjà indiqué ; le premier son est représenté par une *croche*, le second par une *noire pointée*, et le troisième, qui est le même que le premier, également par une *croche*. Les sons vocaux de ce cri forment les voyelles E muet et la syllabe nazale *un*.

N° 5. — Cri des douleurs gravatives.

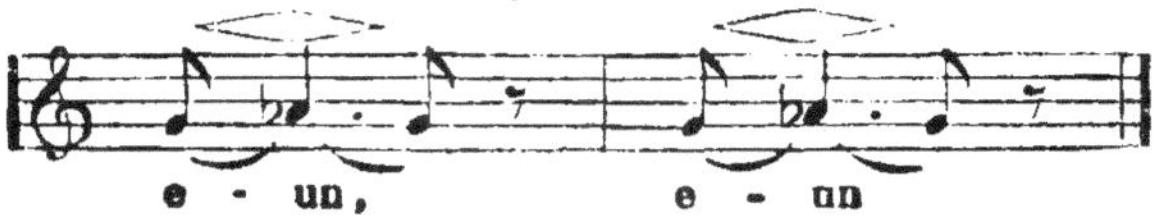

CRI DE L'ACCOUCHEMENT.

Les douleurs de l'accouchement arrachent les cris les plus aigus et les plus intenses de tous ; ils ont une expression particulière bien connue et beaucoup plus remarquable encore que celle des autres cris dont nous venons de parler. Le double son qui les produit peut être représenté par l'*octave basse* et la *dix-septième*, par exemple l'*ut* sous la portée et le *ré aigu* du *faucet*.

Il semble que les douleurs atroces de l'accouchement élèvent le diapason naturel de la voix et augmentent en même temps son étendue. Les voyelles qui représentent les deux intonations de ce cri sont l'E muet, et l'A, comme dans le cri déterminé par l'action d'un instrument tranchant.

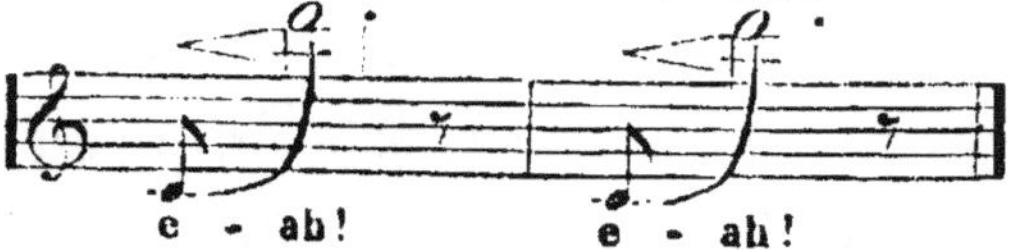

N° 6. — CRI des douleurs de l'accouchement.

CRI DE LA COQUELUCHE.

Le cri très distinct qui, dans la toux spasmodique, caractérise spécialement la coqueluche, est assez bien reproduit par deux notes du premier registre, offrant entre elles l'intervalle d'une *quinte*, par exemple l'*ut* au-dessous de la première ligne et le *sol* sur la seconde. Le premier, très bref et saccadé, est une *triple croche*, et le second, qui est d'abord une *noire pointée*, puis une *croche* et une *double croche*, finit par s'unir au premier et par devenir, comme lui, une *triple croche*. Les sons vocaux de ce cri forment les deux syllabes *que* et *ot*. L'expression de *quinte de toux* vient, probablement, de l'observation qu'on a faite que certaines toux étaient composées de deux sons offrant entre eux l'intervalle d'une *quinte*.

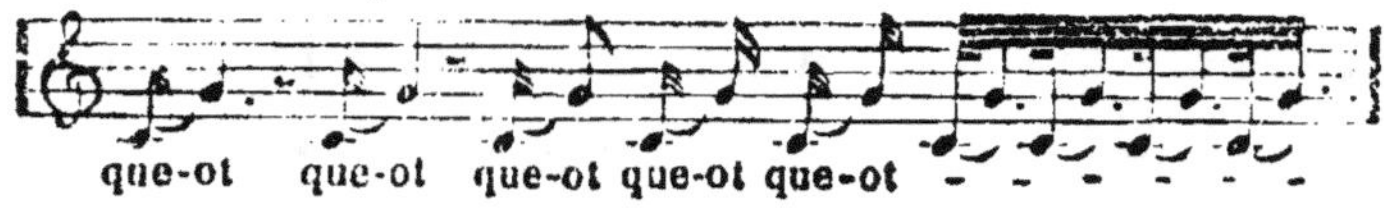

N° 7. — CRI de la coqueluche.

CRI DU VAGISSEMENT.

Enfin, le *vagissement* ou voix native qui forme

le seul langage des enfants du premier âge, et qui est composé des deux syllabes *ou in*, peut être représenté au moyen d'une *croche* et d'une *noire* pointée, séparées par l'intervalle d'une *octave*, par exemple le *sol* sur la seconde ligne et son *octave* au-dessus de la portée (1).

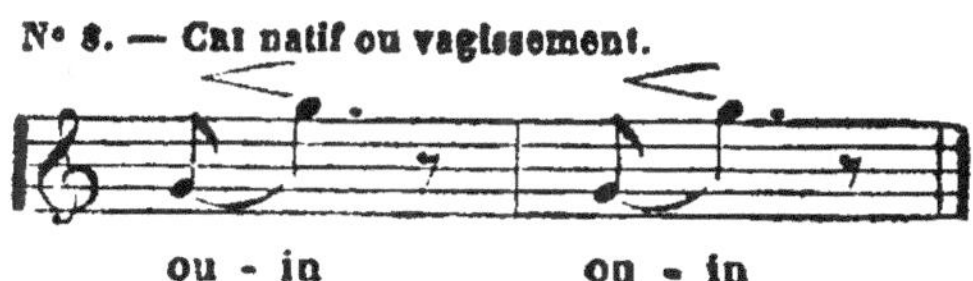

Si la connaissance des diverses intonations des cris résultant des douleurs physiques peut être utile aux pathologistes et aux médecins opérateurs, celle des cris des douleurs morales peut également offrir le plus vif intérêt non-seulement aux physiologistes, mais encore aux compositeurs de musique dramatique et aux artistes des théâtres comiques et tragiques. Ayant toujours présente à la mémoire l'échelle diatonique des passions et des affections vives et soudaines de l'âme, les musiciens parviendront plus facilement à faire de l'harmonie imitative et expressive, et les comédiens à varier et à reproduire d'une manière naturelle toutes les inflexions vocales qui se rapportent à la situation actuelle des personnages dont ils jouent le rôle. C'est

(1) *Aristote* ne voulait pas qu'on réprimât entièrement les cris des enfants nouveau-nés, parce qu'il les regardait comme une sorte d'exercice qui supplée aux autres mouvements.

cette connaissance, en quelque sorte instinctive chez les grands acteurs, qui faisait que *Talma* avait des intonations vocales aussi justes ! c'est à elle aussi que Mlle *Rachel* doit ses couronnes et ses applaudissements, ainsi que l'honneur d'avoir ressuscité, en France, le goût de la bonne tragédie.

Pour ne pas prolonger plus long-temps ces considérations, nous allons nous borner à exprimer par des notes et à faire connaitre les intervalles qu'il y a entre les sons qui représentent les inflexions vocales affectives des douleurs morales, comme nous l'avons fait pour ceux des douleurs physiques.

CRI DE JOIE.

Le premier cri que nous allons tâcher de reproduire est celui de la joie, qui, comme la plupart des cris, est formé de deux *sons* dont, l'un bref et l'autre prolongé, présentent l'intervalle *d'une octave*, par exemple le *ré* sous la portée et la même note sur la quatrième ligne.

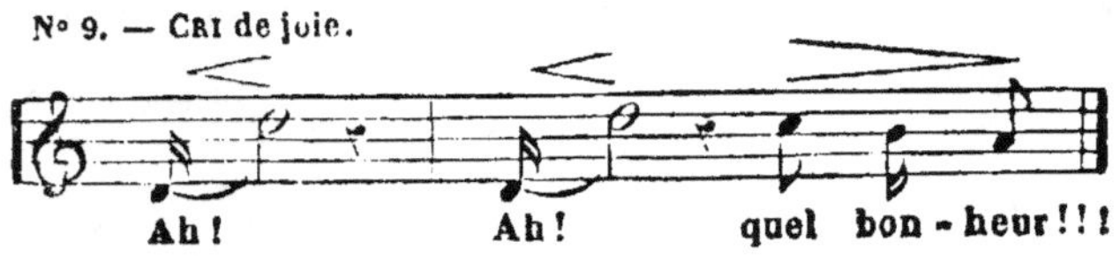

N° 9. — CRI de joie.

CRI DE VIVAT.

Le cri de *vivat* est, comme le cri de joie, formé par deux sons ; mais ils n'ont entre eux qu'un intervalle d'une note, par exemple le *ré* et le *mi*.

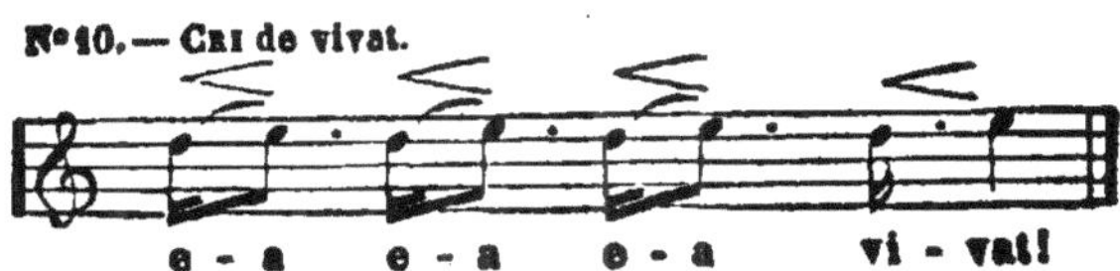

CRI D'APPEL.

Les deux sons qui constituent le cri d'*appel*, offrent l'intervalle d'une neuvième, qui peut être représentée par le *ré* grave et le *mi* entre la quatrième et la cinquième ligne. Les sons vocaux qui le constituent, forment l'interjection *hola !!* et l'exclamation *ah !* Le premier son est bref et le second est prolongé.

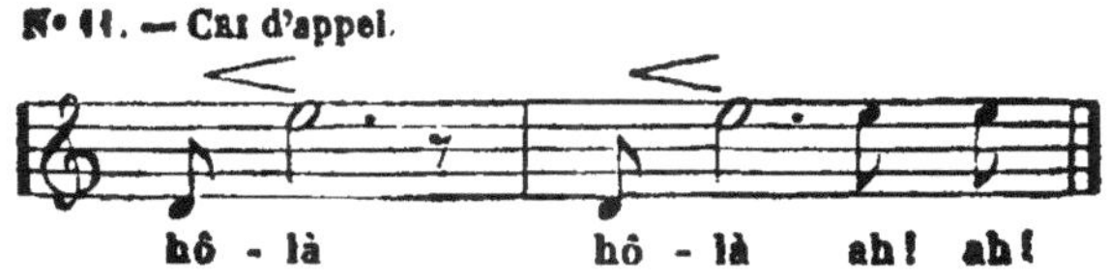

CRI D'EFFROI.

La double intonation, résultant du cri causé par une terreur vive et subite ou par un péril imminent, est le plus discord de tous (1) : on peut l'exprimer par l'*ut* grave du violon, et le *si* aigu du *faucet* qui semble faire en même temps un accord avec l'*ut* du médium.

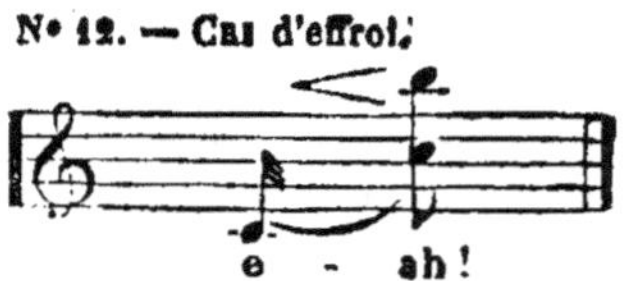

CRI DU SANGLOT.

Le cri du sanglot ou pleurs est formé d'abord par trois notes saccadées ou *trois triples croches* semblables, produites pendant l'inspiration, et ensuite par *une blanche*, portée à la *quinte mineure* ou six demitons plus haut et par *trois croches* saccadées correspondant à la *quarte*.

Les trois premiers sons peuvent être représentés par trois *ré* sous la portée, le quatrième par un *la* bémol, et les derniers par trois *sol* sur la seconde ligne.

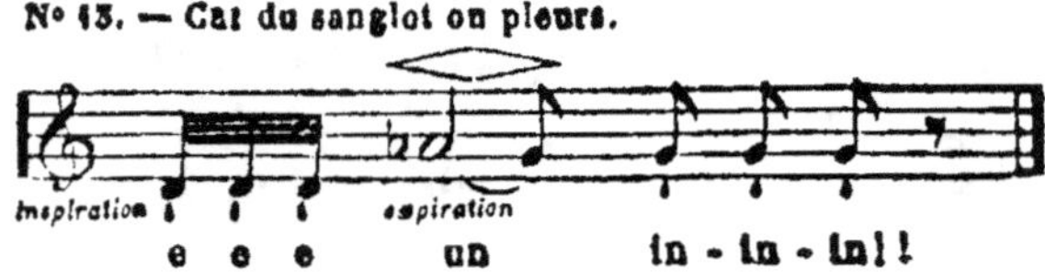

(1) Il n'y a rien au monde de plus effrayant que les cris d'un homme en grand danger; chaque fois que nous avons entendu ces cris horribles, ils ont retenti long-temps dans notre cœur.

CRI DU DÉGOUT.

Le cri du dégoût est formé par deux inflexions vocales presque d'égale durée et présentant entre elles l'intervalle d'une *quarte*, l'*ut* et le *fa*, par exemple. Les sons vocaux de ce cri donnent l'articulation labiale *pou*, et l'exclamation *ah!*

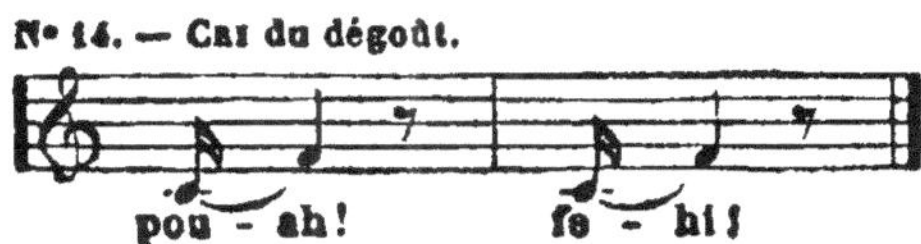

On voit, d'après ce que nous venons de dire, qu'il serait jusqu'à un certain point possible de tracer la gamme de toutes nos passions et de faire une échelle diatonique des cris arrachés par la douleur. Il paraît même que l'esprit d'invention qui tourmente les hommes et leur fait souvent concevoir les choses les plus bizarres, les a déjà portés à former avec les cris des animaux des orgues vivantes, au moyen desquelles on est parvenu à exécuter des concerts d'une nature fort étrange, et dont les faits suivants nous fournissent des exemples. Dans la relation que *Don Juan Christoval Calvete de Estralla* a faite en langue espagnole sur le voyage de PHILIPPE, prince de Castille, aux Pays-Bas, et que le père *Ménestrier* a traduite en français, telle que nous la rapportons, il est question d'une procession solennelle qui se fit à Bruxelles, en l'année 1549, pendant l'octave de l'Ascension. Après avoir dépeint les croix, les bannières, la marche des prêtres et des religieux, « *Don Christoval* dit qu'on « voyait un puissant taureau qui jetait du feu par ses « cornes, entre lesquelles le diable était assis. Le con- « ducteur du monstre était un enfant déguisé en loup, « après lequel marchait *saint Michel* couvert d'armes « brillantes, portant d'une main une épée et de l'au- « tre une balance ; derrière l'archange roulait lente- « ment un chariot sur lequel on voyait un homme « déguisé en ours, qui touchait un orgue composé « non de tuyaux comme tous les autres, mais d'une « vingtaine de chats, enfermés séparément dans des « caisses étroites, où ils ne pouvaient se remuer ; leurs « queues, qui sortaient en haut, étaient liées par des « cordons attachés au registre de l'orgue ; en sorte « que l'ours pressant les touches, tirait les queues « des chats, ce qui leur faisait miauler des tailles, « des dessus, des basses, selon les airs qu'il voulait « exécuter ; l'arrangement était si bien combiné « que, de cette musique grotesque, il ne sortait pas « un ton faux. Au son de cet orgue d'un nouveau « genre, dansaient des enfants habillés en loups, en « singes, en cerfs, etc. » Cette relation, qui a été éga- lement traduite par *Cahusac*, se trouve aussi con- signée dans le *Dictionnaire de musique de l'Encyclo- pédie méthodique*, ainsi que dans *les Mélanges de Michaud*, les *Nuits Parisiennes*, l'*Année littéraire* et plusieurs autres recueils qu'il est inutile d'indiquer.

Dans ses Annales d'Aquitaine, *Jean Bouchet* parle d'un autre concert du même genre, mais qui l'emporte encore par sa bizarrerie sur celui qui fut donné par les bons habitants de Bruxelles. D'après cet auteur, «*Louis XI* commanda un jour à l'abbé *de*
« *Baigne*, homme de grand esprit et inventeur de
« choses nouvelles quant aux instruments musi-
« caux, qu'il lui fit quelque harmonie de *pourceaux*,
« pensant qu'on ne le saurait jamais faire. L'abbé *de*
« *Baigne* ne s'ébahit, mais lui demanda de l'argent
« pour ce faire : lequel lui fut incontinent délivré, et
« fit la chose aussi singulière qu'on avait jamais vue.
« Car, d'une grande partie de pourceaux de divers
« âges qu'il assembla sous une tente ou pavillon cou-
« vert de velours (au-devant duquel pavillon y avait
« une table de bois toute peinte, avec certain nom-
« bre de marches), il en fit un instrument organi-
« que, et ainsi qu'il touchait lesdites marches, avec
« petits aiguillons qui piquaient les pourceaux, les
« faisaient crier en tel ordre et consonnance que le roi
« et ceux qui étaient avec lui y prenaient plaisir. »
L'histoire de ces deux concerts, qui, comme on le pense bien, étaient plus bizarres qu'harmonieux, tend à prouver que les différents cris des animaux sont, comme ceux de l'homme, formés d'intonations diverses et d'intervalles appréciables qui constituent

chez eux un langage naturel propre à reproduire le précis analytique de toutes les nuances de leurs sensations. M. de *Pongerville*, le gracieux et savant interprète de *Lucrèce*, a dit, d'après ce poëte philosophe, dans sa traduction du chant cinquième (*de Naturâ rerum*) :

> . . . . . « des animaux la muette éloquence,
> « Par des sons variés, exprime tour à tour
> « Le plaisir, la douleur, la vengeance et l'amour »

Nous concluons, d'après ce qui précède, que si, comme l'a dit *Archigène* (1) il y a près de vingt siècles, les langues seront toujours insuffisantes pour exprimer les intonations des divers sentiments de l'âme, il n'en est pas ainsi de la musique, qui peut reproduire d'une manière assez précise les intervalles des sons vocaux formant les cris auxquels les douleurs physiques et morales se rapportent. Il n'y a donc pas de relations conventionnelles entre les inflexions vocales qui sont propres à chaque douleur, mais bien des relations physiques qui sont toujours invariables chez les individus de la même espèce et se trouvant impressionnés de la même manière.

(1) Galen. de loc. affect. lib. 1, p. 251.

CHAPITRE V.

DE LA VENTRILOQUIE

ou

ENGASTRIMYSME.

Sommaire. Histoire de la ventriloquie.—Auteurs anciens qui en ont parlé.—Cet art était principalement réservé aux magiciens et aux pythonisses. — Les ventriloques étaient regardés comme des possédés du démon. — Célèbres ventriloques de l'antiquité et des temps modernes. — Anecdotes. — Opinions des auteurs sur la ventriloquie.—Moyens d'imiter les ventriloques.

> Les hommes ignorants et superstitieux ont toujours attribué à des causes surnaturelles et diaboliques tout ce qui dépassait leur intelligence. Colombat de l'Isère.
> (*Dict. de la Conversation*, t. xiv, p. 138.)

La ventriloquie ou engastrimysme, du grec ἐν *dans*, γαστήρ *ventre* et μῦθος *parole*, ce qui voudrait dire *parole du ventre*, est une espèce de voix sourde, tantôt lointaine, tantôt rapprochée, qui produit les illusions vocales les plus extraordinaires et les plus variées.

L'art des ventriloques a été connu de la plus haute antiquité, car il en est question dans le livre d'*Hippocrate* (1), et dans d'autres auteurs des temps les plus reculés. *Aristophane* parle d'un certain *Eurycle* qui

(1) Epidem. lib. V et VII.

était ventriloque et qui se faisait passer pour devin dans la ville d'Athènes. Il paraît même que chez les peuples anciens la ventriloquie était spécialement réservée aux magiciens et aux pythonisses qu'on désignait aussi sous le nom d'*engastrimenthes* ou ventriloques. Telle était la femme qui d'après la Bible (1) évoque l'ombre de *Samuel* à la prière du roi *Saül* ; telle était aussi, suivant *Saint Augustin* (2), la pythonisse dont il est question dans les actes des apôtres (3).

Cicéron (4) parle de certaines femmes qui *recevaient* le démon dans leur ventre d'où elles tiraient les réponses aux demandes qu'on leur adressait. Cet illustre orateur, ainsi que quelques autres auteurs, nous ont représenté la *pythonisse* de Delphes montée sur le trépied, les jambes écartées, et rendant des oracles dans des accès de fureur, lorsque l'*esprit fatidique* avait pénétré en elle. *Tertulien* rapporte que d'autres *ventriloques*, devineresses, prophétisaient la bouche fermée et rendaient les oracles par les organes sexuels. *Cælius Rhodiginus* (5) assure avoir vu une femme réellement ventriloque ; enfin l'un des plus savants critiques du XVI siècle, *Adrien Turnebe* (6) mort à Paris, en 1565, rapporte qu'un homme qui

(1) Reg. lib 1. Cap. 28.
(2) De doct. christian. Cap. 28. lib. II.
(3) Act apostol. Cap. XVI.
(4) De divinat. lib. II.
(5) Cæl Rhod. Cap. X. lib. VIII.
(6) Libel. de vin. meibom. Comment.

courait le monde, pouvait sans remuer les lèvres, faire un bruit considérable et proférer distinctement quelques paroles; le même auteur ajoute que ce ventriloque tirait beaucoup d'argent de tous ceux qu'un phénomène aussi singulier attirait auprès de lui. Nous ajouterons encore que M. *James* (1) parle, d'après *Selden*, d'un garçon des environs de Londres, âgé de vingt ans, à qui on avait donné le surnom de *the Speaking-Smith*, qui possédait l'art de la ventriloquie à un haut degré de perfection; le même auteur dit aussi avoir vu deux autres ventriloques dont une femme, qui parcouraient l'Angleterre en mendiant et qui étaient plus extraordinaires encore que les deux précédents. Avant de terminer ce que nous avions à dire sur l'histoire des fameux ventriloques, nous ne pouvons nous dispenser de citer le célèbre *Fitz-James*, le plus remarquable de ceux dont on a pu conserver le souvenir en Angleterre. Ce n'était pas seulement les sons articulés qu'il savait contrefaire avec une grande perfection. Il faisait autant d'illusion lorsqu'il imitait les bruits confus et discordants, tels que ceux des querelles de la populace, des roues mal engraissées, des scies, des soufflets d'une forge, etc., etc. Mais c'est en France particulièrement que l'histoire du ventriloquisme trouve des faits les plus authentiques et les plus propres à répandre quelques lumières sur les procédés et les effets des illu-

(1) Dict. universel de méd. Tom. I, page 486.

sions vocales de cet art. Sans vouloir parler ici des contemporains, entre autres M. *Comte*, qui procure encore de nos jours au public parisien l'occasion d'admirer son talent, et M. *Alexandre Vatemare*, qui joint à l'art du ventriloque le mérite d'être le mime le plus prodigieux qui peut-être ait jamais existé, nous citerons *Louis Brabant* (1), valet

(1) *Louis Brabant* est peut-être le plus singulier ventriloque dont on ait parlé, sans en excepter les modernes. Ce fut l'amour qui développa son talent. Sans fortune, né dans une position obscure, il conçut pour une jeune, riche et belle héritière une passion qui ne fut point heureuse. Les parents repoussèrent comme une insulte la proposition d'accepter pour gendre un homme trop au-dessous d'eux. Le père de la jeune personne étant mort, *Louis Brabant* fit une visite à sa veuve, et dès qu'il eut mit le pied dans la maison, cette dame entendit une voix qui paraissait venir d'en haut, et qu'elle crut être celle de son défunt mari : « Donnez ma « fille à *Louis Brabant*, disait cette voix ; il est très riche et a un « excellent caractère. Je souffre actuellement en purgatoire une « juste, mais douloureuse punition, parce que je me suis opposé à « un mariage aussi bien assorti. Fais ce que je te recommande et « je monterai au ciel ». Quelques moments après, la veuve vit entrer l'époux désigné pour sa fille ; elle ne put soupçonner, non plus qu'aucune autre personne de la maison, qu'il eût servi d'interprète au père du défunt ; il avait attendu dans l'antichambre, en silence, que la mère fût visible ; ses lèvres avaient été immobiles, ainsi que son visage. L'ordre d'en haut était formel, il fallut y souscrire ; le mariage fut résolu.

Ce premier pas n'était pas le plus difficile à faire : l'argent devenait indispensable ; mais comment s'en procurer ? L'audacieux *Brabant* jeta les yeux sur un vieux banquier dont les caisses s'étaient remplies à force d'usures et d'extorsions. Cet homme commençait à sentir quelques remords, au milieu de ses trésors mal acquis ; l'avenir, l'autre vie, s'offraient à sa pensée sous un aspect menaçant. *Brabant* profita de ses terreurs. Ayant obtenu, sous quelques prétextes, une entrevue avec M. *Cornu* (c'était le nom du personnage), il fit tomber la conversation sur le purgatoire, l'enfer, les démons, les spectres ; la physionomie du vieil avare annonçait une profonde émotion ; dans un intervalle de silence, une voix effrayante se fait entendre : c'était l'âme du père de

de chambre du roi *François* Ier, et *Saint-Gille* (1), épicier de Saint-Germain-en-Laye, qui vivait vers le milieu du 18e siècle, et qui n'exerça son talent qu'en amateur, sans en tirer jamais aucun profit.

Cornu, sortie pour quelques moments des feux du purgatoire, où elle devait faire un bien long séjour, à moins que son fils ne terminât ses cruelles souffrances par une œuvre de miséricorde. Si une forte somme d'argent n'était point remise à *Brabant* pour racheter des chrétiens tombés entre les mains des Turcs, le fils n'échapperait point à la damnation éternelle que ses péchés avaient méritée, et le père aurait à supporter pendant quelques siècles de plus toute l'ardeur des flammes du purgatoire. L'avarice tint ferme contre les flammes de l'enfer ; le vieillard, quoique frappé d'une terreur qui le privait de tout repos, gardait ses écus ; il fallut une seconde visite et de plus fortes sollicitations pour le décider à se séparer d'une partie de son immense trésor. Cette fois, ce ne fut pas seulement son père, mais tous les morts de sa connaissance qui vinrent l'assourdir de leurs sollicitations, le menaçant des plus épouvantables supplices. Tous les saints du calendrier furent invoqués ; le vacarme était devenu infernal ; le banquier ne put le soutenir plus long-temps, et pour le faire cesser, il remit dix mille couronnes au rusé *Brabant*. Le jeune homme revint auprès de sa maîtresse, et l'hymen s'accomplit enfin. Quelque temps après, *Cornu* acquit la certitude qu'il avait été joué ; il en conçut un chagrin si violent, qu'il ne put survivre à la perte de ses dix mille couronnes.

(1) Un violent orage ayant un jour contraint le célèbre ventriloque *Saint-Gilles* de se réfugier dans un couvent de religieux, près de St-Germain, il profita, pour se mettre à couvert, de l'hospitalité qui lui était offerte. Toute la communauté déplorait alors la mort de l'un de ses membres très estimé qu'elle venait de perdre ; on fit voir à l'étranger la tombe de cet homme de bien. A cette vue, les religieux furent frappés d'étonnement : la voix du défunt se faisait entendre ; il reprochait sévèrement la tiédeur de leurs prières pour délivrer son âme des flammes du purgatoire, et lui ouvrir le ciel. Tous se rassemblent aussitôt dans l'église ; l'office des morts fut célébré avec ferveur, et, tandis que les moines chantaient le *De Profundis*, l'âme soulagée exprimait sa satisfaction et sa reconnaissance. Cet événement fit beaucoup de bruit : le supérieur du couvent y trouva des motifs pour tonner en chaire contre l'incrédulité du siècle. M. *Saint-Gille* ne parvint que très

Si, presque jusqu'à notre époque, on a regardé les ventriloques comme des possédés du démon, c'est parce que les hommes ignorants et superstitieux ont toujours attribué à des causes surnaturelles et diaboliques tout ce qui dépassait leur intelligence. Les progrès des sciences ayant à peu près dissipé les ténèbres de la superstition et éclairé l'horizon de l'esprit humain, on a des idées plus exactes sur les prodiges et les illusions de la ventriloquie, et l'on est aujourd'hui d'accord sur ce point, que cet art peut s'apprendre comme un autre, et que ses effets, en apparence magiques, sont dus à un ordre spécial d'action des organes vocaux.

Mais, nous dira-t-on, quel est donc le mécanisme physiologique qui produit cette illusion particulière de la voix?

difficilement à faire cesser les dangereux effets de son imprudente plaisanterie.

Une aventure moins sérieuse fournit, en 1771, à M. *Saint Gille* l'occasion d'exercer son talent devant MM. *Leroy* et *Fouchy*, commissaires de l'Académie des sciences, et plusieurs autres personnes du plus haut rang. On avait répandu le bruit qu'un esprit aérien se faisait entendre dans les environs de Saint-Germain; il s'agissait de constater si le fait était réel, et d'en rechercher la cause. Toute la compagnie était dans le secret, à l'exception d'une dame qui était, sans le soupçonner, le sujet d'une expérience. On fit un dîner à la campagne, en plein air: tandis qu'on était à table, l'esprit ne manqua pas de jouer son rôle, s'adressant particulièrement à la dame, tantôt suspendu en l'air, tantôt au sommet des arbres, descendant à terre, se rapprochant, s'éloignant, s'enfonçant dans le sol, d'où sa voix ne cessait point de se faire entendre très distinctement. Il soutint la conversation pendant plus de deux heures, si bien que son interlocutrice fut pleinement convaincue de l'existence de ce sylphe, génie ou sorcier, et que, lorsqu'on lui eut révélé le mystère, elle doutait encore que ce qu'elle avait entendu ne fût qu'une illusion.

Avant de donner notre opinion sur un sujet si peu étudié et si peu connu, nous allons rappeler succinctement celles des physiologistes et des ventriloques qui se contredisent le plus souvent.

D'abord, on a toujours cru, et presque tous les gens du monde le croient encore, que la voix des ventriloques était produite dans le ventre, et c'est d'après cette idée que l'on a si mal à propos créé le nom de *ventriloquie*. *Rolandi* (1) disait que lorsque les deux feuillets, ordinairement unis de la duplicature du médiastin, restaient séparés, la voix semblait parvenir de la cavité pectorale et que les individus étaient ventriloques.

Amman, Nollet et *Haller* disaient que la voix des ventriloques se formait pendant l'inspiration.

En 1770, le baron *de Mengen*, colonel autrichien, qui était engastrimythe, donna l'explication suivante qu'il avait faite, disait-il, d'après lui-même : la langue se pressait contre les dents, et la joue gauche y circonscrivait une cavité dans laquelle la voix était produite avec de l'air tenu en réserve dans le gosier. Les sons prenaient alors un timbre creux et sourd qui faisait croire qu'ils venaient de loin. Il fallait, suivant lui, ménager l'air et respirer le moins souvent possible.

Dumas et *Lauth* (2) disaient que la ventriloquie

(1) *Aglosso stomagraphia*, cap. 6, tit. 3.
(2) Mémoires de la Société des sciences et arts de Strasbourg.

était une rumination des sons qui, après avoir été formés dans le larynx, étaient repoussés dans la poitrine, où ils prenaient un timbre particulier et ne sortaient qu'avec un caractère sourd et lointain qui était cause de l'illusion.

MM. *Richerand* et *Fournier* (1) sont d'avis que la voix, formée dans la glotte, est refoulée ensuite dans les poumons, d'où elle ne sort plus que d'une manière graduelle, pour être étouffée alors par le larynx, qui réagit sur elle comme la sourdine d'un instrument de musique.

M. *Comte*, notre célèbre ventriloque, dit que la voix se forme, comme à l'ordinaire, au larynx, mais que le jeu des autres parties de l'appareil la modifie, et que l'inspiration la dirige dans le thorax où elle résonne.

Suivant M. *Dugald Stewart* (Philosophie de l'esprit humain, tom. III), l'art du ventriloque exige la réunion de deux facultés distinctes, mais le plus souvent séparées : l'une est un organe susceptible de diverses modifications ; et l'autre est une sorte d'instinct et d'aptitude mimique, qui est indispensable pour reproduire exactement les diverses inflexions de la voix.

Le docteur *Herschell*, dont le prodigieux génie suit la trace de son illustre père dans le champ sans limites de l'astronomie et de toutes les sciences phy-

____

(1) Grand dict. des sciences médicales.

siques, a dit dans son savant *Traité sur le son*, que le ventriloquisme était un art fondé sur la propriété du son de ne pas se propager en ligne droite ; d'où il résulte que l'oreille de l'homme ne peut pas juger avec exactitude la direction dans laquelle elle a été atteinte par les ondulations sonores. Selon ce célèbre astronome, cette incapacité de l'oreille, qui fait attribuer un caractère surnaturel à des sons qui ont une origine fort simple et facilement explicable, ne dépend pas d'une imperfection des organes auditifs, mais bien de la nature même du son dont l'angle d'incertitude varie à l'infini suivant l'état de l'air et la nature des objets voisins. M. *Herschell* dit aussi que la voix des ventriloques se forme dans la gorge sans que la bouche et les lèvres y soient pour rien, et il ajoute que la déception résultant de ces sons artificiels vient de la différence qui existe entre eux et ceux qui sont produits par le mécanisme naturel de la voix.

Enfin, M. le docteur *Lespagnol* (1) a soutenu dans une thèse, que c'est principalement à l'aide du voile du palais que l'on peut modifier les sons de manière à graduer l'intensité de la voix pour produire l'illusion de la ventriloquie. Cette dernière théorie se rapproche beaucoup de la nôtre, car elle n'en diffère que parce que son auteur ne parle que de l'action du voile du palais, et dit que c'est seulement cette action qui

(1) **Dissertation** inaugurale. Paris, 1811.

produit l'engastrimysme, en empêchant que l'air ne sorte par les fosses nasales. Toute la différence, dit M. *Lespagnol*, qui existe entre la voix qui vient de près et la voix qui vient de loin, c'est que dans la première on entend les sons qui sortent de la bouche et du nez, tandis que, dans la seconde, ils ne sortent que de la cavité buccale. Ce que dit ce médecin sur la sortie de l'air est un fait que chacun peut vérifier, si surtout on veut employer le mécanisme vocal que nous allons bientôt indiquer, comme étant celui qui, selon nous, produit la ventriloquie. D'après cela, pour parler comme les engastrimystes, ou si l'on aime mieux, *pour parler du ventre,* comme on le dit si improprement dans le monde, il n'est pas besoin d'avoir une conformation particulière des organes de la respiration et de la voix ; il suffit seulement d'être doué d'une certaine souplesse de la partie supérieure de l'appareil phonateur, et avec un peu d'habitude et d'exercice, on parvient assez facilement à produire toutes les illusions vocales qui constituent l'art des ventriloques.

Comme, d'une part, les hommes ont, en général, un penchant secret et involontaire qui les porte à imiter toutes les actions dont ils sont témoins, et que, d'un autre côté, on a observé que, de tous nos organes, nul n'était plus propre à l'imitation que celui de la voix, nous croyons ne pas trop nous avancer en disant qu'une personne, surtout si elle est jeune, qui vivrait dans la société d'un ventriloque, ne tarderait pas à le devenir presque involontairement, de même que deux individus qui vivent long-temps ensemble finissent par être à l'unisson pour le ton de la voix, et, ce qui est plus admirable encore, leur voix acquiert à peu près le même timbre.

Convaincu que, pour être ventriloque, il suffisait d'avoir des organes vocaux bien conformés et très mobiles, ainsi que des poumons très amples et perméables à l'air, et comme d'ailleurs nous croyons remplir toutes ces conditions, nous sommes parvenu, en faisant sur nous-même des expériences sur la voix, à imiter assez bien celle des engastrimystes ; il ne nous manque, pour produire toutes les illusions qui constituent leur art, qu'une certaine habitude et surtout la faculté si prédominante chez eux d'imiter toutes les inflexions vocales.

Pour produire la voix des ventriloques nous employons le mécanisme suivant : d'abord, après avoir fait une profonde inspiration, qui a pour but d'introduire une grande quantité d'air dans la poitrine, nous contractons très fortement le voile du palais, le pharynx, le larynx, la base de la langue et tous les muscles expirateurs, de manière à ce que l'émission de la voix s'effectue en chassant le moins possible d'air hors des poumons, et de telle sorte que les sons ne retentissent que dans la bouche et non dans les fosses nasales, comme cela a lieu dans la voix ordinaire. Ce résultat est assez facilement obtenu par les contractions forcées du voile du palais et par celles de tous les muscles du ventre, de la poitrine et du cou. Nous devons dire aussi que lorsque nous voulons rendre la voix de plus en plus lointaine, nous cherchons à la baisser insensiblement d'un huitième, d'un quart et d'un demi-ton, et en même temps à en adoucir le timbre, en relevant la pointe de la langue vers la luette, de telle sorte que la concavité que présente cet organe ainsi disposé, agisse comme la sourdine d'un instrument à vent ou la main d'un joueur de cor d'harmonie.

On voit que le principal secret des ventriloques est d'empêcher que l'air ne sorte par le nez, et de faire en sorte que ce fluide ne s'échappe par la bouche que d'une manière lente et tout-à-fait forcée. Il résulte de ce mécanisme, que la voix semble être sourde et avoir la faiblesse et le timbre de la voix éloignée, ce qui, pour cette raison, fait croire qu'elle vient de loin. Pour augmenter encore le prestige, en donnant à la voix un son qui paraît venir d'un lieu déterminé, il suffit d'appeler adroitement l'attention vers ce lieu, et de parler ensuite dans cette direction en élevant plus ou moins le voile du palais pour que la voix s'éloigne ou s'approche à volonté. Il faut aussi tâcher de parler en faisant le moins possible des mouvements de la mâchoire inférieure et avoir soin d'articuler en quelque sorte la bouche fermée ; enfin, le ventriloque devra se présenter presque toujours de profil, pour que sa figure paraisse plus impassible et aussi dépourvue de physionomie que celle d'un aveugle. Par ce moyen, il semblera encore plus ne prendre aucune part aux sons vocaux qu'il fait entendre, et parviendra à produire facilement l'illusion la plus complète. Nous devons dire aussi que pour augmenter le prestige, il faut avoir soin de parler de temps en temps avec la voix ordinaire, afin de faire mieux ressortir le contraste qui existe entre elle et les sons artificiels, dont l'oreille ne peut jamais distinguer exactement la direction.

Nous concluons d'après ce que nous venons d'exposer, que l'art du ventriloque consiste non-seulement dans la faculté d'imiter toute espèce de sons dans leur caractère ordinaire et lorsqu'ils sont modifiés par la distance ou par toute autre cause, mais encore de produire ces différentes espèces de sons par des mouvements musculaires qui ne soient pas aperçus des spectateurs. Il est bon d'ajouter encore, que la ventriloquie exercerait en vain toutes ses ressources d'imitation et de prononciation artificielle, si le son était comme la lumière propagé en ligne droite, et si l'oreille pouvait apprécier la direction de ce dernier, aussi exactement que l'œil apprécie celle des rayons lumineux.

Nous croyons devoir terminer ce que nous avions

à dire sur ce sujet, en joignant aux faits curieux que nous avons déjà fait connaître, les suivants, que nous rapportons d'après M. *William Nicholson*, et qui prouvent que pour porter l'art de l'engastrimysme au degré de perfection dont il est susceptible, il faut être éminemment doué d'une faculté instinctive d'imitation.

Le célèbre *Fitz-James*, dont Paris et Londres ont admiré les prodiges au commencement de ce siècle, se trouvait un jour dans un cercle où le fameux *Volange* venait de lire une comédie. Après la lecture, il amena la conversation sur les prestiges des prétendus ventriloques, et avança que les voix qu'ils faisaient entendre, étaient celles de personnes cachées de diverses manières, et postées en des lieux convenables; de telle sorte qu'une scène de ventriloquisme devait être préparée d'avance, et ne pouvait être improvisée. A peine avait-il exprimé cette opinion, qu'il reçut une réponse dont les assistants furent très-surpris : l'interlocuteur paraissait être à l'étage au-dessous et se faire entendre à travers le plancher. Mais la conversation devint bientôt plus extraordinaire : des bustes et d'autres statues y prirent part, énoncèrent leur avis et discutèrent même avec feu. La curiosité des spectateurs étant suffisamment excitée, l'opérateur expliqua ses procédés, les exercices qu'il avait faits, les études auxquelles il s'était livré; il fit comprendre, non-seulement par une exposition clairement développée et par des applications faites sur-le-champ, comment les spectateurs et les auditeurs non prévenus peuvent être trompés sur la distance et le lieu d'où la voix semble venir. Après avoir montré les ressources de cette première partie de son art, M. *Fitz-James* parla de la seconde, où l'intelligence a plus de part encore, où la flexibilité de l'organe ne suffit plus ; il fit voir qu'il avait médité sur l'art du comédien, qu'il en connaissait tous les secrets et qu'il savait les employer. Sa figure, qui exprimait les diverses passions avec vérité et énergie, passait de l'une à l'autre avec une étonnante rapidité : dans l'intervalle de quelques minutes, on le voyait grand, petit, fluet, d'un embonpoint excessif, gai, sombre, affligé, simple, maniéré ; enfin, il possédait le talent d'imitation le plus extraordinaire dont on ait gardé le souvenir. Quoique le talent mimique de M. *Fitz-James* semble tenir du prodige, nous ne pensons pas qu'il ait pu surpasser celui de M. *Alexandre Vattemare*, que nous avons vu jouer vingt-cinq personnages différents en moins d'un quart-d'heure, et, nouveau Protée, apparaître successivement en religieuse, en sapeur, en vieille femme, en moine, en enfant, en jeune fille, etc., dont il imitait parfaitement la voix, les gestes et la physionomie. Si l'on désirait avoir quelques autres détails sur la ventriloquie, on ferait bien de consulter les registres de l'Académie des sciences (janvier 1771, page 406), ainsi que l'ouvrage de l'abbé *De la Chapelle*, intitulé : *Le ventriloque ou l'engastrimythe*, dans lequel on trouve des faits curieux concernant M. *Saint-Gille*. Enfin la collection *de la Revue britannique* (No de décembre 1828 et mars 1831).

CHAPITRE VI.

HISTOIRE

MÉTAPHYSIQUE ET PHYSIOLOGIQUE

DE LA PAROLE.

Sommaire. Mécanisme de la parole. — Deux actes sont indispensables pour sa formation, l'acte intellectuel et l'acte organique. — Opinions des philosophes sur son histoire psychologique. — Il n'y a pas eu de langue primitive toute faite. — Les langues sont le résultat de la civilisation. — Les mots ont été formés d'après le principe de l'imitation et d'après leur analogie avec les objets qu'ils réprésentent. — Pourquoi les langues diffèrent entre elles. — Opinion de *Lucrèce*, de *Leibnitz*, de saint *Grégoire de Nysse.*—De M. *Charles Nodier.*—. Les cris des animaux et les bruits de la nature nous fournissent tous les sons simples et articulés qui composent le langage humain. — Histoire psychologique de chaque espèce de mots. —Siége de la faculté du langage.

> *Jam vero domina rerum ista loquendi vis,
> quam est præclara, quamque divina, quæ
> primum efficit ut ea quæ ignoramus discere
> et ea quæ scimus alios educere possimus !*
>
> Cicero, de Oratore.

La formation de la parole a été toujours assez facilement expliquée sous le rapport physiologique; on a de tout temps observé qu'elle n'était autre chose que la voix modifiée par les mouvements de la langue et des lèvres, et par la collision de l'air contre les arcades dentaires et les cavités buccales et nasales.

On a également remarqué que les parties mobiles des organes vocaux, sous l'influence de l'influx nerveux qui suit la pensée ou qui résulte de chaque sensation, prenaient les diverses positions et exécutaient les mouvements nécessaires pour modifier les émissions vocales, de manière à former les articulations. Semblables aux touches d'un clavier, elles produisent toute la série des sons articulés qui constituent le langage. Il y a donc réellement deux actes dans la parole : l'acte intellectuel qui établit, comme signe d'une idée, un son vocal convenu ; et l'acte organique qui produit le son et le modifie selon les besoins de l'esprit et les idées plus ou moins complexes que l'on a à faire connaître.

C'est donc en vain que l'on voudrait rapporter la faculté de parler, soit aux organes de la voix, soit à ceux de l'ouïe : si les premiers produisent les sons articulés, et si les seconds les recueillent, c'est l'esprit seul qui fait de ces sons des signes, et qui y attache une idée. La faculté de parler n'est donc pas en raison du développement des organes phonateurs et auditifs, qui ne sont que des intermédiaires, mais bien en raison de l'intelligence et de la prééminence de l'individu qui les possède. Si le singe, le chien et le mouton ne parlent pas, c'est qu'ils n'ont rien à dire, et non parce qu'ils sont dépourvus des organes de la voix et de l'articulation. La parole est donc, nous le répétons encore, un privilége exclusif de l'homme, qui pense et qui raisonne, et qui seul peut faire de la parole un instrument de sa raison.

Quoique la métaphysique de la parole ait pour base et pour limites l'intelligence humaine, les recherches que l'on a faites sur l'origine des sons vocaux articulés n'ont jeté qu'une faible lueur dans les siècles passés. Loin d'avoir la téméraire prétention de débrouiller un chaos dans lequel se sont égarés tant de philosophes, nous n'abordons cette rive si fertile en écueils, que parce que nous avons le désir de contribuer un peu à l'histoire psychologique et physiologique du langage humain, et en même temps l'espoir que la difficulté du sujet nous méritera l'indulgence des personnes qui ne partagent pas nos convictions.

Sans vouloir entrer dans de longues considérations préliminaires, nous nous bornons à dire que pour découvrir l'origine des sons articulés et la raison des mots, il faut remonter à l'origine de l'homme et prendre le genre humain dans la première famille, pour le suivre dans ses dispersions et dans l'accroissement des connaissances. Loin d'avoir la prétention de pouvoir découvrir tous les détours d'un dédale aussi inextricable, nous sommes, au contraire, convaincu que cette tâche serait au-dessus de nos forces, lors même que nous aurions une connaissance plus exacte de la condition primitive de l'espèce humaine et du développement de son intelligence.

J.-J. Rousseau et quelques autres philosophes ont

pensé que la pantomime, ou langage des gestes, avait précédé celui des sons articulés. *Diodore de Sicile, Vitruve, Richard Simon* (1) , saint *Grégoire de Nysse* (2), qui partageaient plus ou moins cette opinion, ont supposé que les cris et quelques sons simples ou par hasard consonnants avaient suffi aux premiers hommes qui vécurent très long-temps isolés comme les brutes dans les cavernes et dans les forêts. Plus tard, réunis par la nécessité de se porter de mutuels secours, et par le besoin de se communiquer leurs idées, ils essayèrent d'en exprimer quelques-unes , d'abord par quelques inflexions vocales qui conduisirent ensuite à des sons articulés dont l'ensemble forma le premier langage, grossier, à la vérité, et très borné, mais capable néanmoins d'exprimer les choses de première nécessité.

Si nous ne croyons pas avec *Court de Gébelin*, qu'aussitôt qu'il y eut deux personnes sur la terre, elles parlèrent, nous supposons encore moins avec *J.-J. Rousseau*(3) et *Condorcet*(4) que les hommes ont existé pendant un grand nombre de siècles sans faire usage de la parole. Les premiers efforts qu'ils firent pour parler dûrent être très faibles et ne consistèrent probablement qu'en de simples intonations, en des ar-

---

(1) Hist. critique du Vieux Test., liv. XIV et XV, etc.
(2) Contra Eunom., orat. XII.
(3) Discours sur l'orig. et les fondem. de l'inég. parmi les hommes. Première partie.
(4) Esquisse des progrès de l'esprit humain.

ticulations monosyllabiques, ou en des exclamations et des inflexions vocales qui sont, dans notre espèce seulement, l'expression naturelle et invariable des diverses sensations, d'un besoin et d'un désir, ou de certaines impressions vives, telles que la terreur et l'admiration, la douleur et la joie. Comme les premiers éléments de la parole sont plutôt des accents de la nature animale que des accents de l'esprit humain, il est probable que les émissions vocales simples ou articulées qui formèrent le langage des hommes primitifs, ne furent chez ces derniers, de même que chez les idiots, les sourds-muets et les enfants, que la manifestation instinctive d'une sensation et non l'expression et le signe *sonore* d'une idée.

C'est donc dans l'instrument vocal qu'il faut cher-cher les premiers éléments du langage, et non dans l'industrie humaine qui ne les créa pas, mais qui ne fit que les combiner de mille manières, à mesure que le goût se perfectionna et que le cercle des idées s'agrandit. On peut donc dire que les sons articulés sont aussi naturels à l'homme que les cris chez les animaux qui bêlent, qui mugissent, qui miaulent, qui aboient, qui sifflent ou qui gazouillent.

De même que la musique est fondée sur des sons qui ne dépendirent jamais du musicien, la peinture sur des couleurs primitives que l'art ne créa pas, la géométrie sur les rapports et les proportions immuables des corps, de même les éléments de la parole, c'est-à-dire les sons articulés, ne dépendirent pas de l'intelligence humaine, qui, nous le répétons encore, ne fit que les disposer de manière à former les mots et les phrases. Il n'y a donc pas eu, selon nous, de langue primitive communiquée, et nous sommes en cela de l'avis du savant académicien M. *Charles Nodier*, et de *Schlegel* (1) qui dit : *Innumerœ « linguœ dissimilimœ inter se , ità ut nullis « machinis ad communem originem retrahi pos- « sint. »* Si Dieu forma les sons et leurs rapports, enfin s'il fit de l'homme un être parlant, il ne lui a pas donné un système lexicologique tout fait, c'est-à-dire la parole, selon le sens littéral du texte sacré, tel que l'interprètent les théologiens ; il lui a accordé des organes qui, en suivant les progrès de son intelligence, ont la puissance facultative de produire et de combiner des signes vocaux articulés pour exprimer ses idées à mesure qu'elles se développent. Dieu n'a donc donné à l'homme que les éléments du langage et les moyens de faire les mots, mais non les mots tout faits. D'ailleurs, la prise de possession d'une langue primitive, assez riche en mots pour tout désigner et s'étendre à tous les objets, ne pourrait se concevoir qu'en admettant que les premiers hommes auraient été doués de la connaissance de tout ce qui existe, ce qui devient une hypothèse que personne ne voudrait admettre.

(1) Bibliothèque indienne, vol. I, page 281.

Un enfant qui dès sa naissance serait séquestré de la société et privé de toute communication avec ses semblables, quoique pouvant produire tous les éléments primitifs de la parole, ne saurait avec leurs secours exprimer aucune idée, et serait réduit comme les animaux à faire connaître ses sensations par les cris qui s'y rapportent. Si cet enfant avait été élevé parmi les ours, *Condillac (Essai sur les connaissances humaines)* convient qu'il aurait les cris propres à exprimer les diverses affections de l'âme, c'est-à-dire les interjections; mais il ajoute, avec raison : « Comment soupçonnerait-il que ces cris sont les signes des sentiments qu'il éprouve? S'il vivait avec d'autres hommes, il leur entendrait si souvent pousser des cris semblables à ceux qui lui échappent, que tôt ou tard il lierait ces cris avec les sentiments qu'ils doivent exprimer. Les ours n'auraient pu jamais lui fournir les mêmes occasions. » L'organe de la parole serait donc un instrument inutile, s'il n'avait été mis en action par les impressions de l'ouïe, c'est-à-dire si celui qui le possède n'avait jamais entendu parler, pour reproduire, en y attachant une idée, les divers sons vocaux dont les combinaisons systématiques constituent le langage. On sait que l'homme sauvage qui avait été pris par des chasseurs dans les forêts d'Irlande, et dont *Tulpius* nous a transmis l'histoire, n'avait pour langage que les cris des animaux avec lesquels il avait vécu. L'illustre *Haller* parle aussi d'un enfant de la Lithuanie, abandonné au milieu des ours, qui ne pouvait produire que des cris semblables à ceux de ces animaux. *Hérodote*, l'un des plus grands historiens de la Grèce, raconte (lib. II, cap. 2) que *Psammitichus*, qui vivait 700 ans avant Jésus-Christ, et qui le premier permit aux étrangers de visiter l'Égypte dont il était roi, avait fait nourrir deux enfants par des chèvres, avec défense expresse de faire entendre devant eux aucuns sons articulés, dans le but de les soustraire à l'influence de l'imitation immédiate du langage humain. Le même auteur ajoute que ces enfants, parvenus à l'âge où les autres parlent ordinairement, tendaient la main à la personne qui était chargée de les visiter de temps en temps, en exprimant leurs besoins et leurs sensations par des cris, et surtout par le mot *bekcos;* le roi, instruit du résultat de cette éducation expérimentale, ayant appris que le mot *bek* (1) signifiait *pain*, en langue phrygienne, conclut que cette langue était naturelle et primitive, et que le peuple phrygien était le plus ancien du monde. Ces enfants, qui n'avaient jamais entendu que le bêlement

(1) Dans la langue grecque, la chèvre est désignée sous le nom de βῆκη *bèkè*, par onomatopée ou imitation du cri de cet animal, ce cri ayant par hasard quelque analogie avec le mot phrygien *bek*, qui veut dire pain, avait fait tirer une conclusion absurde qui fut loin de faire renoncer les Égyptiens à leur prétention d'ancienneté. Nous sommes d'avis qu'ils eurent raison.

de leurs nourrices, n'avaient pu avoir d'autre langage, et seraient même toujours restés muets, ou du
moins se seraient bornés à faire entendre quelques
cris naturels à notre espèce, si l'expérience avait été
faite sur chacun d'eux séparément. Nous pensons,
au contraire, que si on les avait toujours laissés
ensemble, quoique isolés des autres hommes, et
n'ayant d'autres rapports qu'avec des chèvres, ils
seraient parvenus à inventer une langue à eux, très
bornée, il est vrai, et ne ressemblant à aucune de
celles qui existent, mais étendue, en raison de la
nature de leurs idées, de leurs notions et de leurs
besoins. Nous pourrions encore ajouter à ces faits,
l'observation du sauvage de l'Aveyron, dont M. *Itard*
nous a donné l'histoire, et qui dès son enfance ayant
été abandonné dans les bois, était resté muet, quoique
entendant parfaitement. Nous croyons donc pouvoir conclure, d'après ce qui précède, que l'imitation est la faculté qui préside à la formation de la
voix modulée et articulée, et que, si nous ne sommes pas naturellement en possession d'une langue, à
nous seuls ont été exclusivement donnés l'instinct et
les moyens d'en inventer une, c'est-à-dire d'articuler et de combiner conventionnellement des sons
vocaux, de manière à faire des mots ou signes sonores de nos idées. Pour militer en faveur du système que nous soutenons, nous pourrions dire
encore que s'il y avait une langue qui tînt à la

nature de l'homme, comme le bêlement tient à celle du mouton, cette langue serait nécessairement commune à toute la nature humaine sans distinction de race, de temps, de climat, de gouvernement, de religions, de mœurs, de préjugés, de civilisation, etc.; les sourds-muets de naissance la parleraient d'autant mieux, que chez eux, elle ne serait altérée, modifiée ou changée par aucun usage, ni aucune règle, comme cela a lieu dans toutes les langues qui sont variables à l'infini.

La parole intelligente, c'est-à-dire l'arrangement des mots qui constituent le langage, n'est donc pas un don de la nature, mais une faculté d'emprunt, acquise dans le commerce social. C'est le résultat de l'éducation, c'est le produit de l'industrie humaine; enfin c'est un art, comme tous les arts, susceptible d'extension de changement et de perfectionnement. Un homme, dit M. *de Tracy*, fait d'abord un cri peut-être sans projet; il s'aperçoit qu'il frappe l'oreille de son semblable, qu'il attire son attention, qu'il lui donne une notion de ce qui se passe en lui; il répète ce cri avec l'intention de se faire entendre; bientôt il en fait d'autres qui ont une autre expression; il s'applique à varier ses expressions, à les rendre plus distinctes, plus circonstanciées, plus déterminantes; il modifie ses cris par des articulations; ils deviennent des mots auxquels il a fait subir diverses altérations pour indiquer leurs rapports ; il en forme des phrases dont la tournure varie suivant les circonstances, les besoins, l'objet qu'on se propose, le sentiment dont on est animé : voilà une langue ; d'observations en observations sur les effets de cette langue, on en prescrit les règles ; et l'on parvient au talent le plus exquis pour exprimer les pensées les plus fines, exciter les sentiments les plus véhéments et procurer les plaisirs les plus délicats.

Grâce à l'admirable organisation dont l'espèce humaine avait été douée à un degré si éminent, les hommes dûrent chercher à rendre leurs sensations et leurs idées par d'autres secours que ceux des cris et des articulations monosyllabiques ; c'est alors que, sentant la nécessité d'étendre la sphère de leurs communications, ils furent obligés de désigner et de distinguer tous les objets par des noms particuliers. Mais, comme ces noms ne pouvaient pas être arbitraires et créés au moyen de combinaisons vocales prises au hasard, ils les formèrent d'après les rapports qu'ils trouvèrent entre ces noms et les objets qu'ils voulaient indiquer. Les premiers hommes désignèrent donc chaque chose par des sons qui peignaient leurs qualités, et ils le firent d'autant plus facilement qu'ils n'avaient que peu d'objets à peindre ; que ces objets étaient frappants, et offraient presque tous quelques rapports et quelques traits de similitude avec les sons vocaux. Les animaux, par exemple, qui se distinguent par les cris qui leur sont propres, furent désignés par des noms qui imitaient leurs cris, et qui en furent la peinture sonore la plus parfaite et la plus énergique. Les objets inanimés furent appelés par des noms ayant de l'analogie avec les bruits produits par leurs mouvements ; enfin d'autres objets furent désignés par des sons qui exprimaient le rapport de ces objets avec des objets animés : c'est ainsi que tous les êtres furent nommés par imitation ou par comparaison.

On ne peut douter que c'est d'après ce principe que l'on trouve dans toutes les langues une infinité de mots qui ont encore ce caractère d'imitation. Ainsi, dans la langue française, les mots qui indiquent les cris des animaux, les bruits de la nature et les mouvements mécaniques, sont encore presque tous des onomatopées, telles que, *roucoulement*, *miaulement*, *croassement*, *sifflement*, *glou glou*, *cliquetis*, etc., etc. Dans l'enfance des langues, les mots beaucoup plus simples, représentaient presque toujours l'objet qu'ils désignaient ; mais avec les progrès de la civilisation, le langage, qui s'est de plus en plus éloigné des mots primitifs, n'offre que très rarement de ces images séduisantes, et n'est le plus souvent qu'un inégal assemblage de sons abstraits.

Il ne faut donc pas autant exalter le génie des poètes de l'antiquité qui ont fait de la prétendue harmonie imitative, en exprimant leurs idées par des sons pittoresques, afin de rendre en quelque sorte vivante à l'oreille la perception de la pensée. Leur génie n'a été le plus souvent qu'un talent mécanique ; car leur langage, qui fut peintre et poète avant eux, a fait tous les frais de la consonnance des mots et fut le véritable artiste et artiste avant eux.

Si l'on nous dit qu'on n'aperçoit guère cette analogie dans les noms créés pour exprimer les idées morales, nous répondrons que, lors même que le principe d'imitation paraît moins sensible dans les noms des êtres insonores et invisibles et dans tout ce qui a rapport aux idées abstraites, il n'est pas impossible de comprendre comment ce principe a pu s'étendre jusque-là, si l'on réfléchit combien est grand le secours que se prêtent mutuellement tous nos sens pour rendre les impressions dont les noms nous manquent. En effet, rien n'est plus commun dans toutes les langues que d'exprimer des idées abstraites comme si elles étaient des sensations perçues par la vue, l'ouïe, l'odorat, le tact et le goût, à qui elles sont souvent très étrangères. Ainsi nous disons tous les jours que la lumière *éclate*, que les pensées se *heurtent,* que la mémoire *bronche*, que le style est *décoloré*, qu'une douleur est *cuisante*, qu'une réflexion est *amère*, qu'un son est *aigre*, qu'une musique est *pâle*, qu'une peinture est *harmonieuse*, qu'une couleur est *crue*, qu'une phrase est *louche*, *obscure* ou *brillante*, enfin, qu'un homme est mort en *odeur de sainteté*, etc. Il est vrai que toutes ces impressions, prises sous le point de vue abstrait, présentent quelque chose qui dans l'idée correspond jusqu'à un certain point à la sensation physique que font éprouver les objets dont nous venons de parler. Le célèbre *Saunderson*, aveugle de naissance, interrogé sur l'idée qu'il avait de la couleur rouge, répondit qu'il la comparait au son *éclatant* de la trompette; d'un autre côté, le fameux *Massieux*, sourd-muet de naissance, à qui on demanda l'idée qu'il se faisait du son de la trompette, répondit en sens inverse, c'est-à-dire qu'il le comparait à une couleur *éclatante*, au rouge, par exemple. C'est ainsi que tous les sens se sont entr'aidés dans la formation des mots par imitation, et il en a été de même de presque tous les noms que nous avons cru inventer.

Mais, nous dira-t-on sans doute, pourquoi reste-t-il si peu de relations naturelles des noms avec les objets, et pourquoi l'imitation des sons dans la formation des mots n'est-elle pas aujourd'hui aussi appréciable que dans le langage primitif ? Nous ajouterons à ce que nous avons déjà dit, qu'à mesure que le vocabulaire des mots s'est accru, on y a introduit une foule de dérivés et de composés arbitraires qui s'éloignèrent toujours de plus en plus de leurs premières racines, et perdirent insensiblement toute espèce de ressemblance et d'analogie de sons avec les choses qu'ils exprimaient. C'est ainsi que le cercle mobile, qui se forme autour d'une pierre jetée sur la surface d'un lac tranquille, s'efface d'autant plus qu'il s'éloigne du centre ondulatoire qui fut le point primitif de sa formation. Telle est la situation actuelle du langage de tous les peuples civilisés, et telle est la raison pour laquelle la plupart des mots qu'ils emploient aujourd'hui, ne sont plus que des signes arbitraires et de convention, mais rarement des imitations et des émanations naturelles des idées. Pour trouver encore dans les langues modernes les traces des expressions de la nature, il faudrait remonter à la racine des mots ; alors on découvrirait facilement que l'onomatopée et l'imitation par analogie sont les principaux traits caractéristiques de la formation de la parole.

En analysant les éléments de chaque nom, en examinant leurs qualités et leurs rapports avec les objets sensibles, on verra naître le langage ; on découvrira les raisons et les premières causes de la combinaison des sons vocaux ; et l'esprit étant satisfait, ne s'égarera pas dans le dédale des langues, et découvrira dans chacune d'elles, les caractères augustes qui sont l'empreinte de la sagesse humaine. C'est alors seulement qu'on pourra trouver la véritable étymologie des mots qui, selon nous, consiste plutôt à découvrir les principes au moyen desquels ils ont été formés, qu'à rechercher, comme on le croit généralement, à quelle langue on les a empruntés. En procédant de cette manière, la plupart des mots qui semblent froids, indifférents et arbitraires, paraîtront avoir une énergie étonnante, et être des images sonores d'une vérité frappante, parce qu'ils ont été formés sur ce principe incontestable, qu'une image doit ressembler à l'objet qu'elle représente autant que la nature des moyens le permet. Dans les premiers temps où les hommes commencèrent à parler, les noms et les mots, probablement pour la plupart monosyllabiques, furent d'abord en trop petit nombre pour tout désigner; on dut donc, pour suppléer à la pauvreté du langage, employer beaucoup de figures et mélanger la prononciation d'une foule de gestes, d'exclamations et d'inflexions vocales que nous n'employons pas aujourd'hui. Lorsque plus tard on eut des noms pour désigner tous les objets physiques et moraux, les gestes ne furent admis que dans certaines circonstances données, et l'on vit les circonlocutions, les périphrases, les hyperboles, les métaphores, etc., faire place à un langage plus simple, plus clair et plus précis, et dans lequel les figures n'étaient mises en usage que pour des sujets où les ornements étaient indispensables. Les langues primitives, qui étaient plus harmonieuses, plus énergiques et plus animées, étaient plus propres à l'éloquence et à la poésie, tandis que les langues perfectionnées et plus riches en mots, conviennent mieux à la philosophie, à l'histoire et à l'exactitude ; les unes se prêtaient mieux à l'imagination, et les autres sont plus favorables au jugement.

La différence la plus marquée qui existe entre les idiomes anciens et les modernes, consiste plutôt dans les mots que dans la syntaxe : un grand nombre de mots anciens ont été abolis, soit parce que le hasard des circonstances en a fait adopter de nouveaux, qu'on a pris dans d'autres langues, par la raison qu'ils paraissaient plus énergiques, soit surtout parce que l'oreille et le goût, en se perfectionnant, ont corrigé l'ancienne prononciation au point de défigurer complétement les mots pour leur donner plus d'harmonie :

> . . . . . verborum vetus interit ætas
> Et juvenum ritú florent modò nata, vigentque,

dit *Horace* dans son art poétique. Ce même auteur a également reconnu et bien exprimé la mobilité des langues dans les vers suivants :

> Multa renascentur quæ jam cecidere, cadentque,
> Quæ nunc sunt in honore vocabula, si volet usus,
> Quem penès arbitrium est, et jus, et norma loquendi.

Si l'on suivait les différents idiomes depuis leur formation, on les trouverait tous s'enrichissant au fur et à mesure que la civilisation fait des progrès et crée de nouvelles nécessités. On remarquerait également que plus on s'avance vers les régions du Nord, où l'hiver est rude et le climat rigoureux, et où les passions sont moins vives, moins emportées, plus les langues sont âpres, brusques et cassantes et semblent être en rapport avec la rigueur de la température et l'aspect particulier du pays où on les parle. Au contraire, plus on se rapproche des climats printaniers du Midi et de l'Orient, plus les langues deviennent sonores, harmonieuses, euphoniques, vives et animées, comme si elles étaient empreintes de la beauté du ciel et de la douceur du climat. M. *Charles Nodier* a donc eu raison de dire dans ses *Éléments de linguistique,* que chaque peuple avait fait sa langue, comme un seul homme, suivant son organisation et les influences prédominantes des localités qu'il habitait. Puisque les climats, l'air, les lieux, les eaux, les habitudes, le genre de vie et de nourriture produisent de grandes variétés dans l'organisation, il est facile de concevoir qu'il en doit être ainsi dans les langues. C'est même d'après l'impression qui résulte de la différence matérielle des mots qui les composent, que l'empereur *Charles-Quint* disait : qu'il fallait parler *français aux hommes, allemand aux chevaux, italien aux femmes, espagnol à Dieu, et anglais aux oisea x.*

Si l'on voit les langues se ressembler si peu, quoiqu'ayant les mêmes éléments primitifs, il faut donc en attribuer la cause, soit à l'influence qu'ont exercé dans leur formation les localités et l'organisation particulière de chaque peuple se trouvant sur le même sol, soit enfin à une foule de circonstances et d'événements plus ou moins connus.

L'invention de l'écriture qui, de même que le langage, fut probablement fondée sur l'imitation, doit encore être rangée en première ligne comme l'une des grandes causes de la diffusion des peuples et des langues ; cette diffusion a été merveilleusement indiquée dans la Bible par l'histoire de la tour de Babel, qui, selon nous, est plutôt un emblème sublime qu'une vérité matérielle.

Pour militer en faveur de cette opinion qu'il n'y a pas eu de langue primitive toute faite, et la même pour tous les hommes, nous pourrions encore nous appuyer sur le témoignage de *Leibnitz* et de plusieurs grands philosophes de l'antiquité. *Platon*, par exemple, reconnaissait, comme nous le faisons nous-même, que Dieu était l'auteur des langues par l'intermédiaire des agents qu'il lui a convenu d'employer, de même que l'architecte est l'auteur d'un édifice dont il a tracé le plan et distribué les matériaux. *Lucrèce*, philosophe qui raisonnait aussi bien que le comportait son époque, dit dans son poëme *De naturâ rerum*, d'après la traduction de M. *de Pongerville :* « Que la nature enseigne elle-« même à l'homme les sons divers du langage, et que « la nécessité lui apprend à désigner par des noms « tout ce qui existe. » Ce savant académicien dit aussi, d'après *Lucrèce*, dans l'admirable traduction en vers qu'il a donnée de ce poëte latin :

> « Un inventeur unique et libre dans son choix
> « Du langage jamais n'a pu dicter les lois.   **CHANT V.**

Si quelques casuistes sévères nous objectaient que nos doutes sur l'existence d'une langue innée avec l'homme dans le principe du monde sont contraires aux saintes Écritures, nous pourrions leur répondre qu'ils doivent également opposer la même fin de non-recevoir à l'un des premiers docteurs de l'Église, au grand saint *Grégoire de Nysse*, qui tranche la question en parlant d'une manière ironique et moqueuse de la simplicité de ceux qui croient que Dieu a doté le premier homme d'une langue toute faite qu'il a bien voulu lui enseigner. Le même saint *Grégoire*, dont les décisions ont été le moins attaquées, ajoute que cette opinion, d'une langue primitive créée avec l'homme, est le résultat de la vanité ridicule du peuple juif, « comme si Dieu avait daigné se réduire à l'office d'un maître de grammaire pour enseigner à ses créatures le nom, l'adjectif et le verbe, l'alphabet et la syntaxe. Dieu a fait les choses, et non pas les noms ; et c'est à l'homme qu'il a été donné, par une grâce de sa bonté, d'imposer des noms expressifs et vrais à tout ce qui existait. Cette fonction, ajoute ce grand écrivain, était inhérente à la nature raisonnable de l'espèce qui a inventé toutes les langues ; ce n'était pas celle du Seigneur qui a produit le ciel, la terre et tous les animaux sans leur donner des noms humains, mais en permettant à l'homme de nommer toute chose à sa manière, au moyen des facultés intelligentielles et organiques dont il avait besoin. » (*Contra Eunom.*, *orat. XII*, 1638.)

La formation de la parole, comme étant le résultat de la combinaison raisonnée des sons vocaux articulés que l'homme n'inventa pas, mais qu'il arrangea d'après le principe d'imitation, nous semble être une vérité si évidente, que nous ne concevons pas pourquoi on se refuserait de l'admettre. Ceux qui regarderont cette théorie comme paradoxale, ne pourront certainement pas contester à la langue d'imitation d'avoir été harmonieuse, pittoresque, poétique, naturelle, et surtout la plus expressive de toutes, puisque les idées venaient se peindre à l'esprit en arrivant à l'oreille, et que le son nommait lui-même tous les objets. Les hommes formèrent d'abord les noms d'après leurs sensations, c'est-à-dire d'après l'aspect le plus saillant sous lequel chaque être leur apparaissait. Or, les sensations perçues par l'oreille et la vue, étant les premières qui frappent l'enfant, dûrent aussi frapper les hommes primitifs. L'enfant, comme le perroquet, peut imiter la parole sans la comprendre ; les hommes, pour la former, dûrent comprendre et nommer chaque chose par la mimologie. Un jeune Brésilien, âgé de 14 ans, sourd-muet de naissance, à qui nous avons eu le bonheur de rendre l'ouïe et la parole, employait presque toujours des onomatopées pour désigner les objets dont il ignorait ou dont il avait oublié le nom ; ainsi, il disait, un *ramplan*, un *tutu*, un *baom*, un *bè*, un *din dan*, pour indiquer un tambour, un sifflet, un fusil, un mouton, une cloche, etc. Cet enfant, que nous avons présenté avant et après son traitement à l'Académie de Médecine, nous a fourni, pendant son éducation vocale et acoustique, un grand nombre d'occasions d'étudier la marche de la nature, dans la manière de former des mots pour nommer les choses.

C'est donc à tort que tous les philosophes et les physiologistes, qui se sont occupés de la parole, ont dit que les voyelles étaient seules des sons primitifs ou naturels, mais que les *consonnes* ou articulations *consonnantes*, dont *Court de Gebelin*, M. *Nodier* et quelques autres ont voulu nous donner l'histoire, n'étaient que des sons artificiels, et, de même que les mots, des inventions humaines. Considérées sous le rapport physiologique et non sous le rapport grammatical, les premières ou *vocales*, au nombre de 18, nous fournissent les sons : *à, a, â, an, é, e, è, eu, i, i, in, o, ó, on, ou, u, ü, un ;* les secondes ou *consonnantes*, qui sont au nombre de 43, et que nous divisons en *labiales*, *linguales* et *gutturales*, nous donnent les articulations muettes simples : *b, p, m, f, v, d, t, s, z, l, n, ch, j, k, gue,* et les articulations muettes doubles : *bl, br, bs, pf, pl, pn, pr, ps, fl, fr, ft, vl, vr, vs, dl, dr, gr, lle, gne, tr, ts, tch, kl, kr, ks, gl, gr, gz,* en tout 61 signes primitifs, sans compter une foule d'autres que nous oublions, au lieu de 25, que nous donnent la plupart des alphabets des langues d'Europe (1). Tous ces éléments primitifs de la parole, qui existent également chez le sourd-muet qui les produit sans motifs appréciables, chez les enfants et les idiots qui n'y attachent aucune idée, n'ont pas plus été inventés par l'homme, que le bêlement, le miaulement et le gazouillement n'ont été inventés par le mouton, le chat ou le rossignol. Si les hommes primitifs ont parlé, ce n'est pas parce que Dieu les avait doués d'une langue originelle toute faite, mais bien parce qu'il en avait fait des êtres parlants, en leur donnant les organes qui leur étaient nécessaires pour créer les éléments de la parole, et assez d'intelligence pour mettre en œuvre ces organes et combiner les sons qu'ils produisaient de manière à former des mots qui s'étendissent à tous les objets.

Une singularité fort remarquable, propre à pousser plus loin le système que nous avons établi, et surtout à prouver que l'homme n'inventa pas les

---

(1) L'alphabet de la langue russe qui en offre 35, a des consonnes pour représenter les articulations *ts, tch, ch, ps, chtch* et quelques autres qui manquent à l'alphabet allemand et à celui des latins qui a été adopté pour les langues *française, italienne, anglaise, polonaise, espagnole, portugaise, hollandaise,* et une foule d'idiomes qui en dérivent.

signes sonores, simples ou consonnants qui forment la parole, c'est que le petit nombre de sons articulés qui composent toutes les langues se trouvent dans les cris des animaux, comme si la nature avait voulu, au moyen de l'imitation, faire de ces derniers nos premiers maîtres dans l'art d'articuler des sons. Afin de rendre cette assertion plus sensible dans la langue française, nous allons rappeler les principales articulations de cette langue qui se trouvent dans les cris de quelques animaux indigènes et dans quelques bruits naturels.

Les cris de la brebis, de la chèvre, de l'âne, du cheval, du taureau, du porc, du chien, du chat, du coq, de la poule, du poussin, du dindon, de l'oie, du canard, du pigeon, du corbeau, du rossignol, de la grenouille, etc., nous fournissent les syllabes *bè, mè, hi, on, in, ou, un, vou, voua, re, mi, a, o, fe, qui, qué, qua, quo, ri, re, ra, ro, clou, piou, glou, che, can, coin, rou, cou, cro, a, tu, rou, tiou, tsi, iou, psi, su*, etc., et un grand nombre d'autres, puisque, d'après les célèbres et patients ornithophiles *Dupont de Nemours* et l'Allemand *Bechstein*, le rossignol, à lui seul, fournit plus de trente articulations, dont vingt sont propres à son espèce; il en serait peut-être ainsi pour la plupart des animaux, si l'on prenait la peine d'étudier leurs cris et leur langage naturel.

Les bruits, tels que ceux du vent, d'une goutte

d'eau qui tombe, celui d'une scie, d'un marteau, du choc d'une pierre, d'une cloche, d'un fouet, du feu qui pétille, du tonnerre, d'un liquide qui s'échappe par une ouverture étroite, d'un fleuve qui coule, d'une cascade, etc., nous donnent à leur tour les syllabes *ze, touc, che, cri, tac, tsing, din, don, pa, fla, pet, pit, brou rou, crac, baouin, glou, je,* etc. On voit que, seulement avec le secours d'un petit nombre de cris d'animaux et de bruits de la nature, nous avons imité presque tous les sons articulés qui forment la parole. C'est peut-être en réfléchissant sur cette vérité que l'on découvrit que, quoique dans la composition des langues il entre plusieurs milliers de mots, les sons articulés qui composaient ces mots se réduisaient à un très petit nombre, que ces mêmes sons revenaient sans cesse, et que le langage se formait de leurs différentes combinaisons. Le premier résultat de cette découverte fut l'invention d'un alphabet de syllabes qui précéda l'alphabet des lettres, l'une des plus belles découvertes dont l'esprit humain puisse s'enorgueillir.

Nous arrivons à une question qui offrirait des développements plus positifs et des digressions moins nombreuses et peut-être moins hasardées ; c'est l'histoire du langage écrit, dans laquelle nous verrions comment l'homme a su s'élever par degrés de la faculté d'exprimer sa pensée par des signes sonores, à la faculté de la peindre par des signes écrits. Comme ces considérations nous entraîneraient trop loin ; comme d'ailleurs elles ne se rattachent qu'indirectement à l'histoire du langage parlé qui a été inventé sans aucun doute bien long-temps avant le langage écrit, nous nous bornerons, dans le chapitre suivant, à étudier analytiquement les éléments des diverses articulations, en nous servant des lettres ou signes graphiques au moyen desquels on les représente. Cependant, avant de nous occuper du mécanisme physiologique des sons articulés, nous croyons, pour mieux enchaîner nos idées et suivre autant que possible la marche de la nature, devoir tracer rapidement l'histoire psychologique des différentes espèces de mots qui sont les mêmes dans toutes les langues, puisque toutes les langues ont des mots qui indiquent les noms des objets, leurs qualités et leurs liaisons. On peut donc conclure, d'après ces trois propositions, qu'elles sont toutes composées de substantifs, de pronoms, d'adjectifs, de verbes, d'adverbes, de prépositions et de conjonctions.

Dans l'ordre d'invention de toutes ces espèces de mots, le substantif a été indubitablement le premier, parce que, aussitôt que les hommes ne furent plus bornés à l'usage des gestes et des sons vocaux inarticulés et qu'ils essayèrent de se communiquer leurs pensées au moyen de la parole, la nécessité les força d'assigner d'abord des noms aux objets dont ils étaient environnés.

Les pronoms dûrent venir immédiatement après les substantifs, car ils en sont les abrégés, et n'ont été inventés que pour éviter de dénommer les personnes ou les choses, dont les noms revenant trop souvent formeraient une cacophonie désagréable à l'oreille.

Les adjectifs, ou mots qui désignent les objets par leurs qualités ou leurs attributions, ont dû être inventés à une époque nécessairement assez rapprochée de celle des deux autres genres de mots que nous avons déjà signalés; en effet, avant l'invention des adjectifs il était presque impossible de distinguer les objets les uns des autres, parce qu'on n'avait pas des noms capables d'exprimer avec plus ou moins d'étendue leurs différentes qualités.

Le verbe est le mot par excellence, puisqu'il exprime la manière et la forme de nos pensées. C'est lui qui a pour but d'affirmer qu'une chose est ou n'est pas; sans son secours exprimé ou sous-entendu, il ne peut exister, dans aucune langue, de sentences ou de phrases complètes. La prééminence de ce mot dans le discours lui a fait donner le nom de *verbe* ou *parole* qui vient du latin *verbum.* Cette grande importance du verbe nous fait croire que, s'il a été inventé dans le principe de la formation de la parole, il a fallu un grand laps de temps pour en fixer les modes. Le verbe impersonnel serait donc le verbe primitif et radical, c'est-à-dire celui qui aurait d'abord été inventé aux premières époques de l'origine du langage articulé.

L'adverbe est un mot inventé pour indiquer ou modifier les circonstances d'une action ou d'une qualité, relativement au temps, au lieu, à l'ordre ou à quelqu'autre propriété qu'on veut spécifier. Comme l'adverbe n'est le plus souvent qu'une manière abrégée de rendre en un seul mot ce qu'on pourrait exprimer par plusieurs, et que, pour cette raison, il n'est pas de première nécessité, il est donc permis de croire qu'il a été inventé après les autres classes de mots dont nous venons de parler. La preuve irrécusable de cette assertion, c'est que les adverbes sont dérivés d'autres mots qui ont dû nécessairement être introduits avant eux dans le langage.

Les conjonctions, les prépositions et les particules ont dû sans aucun doute arriver les dernières, car il a fallu que les autres parties du discours fussent déjà dans un certain ordre, avant d'apercevoir les rapports qui les liaient entre elles. Ainsi, la formation des langues, qui a suivi la marche lente et pénible de l'esprit humain, devait être déjà fort avancée, quand on a reconnu la nécessité d'y joindre des signes qui exprimassent les rapports des différentes parties du discours, la liaison des idées, la cohérence, les relations et la dépendance que les choses ont entre elles.

Jusque-là, on s'était passé des conjonctions, des prépositions et des particules en raisonnant pendant des siècles pour perfectionner le langage. L'opinion de *Condillac,* qu'on ne peut raisonner et qu'on est sans mémoire tant qu'on n'a pas l'usage des conjonctions et des particules, n'est donc fondée que sur une abstraction métaphysique que l'expérience et un examen sérieux rejettent également.

Lorsque le langage humain se fut affermi dans ses principes, et se trouva assez riche en mots et en tournures de phrases pour recevoir des ornements et des grâces, on remarqua que, parmi ceux qui parlaient en public, il s'en trouvait qui étaient plus touchants, plus persuasifs, plus intelligibles. En cherchant à analyser les moyens qu'ils employaient, on découvrit que leur secret consistait dans la pureté de leur organe, dans certaines inflexions vocales, dans la prononciation distincte et régulière de toutes les syllabes, et surtout dans une certaine disposition de leurs phrases, qui faisait que l'auditeur écoutait sans fatigue et sans ennui. Le talent de ces premiers orateurs n'était pas le résultat de l'art ou d'une étude particulière, mais bien celui d'une faculté qu'ils possédaient à un degré éminent (1). La

(1) *Gall* et tous les phrénologistes placent la faculté du langage, c'est-à-dire le principe législateur de la parole, dans les lobules antérieurs du cerveau. Selon eux, et en général cette observation est vraie, ceux qui possèdent la faculté du langage à un très haut degré, présentent un grand développement des circonvolutions cérébrales placées sur la voûte des orbites. Comme

nature, dont le premier besoin est l'ordre, le repos et le mouvement, fut le seul guide qui les conduisit à distribuer les mots et les phrases de leurs discours en observant des repos, et d'après des espaces et des nombres réglés par une sorte d'instinct qui leur était naturel. Comme toutes les facultés humaines sont susceptibles de perfectionnement, l'art aida bientôt la nature, en lui fournissant le choix, la précision et la variété. Il en fit autant dans la voix modulée ou le chant; celui-ci, à son tour, régla la poésie, dont il inventa le rhythme ; enfin, la poésie porta l'ordre et la précision dans la prose, qui fut soumise à des règles dont l'ensemble constitue la grammaire géné-rale qui n'est plus du ressort de la physiologie.

nous aurons bientôt occasion de revenir sur ce sujet, nous nous bornons à dire actuellement que les organes vocaux ne sont que les instruments d'exécution de la faculté cérébrale, c'est-à-dire de la puissance intellectuelle qui comprend, apprécie et crée les mots avant de coordonner les mouvements nécessaires à leur formation. Comme la parole est un acte complexe, il s'ensuit que la faculté qui préside au langage doit aussi être complexe, et par conséquent dépendre de l'action simultanée et régulière de diverses parties de l'encéphale qu'il sera probablement toujours impossible de localiser d'une manière précise. Si nous regardons comme étant des vérités démontrées l'existence, l'absence ou le plus grand développement de telles ou telles facultés chez tel ou tel individu, nous sommes loin de croire à l'exactitude presque mathématique de la localisation cérébrale de ces diverses facultés, comme le pensent les disciples de *Gall*, de *Spurzheim* et la plupart des phrénologistes. Les fonctions du cerveau, surtout celles qui président à l'intelligence, seront toujours pour l'homme un secret aussi impénétrable que celui de la vie.

CHAPITRE VII.

HISTOIRE DU LANGAGE ÉCRIT

SUIVIE DU

MÉCANISME PHYSIOLOGIQUE

DES SONS ARTICULÉS.

> . . . . Cet art ingénieux
> De peindre la parole et de parler aux yeux,
> Et par des traits divers de figures tracées,
> Donner de la couleur et du corps aux pensées.
> Brébeuf, imitation de *Lucain*.

Lorsque l'état de société se fut étendu et perfectionné ; lorsque l'industrie, fille de l'intérêt et de la civilisation, eut pris un plus grand développement, les hommes, éprouvant le besoin de perpétuer leurs pensées et de les faire connaître aux personnes éloignées, inventèrent des figures et des signes destinés à les reproduire. Comme ces signes, désignés sous le nom d'*hiéroglyphes*, étaient la peinture réelle ou symbolique des objets ou des idées, l'écriture qui en résultait n'avait rien d'exact, et était par cela même souvent inintelligible ; elle avait, de plus, l'inconvénient d'exiger une multitude infinie de caractères différents et un grand espace ou d'énormes volumes pour exprimer les choses les plus simples.

Les inconvénients des écritures hiéroglyphiques, ainsi que la lenteur avec laquelle se traçaient les lignes nécessaires pour dessiner chaque objet, firent d'abord réduire les signes à des proportions qui en rendaient l'usage plus prompt et plus facile, et plus tard suggérèrent l'idée d'en diminuer le nombre. C'est en cherchant les moyens de parvenir à ce résultat, c'est-à-dire de peindre les idées avec le moins de signes possibles, qu'on songea à représenter, non pas les objets, mais les sons articulés qui, peu nombreux et se reproduisant sans cesse, furent exprimés facilement par un alphabet de syllabes, qui, à son tour décomposé et simplifié, conduisit à l'invention d'un alphabet de lettres, l'une des plus ingénieuses et des plus admirables découvertes de l'esprit humain.

L'époque de la première invention des lettres alphabétiques, ou signes commémoratifs des sons qui composent la parole, sera probablement toujours un problème insoluble et qui ne donnera lieu qu'à des conjectures et à des hypothèses. Il règne également la même incertitude lorsqu'il s'agit de décider à quelle nation est due l'invention des lettres.

D'après *Critinus*, l'alphabet des Hébreux aurait été inventé par *Moïse*, le syriaque et le chaldéen par *Abraham*, l'attique par *Cadmus*, le latin par *Ni-*

costrate, l'égyptien par *Isis* et le gothique par *Ulphilas*. Quant à l'invention première des lettres, *Philon* l'attribue à *Abraham*; *Josèphe* et saint *Irénée* à *Énoch*; *Bibliander* à *Adam*; *Eusèbe*, *Clément* d'Alexandrie et *Cornélius Agrippa* à *Moïse*; *Pomponius Mela*, *Hérodien*, *Rufus Festus*, *Pline* et *Lucain* aux Phéniciens; saint *Cyprien* à Saturne; *Tacite* aux Égyptiens, et quelques autres aux Éthiopiens; enfin, suivant les mythologues grecs, les lettres furent apportées en Grèce par *Cadmus*, et de là en Italie par *Pélasge*; et, si l'on en croit les Chinois, l'origine de l'alphabet remonterait à l'empereur *Fohi*, qui vivait 1950 ans avant *Jésus-Christ*, 1400 avant *Moïse*, et 500 avant *Ménès*, premier roi d'Égypte.

Quoique l'invention des lettres se cache dans la nuit des temps, nous pensons que l'alphabet a dû prendre naissance chez un peuple très civilisé et occupant une grande étendue de pays, puisqu'il s'était fait une langue écrite particulière, et dès lors uniquement consacrée à son usage. Nous croyons aussi que ce n'est que par gradation que l'on est parvenu à analyser les sons du langage, et qu'il eût fallu un homme d'un génie surnaturel et presque divin pour pouvoir former seul un alphabet qui offrit des signes pour représenter tous les éléments de la parole.

Les premières lettres que l'on inventa furent probablement celles qui correspondaient aux sons vocaux les plus simples et les plus faciles à produire ; vinrent ensuite successivement les signes alphabétiques qui, pour leur expression vocale, exigeaient des mouvements et un mécanisme plus compliqués et moins appréciables. Il résulterait de là que les *voyelles* furent les premières inventées ; puis les consonnes *labiales*, les *linguales*, les *gutturales*, etc. Les alphabets grec, latin et étrusque, composés de 24 lettres, n'en avaient d'abord que 16 ; *Palamède*, prince de l'île d'Eubée, porta leur nombre à 20, en inventant les quatre lettres θ, ξ, φ, υ, (1) ; enfin, le poëte *Simonide*, qui vivait 800 ans avant l'ère chrétienne, compléta l'alphabet grec en y ajoutant quatre lettres de plus. Les Hébreux portèrent le leur à 22 signes, et les Arabes à 28. Aujourd'hui, tous les alphabets des langues d'Europe ne sont composés que de 25 lettres, excepté celui de la langue russe qui en offre 35, et celui des Irlandais qui n'en a que 17 (2). Ce qu'il y a de vraiment admirable

(1) *Palamède*, qui, sous une fausse accusation d'*Ulysse* fut lapidé par les Grecs, est également regardé comme étant l'inventeur des jeux d'échecs et de dez. On attribue aussi à ce prince ingénieux l'invention des poids et mesures, l'art de ranger un bataillon, de régler le cours de l'année par le cours du soleil et celui des mois par le cours de la lune. *Pline* dit que les diverses découvertes eurent lieu pendant le siége de Troie, c'est-à-dire 1184 ans avant Jésus-Christ.

(2) L'écriture chinoise, qui n'est pas alphabétique, mais bien semi-hiéroglyphique ou idéographique, c'est-à-dire qui représente immédiatement les idées et non pas les signes des articulations qui forment la parole, est composée du nombre exorbitant de 80,000 caractères. Les inconvénients qui résultent d'une si

et merveilleux, c'est qu'avec un si petit nombre de signes graphiques on puisse imposer des formes diverses à environ 40,000 idées, c'est-à-dire représenter tous les sons et les articulations qui entrent dans la composition de 5,000 dialectes et de 2,000 langues connues. Il est vrai qu'il n'y a environ que 860 de ces langues qui aient été classées, tant l'état de l'ethnographie est encore imparfait !

Actuellement que nous avons donné un aperçu succinct sur l'origine du langage écrit, nous allons étudier analytiquement le mécanisme physiologique des sons vocaux et des articulations représentés par les lettres ou signes graphiques qui sont les dépositaires de la parole, comme l'a si bien exprimé l'illustre rhéteur romain dans le passage suivant : « *Hic enim usus litterarum, ut custodiant voces, et velut depositum reddant legentibus* (*Quintilien*, lib. IV, Institut. orat.). »

grande multiplicité de signes sont faciles à comprendre : leur étude exige un travail si long et si pénible, que la vie d'un homme y est en quelque sorte consacrée ; aussi l'imperfection de la langue des Chinois, et surtout de leur système graphique, est-elle la principale cause qui fait que ce peuple reste stationnaire depuis plus de 4,000 ans. Nous ajouterons que ce qui rend la langue chinoise la plus confuse, la plus défectueuse et la plus difficile à apprendre, c'est que les mots, tous monosyllabiques, sont purement arbitraires et sans filiation ni affinité ; l'ordre de conception, les dérivés et les composés y sont inconnus ; enfin, cette langue est une ébauche imparfaite qui est loin de remplir son objet.

MÉCANISME NATUREL DES SONS ARTICULÉS.

C'est avec raison qu'on a dit que tout le mécanisme du langage consistait dans les diverses modifications que nous faisons éprouver aux cinq sons fondamentaux A, E, I, O, U, désignés sous le nom de *voyelles* ou *vocales*. Ce qui distingue essentiellement ces cinq lettres de toutes les autres, c'est que, naissant d'une simple situation des organes vocaux et non d'un mouvement ou battement de la langue ou des lèvres, le son qu'elles représentent peut être prolongé aussi long-temps que dure la sortie de l'air qui, pendant leur production, s'échappe de la glotte.

D'après la définition que nous venons de donner des voyelles, il est facile de concevoir que si les grammairiens n'en comptent que cinq, les physiologistes doivent porter leur nombre au moins à seize pour représenter les seize sons fondamentaux que nous classons selon l'analogie de la disposition de la bouche et des autres organes nécessaires à leur production : *â, a, an, ê, è, in, é, i, eu e, un, ó, o, on, u, ou,* que l'on trouve exprimés par une ou plusieurs lettres, dans les mots p*â*te, p*a*tte, p*an*te, t*ê*te, t*è*te, t*in*ter, l*é*zard, m*i*sère, j*eu*nesse, r*e*venir, cha*cun*, c*ô*te, c*o*te, c*on*te, *u*nivers, *ou*blier. Quoique ces divers sons vocaux ne soient pas écrits par une seule lettre, comme cela a lieu dans *a, e, i, o, u,* ils n'en sont pas moins des voyelles, parce que ces dernières ne dépendent pas du nombre de caractères qui les représentent, mais bien de la simplicité du son dont elles sont le signe, et de la possibilité qu'il y a de le soutenir aussi long-temps que dure l'expiration.

Les autres espèces de lettres qui font partie de l'alphabet, et qu'on a désignées sous le nom de *consonnes,* ne produisent par elles-mêmes aucun son; mais elles sont les signes de l'action passagère et des divers mouvements qu'exécutent la langue, les lèvres ou le pharynx pour modifier le son des *voyelles* à mesure qu'il s'échappe de la bouche ou des narines. C'est l'union et la combinaison de ces deux espèces de lettres qui constituent ce qu'on appelle les *syllabes*; mais, comme ces dernières peuvent n'être composées que d'une voyelle seule, on doit, pour en donner une définition exacte, dire qu'elles consistent dans un son vocal simple ou composé, mais prononcé par une seule impulsion de voix.

Toutes les consonnes, d'après la nouvelle épellation, sont du genre masculin, et terminées, lorsqu'on les prononce isolément ou qu'elles sont à la fin d'un mot, par un E muet faible; ainsi, au lieu de dire, comme on le faisait anciennement, *effe, elle, emme, enne, erre, esse,* pour indiquer les lettres F, L, M, N, R, S, on prononce *fe, le, me, ne, re, se, etc.* On voit d'après cela que, si l'E muet n'existe comme *lettre* que dans la langue française, il se trouve comme *son faible* dans toutes les langues à la fin des mots terminés par une consonne, comme, par exemple en français, *bal*, *rob*, *cap* ; en anglais, *man*, *foot*, *child* ; en allemand, *Gott*, *Mütter*, *arm* ; enfin, en latin , *templum*, *dominus*, *carmen*, etc.

En prenant pour guide le jeu des organes qui agissent principalement dans la production des sons vocaux simples ou *voyelles* et des articulations |ou *consonnes*, qui sont représentés par des lettres, nous divisons ces dernières en *labiales*, *linguales* et *gutturales*, selon que les lèvres, la langue ou la gorge contribuent plus particulièrement à leur formation.

Dans les premières ou *labiales*, se trouvent les lettres B, F, M, P,V ; dans les secondes ou *linguales*, sont comprises D , J , L, N , R , S , T , X , Z ; enfin dans les troisièmes ou *gutturales*, sont rangées toutes les voyelles et les deux consonnes C et G durs. Nous avons supprimé avec intention le C et le G doux , le K et le Q qui sont inutiles , et la lettre H, qui n'est pas précisément une consonne , mais seulement un signe d'aspiration. L'alphabet français serait beaucoup plus parfait si l'on remplaçait ces dernières lettres par des signes graphiques représentant les consonnes CH , le GN et L mouillé.

Actuellement que nous avons classé les différentes lettres d'après l'ordre physiologique de leur articulation, nous allons indiquer le mécanisme qui produit les sons et les modifications vocales qu'elles rappellent, en suivant l'ordre dans lequel elles sont rangées dans l'alphabet latin.

A

La voyelle A, qui, dans l'enfance de l'écriture, était le signe hiéroglyphique de l'homme, et dont la forme offre encore la ressemblance grossière d'un homme debout, fut, par cette raison, placée la première dans tous les alphabets, excepté dans celui des Éthiopiens, dont elle est la troisième. Peut-être aussi qu'on a donné à cette lettre la première place, qu'elle a conservée jusqu'aujourd'hui, parce que le son vocal qu'elle représente est en quelque sorte le plus simple et le plus naturel de tous, puisque c'est le premier que les enfants commencent à former, et que, malgré les différences d'idiomes et de langages, il sert chez tous les peuples à exprimer instinctivement les mêmes mouvements de l'ame, surtout ceux de la douleur et de l'admiration.

Le mécanisme physiologique de la voyelle A est très simple, car, pour produire le son dont elle est le signe, il suffit d'ouvrir la bouche, la langue étant abandonnée à elle-même et mollement étendue dans cette cavité.

B

Cette consonne, qui est la seconde dans l'alphabet latin, français, allemand, hébreu, chaldéen, syriaque, arabe, grec; la neuvième dans l'alphabet éthiopien, et la vingt-sixième dans l'arménien, s'articule en laissant la langue immobile, en rapprochant légèrement les lèvres, et en ouvrant brusquement la bouche. Le son du B est précédé d'une sorte de frémissement sonore qui part du fond de la cavité buccale, suit le palais, et sort ensuite vivement, après avoir été modifié par les lèvres.

D'après *Pierius* (1), l'articulation représentée par cette lettre, que les Allemands confondent souvent avec celle du P, comme le font aussi les Espagnols et les Gascons avec celle du V, était figurée dans les hiéroglyphes égyptiens par une brebis, parce que cet animal imite par son bêlement le son dont le B est le signe graphique. Nous ajouterons d'ailleurs que cette lettre, inventée sans doute, comme toutes les autres, d'après le principe d'imitation qui a présidé à la formation de la parole, rappelle aussi par sa forme le profil de la bouche entr'ouverte d'une brebis.

C dur, K et Q.

Le C dur, troisième lettre de presque tous les alphabets, s'articule en appuyant fortement la face dorsale de la langue contre le palais, après l'avoir retirée du fond de la bouche; ce qui force l'air qui distend

(1) Héiroglyphe, lib.47, cap. 18.

le gosier de ne sortir que lorsqu'on a abaissé l'organe phonateur, en articulant en même temps avec une espèce d'explosion la voyelle qui suit le C. Il est bon de faire remarquer que cette consonne *gutturale* a une forme concave qui, ayant quelque analogie avec l'arrière-bouche, semble indiquer qu'elle doit se former dans le fond de cette cavité, et que l'articulation qu'elle représente est principalement consacrée à exprimer les objets *creux*, tels que les mots : *canal, cave, canot, canon, cuvier, crevasse, cavité, crâne, canule, cratère, calotte, cannelure, crible, crochet, culasse, croissant, capuchon, cuve, cupule, cuvette, cuirasse,* et une foule d'autres qu'il est inutile de rappeler.

D.

Le D, qui est la quatrième lettre de presque tous les alphabets, et qui n'est qu'un adoucissement du **T**, s'articule en frappant avec la pointe de la langue la face postérieure des dents incisives de la mâchoire supérieure, et en prononçant en même temps la voyelle qui suit. L'articulation de cette lettre, que les grammairiens rangent parmi les *dentales*, est précédée, comme celle du B, d'une espèce de frémissement guttural, qui est à peu près le son faible de l'E muet. Nous ferons remarquer également que la forme du D renversé ꓷ offrant quelque analogie avec celle d'une montagne, il semble que cette lettre ait été principalement consacrée à désigner les objets saillants et élevés, et surtout les grandes masses ; tels sont les mots : *dôme, dune, donjon, domus, digue, dos, dent,* etc., etc.

E.

Pour produire le son naturel assigné à cette lettre, qui est en quelque sorte le *Protée* des voyelles, il suffit que le corps de la langue s'élève pour que sa face dorsale s'applique contre le palais, afin de diminuer la cavité buccale et de rétrécir de tous côtés le passage de l'air ; les lèvres doivent être médiocrement écartées et se replier sur elles-mêmes, et les dents incisives inférieures, sur lesquelles appuie légèrement le bout de la langue, doivent être plus rapprochées des supérieures que pour l'articulation de la voyelle **A.**

F.

Les mouvements que nécessite l'articulation de la consonne **F,** qui est la sixième lettre de l'alphabet, consistent à retirer un peu en arrière la mâchoire inférieure, de manière à toucher légèrement la lèvre de cette mâchoire avec l'arcade dentaire supérieure ; les lèvres doivent s'ouvrir avec vivacité, et l'air qui s'est d'abord échappé des commissures doit sortir de la bouche avec impétuosité.

D'après *Suétone*, l'empereur *Claude*, qui ajouta trois lettres aux anciennes, et les mit en usage, introduisit un digamme ou **F** renversé (1), qui eut la force de la consonne **V**. *Aulu-Gelle* rapporte (lib. IV, cap. 5), que cette lettre fut inventée pour représenter une articulation sifflante moins forte que le Φ ou **PH** des Grecs, ainsi que le témoigne *Terentien* dans le passage suivant :

« **F** *littera à Græco* Φ *recedit lenis et habet sonus.* »

C'est pour cette raison que *Cicéron* se moque d'un Grec qui, pour dire *Fundanius*, prononçait *Phundanius*, c'est-à-dire avec un **P** et un **H** aspiré, comme si le mot eût été écrit *P-hundanius*.

G dur. (**G** doux, comme le **J**.)

Le mécanisme physiologique du **G** dur consiste à appuyer légèrement la pointe de la langue contre la face postérieure des dents incisives de la mâchoire inférieure, en même temps que l'on applique la face supérieure ou dorsale de cet organe contre la voûte palatine ; puis, après une contraction de toutes les parties logées dans le pharynx, on doit vivement remettre dans un relâchement complet l'organe phonateur contracté, pour laisser s'échapper l'air par une sorte d'explosion subite, de manière à arti-

(1) Cette lettre est la même que le *Digamme éolien*, parce qu'elle est comme un double Γ ou γαμμα des Grecs.

culer dans le fond du gosier cette consonne, qui ne diffère du C dur que parce qu'elle est précédée d'un frémissement ayant à peu près le son faible de l'E muet.

Nous ajouterons que la consonne *gutturale* G présente une forme concave ayant par cela même, comme celle du C, une certaine analogie avec la cavité du gosier, ce qui semblerait indiquer que l'articulation de cette lettre doit aussi avoir lieu dans la partie la plus profonde et la plus reculée de la gorge. Il est également à remarquer que le G est, comme le C dur, plus spécialement consacré aux objets creux; tels sont les mots français : *gosier, gorge, gouffre, goulet, goulot, gueule, gobelet, gousset, gouttière, gourde, gravure, guérite, guichet, gaîne, gondole, guitare, galoubet, gant, gargouille, gabare, glénoïde, gâre, glotte, gaster,* etc., etc. Nous dirons aussi que souvent les Latins employaient indifféremment le C pour le G.

H.

La lettre H est plutôt un signe d'aspiration qu'une véritable consonne. D'après *Cicéron*, les Latins, qui ont emprunté cette lettre des Grecs, ne la joignaient qu'aux voyelles ; ce qui le prouve encore c'est que *Catulle* (Epist. 85) se moque ingénieusement d'un certain *Arius* qui prononçait avec une aspiration, des mots où il n'y en avait pas :

> « Chommoda dicebat, siquando commoda vellet
> » Dicere, et hinsidias, Arius, insidias, etc. »

Les Flamands disent encore *h'oremus, h'audit,
J'hoseph,* pour *oremus, audit, Joseph.*

Comme cette consonne n'ajoute que fort peu de
chose à l'articulation des voyelles qu'elle précède,
nous nous contentons de dire que, pour la prononcer, il suffit d'employer le mécanisme de ces dernières,
ayant toutefois le soin d'abaisser un peu plus la mâchoire inférieure lorsqu'elle est précédée des voyelles
A, E, I, et de faire saillir plus en avant les lèvres,
lorsque la lettre H est suivie des deux autres voyelles
O et U.

I.

La voyelle I, que *Platon* regardait comme étant
la plus propre à exprimer les choses subtiles, et
dont le son qu'elle représente est encore moins plein
que celui de l'E, exige que le tuyau vocal se trouve
rétréci le plus possible, soit au moyen des mâchoires
qui se rapprochent, soit au moyen de la langue dont
la pointe s'applique fortement contre les dents incisives inférieures, pour que sa partie charnue refluc
plus aisément vers le palais et puisse s'y attacher
en s'élargissant comme pour sortir entre les dents
molaires des deux côtés ; l'air doit presque entièrement se porter sur les incisives qu'il va heurter
avant de s'échapper de la cavité buccale.

J et G doux.

On articule cette consonne, ainsi que le G doux,

en donnant une vive impulsion à l'air, que l'on fait s'échapper avec force après avoir appliqué à peu près le tiers antérieur de la face dorsale de la langue à quelques lignes en avant des dents incisives de la mâchoire inférieure. Le son du J et du G doux est accompagné, comme celui du C, du D et du G dur, d'une espèce de frémissement sonore qui se fait entendre dans l'arrière-bouche.

L.

Cette consonne, qui est la douzième de l'alphabet, et qui, dans les écritures les plus reculées, a la même valeur et à peu près la même figure, s'articule en repliant la langue sur elle-même, de telle sorte que son sommet, en s'élevant, aille frapper le palais un peu au-dessus des alvéoles des dents incisives supérieures. Ce mécanisme doit être précédé d'un frémissement guttural semblable à celui du B, du D et du G dur. Chez les Latins la consonne R était souvent changée en L; *Ovide* dit à ce sujet:

« Aspera mutata est in lenem tempore longo,
  Littera . . . . »

M.

Le mécanisme de cette consonne *nasale* consiste à rapprocher les lèvres l'une de l'autre, en faisant sortir une partie de l'air par les fosses nasales en même temps que l'on abaisse brusquement la mâchoire inférieure. Une espèce de frémissement sonore, semblable au son faible de l'E muet, précède l'articulation de l'M et se fait entendre dans l'arrière-bouche, comme pour le B, le D, le J et le G dur. Nous ajouterons que l'articulation que représente cette lettre, étant une des premières que prononcent les enfants, a été consacrée dans presque toutes les langues à désigner l'idée de *mère*, de *maternité*. Les poètes latins ne pouvant souffrir l'M à la fin des mots, à cause de sa prononciation nasale et mugissante, avaient coutume d'en faire une élision.

N.

Pour rendre le son que représente la lettre N, il faut porter la pointe de la langue sur les alvéoles des dents incisives supérieures et l'abaisser vivement jusqu'au milieu de la bouche, en chassant l'air dans les narines et en faisant précéder l'abaissement de l'organe phonateur du son de l'E muet que l'on entend dans le pharynx avec une espèce de frémissement des cordes vocales, semblable à celui qu'offre l'articulation naturelle des consonnes B, D, G doux, J, L, M. Dans les langues polonaise et bohémienne, la lettre N prend souvent le son de *gn*. Il en est de même dans la langue espagnole; mais, dans ce cas, l'N est surmonté d'un accent: ainsi, on écrit *enseña* pour *ensegna*, *Baño* pour *Bagno*.

O.

La voyelle O exige à peu près le même mécanisme que l'A, mais les lèvres se portent en avant, de manière à arrondir l'ouverture de la bouche, comme pour faire une petite moue ; la langue est suspendue et courbée en forme d'arc, et le son produit est plus intérieur que celui de l'A. Nous ajouterons que la forme arrondie de l'O rappelle la position des lèvres pendant l'émission de cette voyelle, dont le son a été aussi représenté hiéroglyphiquement par un œil ouvert, parce que c'est la vue qui cause le plus souvent la sensation d'où résulte le cri d'admiration ou l'interjection oh !

P.

Le mécanisme du P ne diffère de celui du B que parce que la première de ces deux lettres exige que l'air sorte de la bouche avec plus de violence et que les lèvres se pressent plus fortement l'une contre l'autre. Le son du B est plus profond et se trouve précédé d'une sorte de frémissement sonore de la glotte, tandis que le son du P est plus explosif, parce que l'air, se trouvant comme retenu dans la bouche, sort ensuite avec plus d'impétuosité au bout des lèvres. Nous dirons aussi que cette consonne re-présentait dans l'origine la figure de la bouche entr'ouverte et vue de profil. On retrouve encore cette ressemblance dans le π grec, et surtout dans l'alphabet hébreu, mais il faut retourner la lettre de droite à gauche. Le P était donc un vrai hiéroglyphe de la parole, puisque *pé* ou *phe* signifie la bouche en hébreu.

Q.

S'articule comme le K et le C dur *(voyez cette lettre)*.

R.

Pour produire l'espèce de ronflement oscillatoire que représente cette lettre, il faut que la langue se replie supérieurement, de manière que sa face dorsale soit concave et que sa pointe soit portée vers le palais, un peu au-dessus des alvéoles des dents incisives supérieures. Dans cette position, l'extrémité linguale mise en mouvement par l'air chassé avec force, doit céder à ce fluide avec une sorte d'élasticité qui lui permette de vibrer aussi long-temps que l'on veut prolonger le frémissement sonore qui précède l'union de l'R avec une voyelle. Il faut de plus, pour éviter le grasseyement proprement dit, avoir soin de laisser dans l'inaction la plus complète la base de l'organe phonateur, les lèvres et la mâchoire inférieure. Nous ajouterons que cette lettre, qui manque dans l'alphabet des Chinois, et que *Conrad-Amman* regardait avec raison comme la plus difficile à prononcer, était anciennement appelée la lettre des chiens, parce que ces animaux semblent la prononcer quand ils grondent. Nous dirons aussi que l'articulation âpre et rude que représente l'R semble être plus spécialement consacrée pour désigner les mouvements rudes et saccadés, ainsi que les objets bruyants et escarpés, tels que *roue, rabot, roc, ravin, rocaille, rude,* etc.

S.

Cette lettre, dont la forme sinueuse et l'articulation sifflante rappellent le serpent, et dont le nom est une véritable onomatopée formée par imitation du sifflement de cet animal, s'articule en plaçant la langue à l'extrémité des dents incisives supérieures, de manière à ne laisser qu'une petite issue à l'air, qui doit être chassé fortement, mais en s'échappant en filets déliés, afin de produire le sifflement qui doit précéder le son vocal et s'unir avec lui, au moment même de l'abaissement subit de la mâchoire inférieure.

T.

Le T, qui est la vingtième lettre de notre alphabet, représente une articulation imitant assez bien le bruit produit par le choc d'un marteau, de même que sa forme rappelle celle de cet instrument. Cette consonne a un mécanisme très simple , qui consiste à placer le bout de la langue sur la face postérieure des dents incisives supérieures, de manière à frapper ces dernières en même temps qu'on abaisse vivement la mâchoire inférieure, pour laisser échapper l'air de la cavité buccale. L'articulation du T ne diffère de celle du D que parce qu'elle est plus explosive et n'est pas précédée d'un frémissement guttural comme celle de cette dernière lettre. *Ausone* comparait la consonne T au mât d'un navire, surmonté d'une vergue, car il a dit :

« Malus ut antennam fert vertice, sic ego sum T. »

U.

L'U français, dont la forme est une imitation grossière de la tête d'un taureau, parce que le son *ou*, qu'il représente dans presque toutes les langues, est un mimologisme exact du beuglement de cet animal, s'obtient facilement en portant les lèvres en avant, de manière à arrondir et à rétrécir l'ouverture de la bouche, afin de chasser l'air par une petite issue, et à modifier convenablement l'espèce de sifflement grave qui est le son naturel de cette voyelle.

V.

On articule cette lettre en retirant un peu en arrière la mâchoire inférieure, et en plaçant légèrement l'arcade dentaire supérieure sur la lèvre du côté opposé, de telle sorte que l'air ne puisse s'échapper que vers les deux commissures labiales. Il résulte de ce mécanisme d'abord une espèce de sifflement qui est précédé d'un frémissement guttural, imitant le son de l'E muet, puis une sorte d'explosion qui complète l'articulation du V, lorsque les lèvres inférieures, cessant d'être appliquées contre la face postérieure des dents incisives de la mâchoire supérieure, ont permis à l'air de s'échapper avec violence de la cavité buccale.

X.

La lettre X que les Latins avaient pris dans l'alphabet grec (1) pour représenter le C et G durs, unis au S ou au Z, est dans notre langue une consonnante double ou plutôt une abréviation des articulations CS, GZ, SS. *Cicéron* (de Orat.) regardait avec raison cette lettre comme étant inutile, puisque les anciens écrivaient souvent *apecs* pour *apex*, *gregs* pour *grex*. *Quintilien* était du même avis que l'illustre orateur romain, car il disait : X *littera carere potuimus, si non quæsissemus :* enfin *Victorin*, qui dans le IVe siècle enseignait la rhétorique à Rome, nous apprend

______

(1) *Priscien* dit en parlant de l'X, *duplicem locò C et S, posteà à Græcis inventam assumpsimus* (lib I).

aussi (art. gram. 1) que les anciens Latins écrivaient séparément chacune des consonnes réunies sous le caractère X. « *Latini voces quæ in X litteram incidunt, si in declinatione apparebat G, scribebant G et S, ut Conjugs, legs.*

Dans notre langue, le caractère X est le signe d'un plus grand nombre d'articulations que dans la langue latine, puisque cette lettre, véritable *Protée* des consonnes, représente tantôt CS, comme dans *luxe*, GZ, comme dans *Xavier*, tantôt deux SS, comme dans *soixante*, un Z comme dans *deuxième*, enfin un K, un Q ou un C dur, comme dans *excès*. Il est donc impossible d'indiquer un mécanisme physiologique qui convienne aux articulations si différentes de l'X; aussi nous nous bornons à dire que le mécanisme qui produit les sons qu'elle représente, est le même que celui des autres consonnes doubles ou simples dont elle est une abréviation ou dont elle tient la place.

Y.

Cette lettre, dont l'invention est attribuée à *Palamède* pendant le siége de Troye, et dont la forme fut suggérée à ce prince par l'ordre dans lequel se rangent les grues en volant, est désignée dans notre alphabet sous le nom de I grec, parce que nous en faisons usage au lieu de l'U ou upsilon des Grecs, dans les mots qui viennent de leur langue, tels que, *syllabe*, *symbole*, *martyrs*, que nous prononçons commes ils étaient écrits avec un I.

Les Latins avaient pris, comme nous, ce caractère pour représenter l'U grec ; mais probablement, ils prononçaient U, et leur U équivalait à notre OU. Voici à cet égard ce que dit *Scaurus* (de orth) : Y *litterarum supervacuam latino sermoni putaverunt, quoniam pro illâ* U *cederet : sed cum quædam in nostrum sermonem græca nomina admissa sint, in quibus evidenter sonus hujus litteræ exprimitur, ut* Hyperbaton *et* Hyacinthus*, et similia; in eisdem hâc litterâ necessario utimur.*

Comme dans notre langue la lettre **Y** représente le son d'un I simple ou d'un I double, elle exige le même mécanisme que cette dernière voyelle qui pourrait toujours la remplacer avec avantage, sans faire perdre beaucoup à l'étymologie des mots dans lesquels on la trouve.

Z et S dur.

La consonne **Z**, qui est le signe d'une articulation réveillant, comme celle de l'S, l'idée du sifflement d'un serpent et du bruit d'une scie, de même que sa forme en zig-zag rappelle la marche d'un reptile et offre quelque analogie de ressemblance avec une scie, est produite par un mécanisme à peu près semblable à celui de l'**S** adouci ; mais il exige, ainsi que celui de l'**S** dur, que la langue vibre à sa base et soit moins élevée, pour fournir à l'air un passage plus large et un son sifflant accompagné d'un frémissement guttural qui doit s'unir à la voyelle au moment où cette dernière se fait entendre.

Il est bon de dire que c'est seulement dans les langues française et anglaise que le **Z** est une consonne simple ayant la valeur que nous venons d'indiquer. En allemand et en espagnol le **Z** représente **TS** ; en italien, elle est tantôt le signe de l'articulation **TS**, et tantôt celui de la double consonnante **DZ**.

Si l'attrait irrésistible des recherches psychologiques et physiologiques auxquelles nous nous sommes livré nous a entraîné dans des considérations préliminaires plus longues que nous le pensions d'abord, les conclusions que nous en avons tirées sont de la plus haute importance pour le sujet principal que nous traitons, puisqu'elles tendent à prouver que la parole est sous l'influence immédiate du cerveau, et que si cette faculté complexe est le résultat de l'art et non un don de la nature, elle est par cela même susceptible d'éducation et de perfectionnement, ainsi que tous les actes qui résultent de l'action des organes de la vie de relation.

Nous bornons là ce que nous avons à dire sur cette intéressante matière, dans la crainte de voir nos lecteurs nous adresser ce passage d'une lettre de *Pline* le jeune, à son ami *Suétone,* « *Opus absolutum est, nec jam splendescit lima, sed atteritur.* »

CHAPITRE VIII.

DE L'ORTHOPHONIE

ET DE LA

CLASSIFICATION DE TOUS LES VICES

DE LA PAROLE.

SOMMAIRE. Définition de l'orthophonie. — Division de cette science. — Cacomuthies. — Dyslalies. — Tableau synoptique des vices de l'articulation. — Conclusion.

> Il n'existe pas en pathologie de classification parfaite.
> COLOMBAT DE L'ISÈRE. *Traité des maladies des Femmes*, T. *I, pag.* 130.

Après avoir fait connaître nos recherches sur le mécanisme de la formation des diverses modifications de la voix, et sur la métaphysique des articulations et des signes graphiques qui les représentent, nous arrivons naturellement à l'étude des vices de la parole qui constitue une nouvelle branche des sciences médicales à laquelle nous avons donné le nom *d'orthophonie* (1).

En prenant pour base l'étiologie, le diagnostic et le traitement des différentes anomalies de l'articulation,

____

(1) Du grec ὀρθὸς *droit, régulier*, et φωνή, *la voix*.

nous les avons divisées en *cacomuthies* et en *dyslalies* formant deux classes principales bien distinctes.

La première, dont nous avons tiré le nom des mots grecs κακὸς *mauvais*, *défectueux*, et de μῦθος *parole*, comprend tous les défauts de prononciation, qui consistent, soit dans l'altération du son que représentent certaines lettres, soit dans la substitution d'une articulation à une autre, comme cela a lieu dans les diverses espèces de *grasseyements* et *de blésités*, etc.

La seconde grande classe de *l'orthophonie* réunit sous le nom générique de *dyslalies*, tiré du grec, de δυς *difficile*, et λαλεῖν *parler*, tous les vices de l'articulation caractérisés par la répétition et la prononciation plus ou moins pénibles des syllabes et des mots, ainsi qu'on l'observe dans le *bredouillement*, le *balbutiement* et le *bégaiement*.

Pour rendre plus facile l'étude physiologique et thérapeutique de ces diverses anomalies de la parole, nous les avons subdivisées en trois sections, qui sont : 1° les *Cacomuthies* et les *dyslalies idiopathiques* ; 2° les *cacomuthies* et les *dyslalies symptomatiques* ; 3° les *cacomuthies* et les *dyslalies dépendant d'un vice organique, primitif ou accidentel.*

TABLEAU SYNOPTIQUE

DES VICES DE LA PAROLE.

Ire SECTION. **VICES** IDIOPATHIQUES DE LA PAROLE.		
	CACOMUTHIES. *résultant de l'altéra- tion du son de certai- nes lettres ou de la substitution d'une ar- ticulation à une autre.*	Les divers grasseyements, la blésité, la lallation ou lamb- dacisme, le jotacisme, le ses- seyement.
	DYSLALIES. *résultant du défaut de coordination des mouvements des orga- nes phonateurs.*	Le bredouillement, le bé- gaiement *labio-choréique* lo- quax, le difforme, le bégaie- ment des femmes ou *labio- choréique aphone*, le lingual. Le bégaiement *gutturo-téta- nique* muet ou nasal, l'intermit- tent, le choréiforme, le canin, l'épileptiforme, enfin le bégaie- ment mixte.

Tous ces vices *idiopathiques* de l'articulation peu- vent être congénitaux, ou être le résultat de l'imita- tion et d'une mauvaise habitude qu'on a prise dès l'enfance.

IIe SECTION. **VICES** SYMPTOMATIQUES DE LA PAROLE.		
	CACOMUTHIES.	Le grasseyement, certaines blésités, le sesseyement.
	DYSLALIES.	Le balbutiement proprement dit, le bégaiement gutturo-té- tanique avec balbutiement, la paraphonie, la baryphonie, le mutisme incomplet sans surd·té.

Tous les vices *symptomatiques* de la parole qui sont compris dans cette section, peuvent être déterminés, par un état pathologique des organes de l'articulation, par la paralysie des nerfs qui les animent, par une affection morbide du cerveau, surtout des lobes antérieurs ; par la diminution et la perte de la mémoire, l'idiotisme, l'état d'ivresse, la chorée générale, par une modification organique des centres nerveux ; par la perte des dents incisives supérieures, par la grenouillette, l'hypertrophie de la langue, enfin par les lésions vitales et les productions morbides qui peuvent avoir leur siége sur les organes de l'articulation.

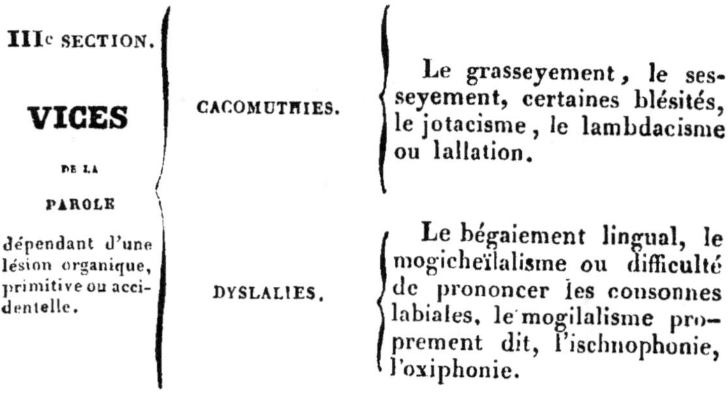

Les défectuosités de l'articulation qui sont rangées dans cette section, peuvent être occasionnées par l'hypertrophie congéniale de la langue, par le manque de développement de cet organe, la longueur excessive du filet, la trop grande profondeur de la voûte palatine, la division de la luette, et celle du voile du palais, l'écartement et la perforation des os palatins, l'existence d'une langue double, enfin le manque de développement du larynx.

Nous sommes loin d'avoir la prétention de regarder cette classification comme étant parfaite : nous croyons au contraire que, si elle présente quelques défauts et des imperfections inhérentes à toutes les classifications qui sont des produits de l'esprit humain, elle a du moins l'avantage de signaler les causes générales et les caractères distinctifs de tous les vices de la parole; ce qui est de la plus haute importance pour découvrir les principes généraux du traitement et les moyens prophylactiques et thérapeutiques qui conviennent plus spécialement à chacun d'eux.

Avant de terminer ce chapitre, nous croyons utile de rappeler à nos lecteurs que la parole étant un acte psychologique, mécanique et physiologique, et par conséquent très complexe, exige l'action simultanée de divers appareils, parmi lesquels sont : 1o le cerveau qui est le siége de l'intelligence, de la mémoire et de toutes les perceptions, et qui par cela même crée, comprend, choisit, apprécie et dispose les mots ou signes sonnores des idées, enfin qui coordonne les mouvements des agents mécaniques de l'articulation. 2o La langue, les lèvres et tous les autres organes modificateurs des sons simples produits par la glotte et dont les différentes combinaisons forment les syllabes. 3° Les nerfs, qui établissent des communications entre le cerveau ou pouvoir régulateur du langage articulé, et les autres parties dont l'action constitue le pouvoir exécutif ou les moyens d'exécution. Il est donc permis de conclure d'après cela que la parole peut être dérangée de quatre manières principales, c'est-à-dire par une lésion de l'appareil cérébral, par une lésion de l'appareil mécanique, par une lésion des agents de communication entre ces deux appareils, enfin par un défaut de coordination entre l'action nerveuse et l'action musculaire des divers organes qui prennent part à l'articulation.

Nous allons actuellement faire connaître le résultat de nos recherches théoriques et pratiques sur *l'orthophonie*, en traitant des anomalies ou vices de l'articulation dans l'ordre suivant :

Ire CLASSE. CACOMUTHIES.	1° Le grasseyement et ses variétés. 2° La blésité, qui comprend le sesseyement, la lallation ou le jotacisme.
IIe CLASSE. DYSLALIES.	3° Le balbutiement, la baryphonie et le mogilalisme. 4° Le bredouillement. 5° Le bégaiement et ses diverses variétés.

CHAPITRE IX.

DU GRASSEYEMENT

ET DE SES VARIÉTÉS.

SOMMAIRE. **Définition** du grasseyement.— Ce vice de la parole est le plus fréquent de tous. — Il est rarement le résultat d'un vice organique. — Description de ces six variétés. — Moyens curatifs qui conviennent à chacune d'elles. — Méthode de Talma.— Conclusions.

> On voit bien des gens qui, par une sorte de bon ton, ou plutôt par une véritable inspiration de mauvais goût, se rendent ridicules en singeant des imperfections dont s'affligent ceux qui en sont véritablement atteints.
> FOURNIER, *Dict. des Scienc. méd.*, t. 19, p. 312.

De tous les vices de la parole, rangés par nous dans la classe des *cacomuthies* (1), celui qui se rencontre le plus souvent est sans contredit le grasseyement, qui consiste soit à articuler dans l'arrière-bouche ou de toute autre manière défectueuse la lettre R, soit à lui substituer le son d'une autre lettre, soit enfin à supprimer plus ou moins cette consonne, comme le font souvent les Anglais et quelques-uns de nos *fashionables* et de nos *lions* parisiens.

Ce qui fait que le grasseyement proprement dit

(1) Du grec κακὸς *mauvais* et μύθος *parole*.

est le vice de la parole le plus fréquent, c'est sans doute parce que l'articulation naturelle de la consonne R exige de plus grands efforts des muscles phonateurs que celle de toutes les autres lettres de l'alphabet. *Conrad-Amman* était sous ce rapport du même avis que nous, car en parlant de l'R, il disait :

« *Sola littera* R *potestati meæ non subjacet.* »

Si cette lettre manque dans l'alphabet des Chinois, c'est probablement aussi parce que les mouvements rudes qu'il faut que la langue exécute pour produire l'articulation qu'elle représente, ne s'accordent pas avec la mollesse de ce peuple qui remplace l'R par L. Les anciens appelaient cette consonne une lettre *canine*, parce que les chiens semblent la prononcer en grondant et en aboyant. Je crois qu'ils auraient eu plus de raisons de l'appeler lettre *féline*, ou des chats, parce que le son qu'elle représente lorsqu'elle est convenablement articulée est moins bien imité par le grondement des chiens que par le ronflement produit par deux petites membranes très minces qui sont placées au-dessous des ligaments inférieurs de la glotte des chats.

Le grasseyement proprement dit ou *rostacisme*, du nom grec ρ, de la lettre R, tel qu'on entend généralement ce mot dans le monde, est le vice de la parole qui consiste à articuler, comme les *gutturales*, dans l'arrière-bouche, la linguale R, de manière à donner à cette lettre un son sourd, traînant et quelquefois extrêmement désagréable. Lorsque cette articulation est peu sensible, on lui trouve généralement quelque chose de doux et d'agréable, qui paraît surtout plus gracieux dans la bouche d'une femme. *Fœminas verba balba decent..... decet os balbum*, dit *Horace.* C'est cette fausse persuasion que le grasseyement est souvent un surcroît de graces et une sorte de mignardise, qui fait qu'on en laisse contracter l'habitude aux enfants, surtout aux jeunes filles qui paraissent devoir être jolies et à qui ce défaut de langue est d'autant plus cher, que chez elles la flatterie trouve tout charmant et sait tout gâter : il est donc raisonnable de ridiculiser ceux qui grasseyent, puisque ce vice de la parole est rarement naturel, mais bien presque toujours le résultat de l'affectation, de l'imitation ou d'une habitude dont on peut se défaire facilement.

Nous pensons, d'après cela, que les auteurs dramatiques feraient une chose utile et contribueraient à rendre beaucoup plus rares les défauts de langue contractés volontairement, si au lieu de mettre sur la scène des personnages bègues dont on n'a pas plus raison de se moquer que des sourds, des muets ou des aveugles, si, disons nous, ils introduisaient dans leurs pièces, des grasseyeurs qui sembleraient plus franchement comiques, car il serait permis d'en rire.

Dans la conversation, ordinaire le grasseyement est

un défaut désagréable, mais il l'est bien plus encore dans le chant et dans la déclamation ; aussi on ne le supporte guère au théâtre que chez les acteurs d'un grand talent, qui ont l'adresse d'en diminuer les fâcheux effets par la perfection de leur jeu et la beauté de leur voix. La célèbre tragédienne, madame *Pélissier*, l'ancien acteur du Théâtre Français *Dorival*, aussi profond dans son art que justement vanté par sa bonne diction ; enfin, la belle et spirituelle madame *Vestris* et plusieurs autres que nous pourrions citer, subirent toujours des désagréments, tant le public avait peine à se faire au grasseyement dont ils étaient affectés.(1)

Comme la définition que nous avons donnée du grasseyement comprend toutes les altérations du son naturel de la consonne R, nous avons dû diviser ce vice de la parole en six espèces principales qui diffèrent entre elles autant par le mécanisme qui les produit que par le son qui en est le résultat.

Dans la première espèce, nous rangeons le grasseyement proprement dit, c'est-à-dire celui qui consiste à prononcer l'R entièrement de la gorge, en sorte que l'articulation de cette lettre se forme par

---

(1) La comtesse de *Chalot*, madame veuve *Talma*, qui fut l'une des plus gracieuses et des plus célèbres actrices de la comédie Française, dit page 32 dans *ses Etudes sur l'art Théâtral*, publiées en 1836, que vers la fin de la carrière de Madame *Vestris*, le parterre lui fit durement payer son indulgence passée, en répétant les mots après elle, pour se moquer de la manière dont elle les prononçait. Elle n'était plus ni jeune, ni jolie, et ceux qui l'avaient d'abord protégée ne se trouvaient plus là pour la soutenir.

un son multiple qui semble être précédé d'un **C** ou
d'un **G**, et rouler dans l'arrière-bouche. Ce grasseyement, qui, comme nous l'avons déjà dit, n'est
pas désagréable lorsqu'il est peu marqué, dépend de
ce que la pointe de la langue, au lieu *d'être portée*
vers le *palais,* se trouve retirée en bas vers la partie
postérieure des dents incisives de la mâchoire inférieure, d'où il résulte que la face dorsale de cet organe est alors convexe au lieu d'être concave, ce qui
le force, pour articuler l'**R**, de vibrer vers sa base,
au lieu de vibrer à son sommet. C'est par un mécanisme diamétralement opposé que nous combattons
ce vice de l'articulation ; les moyens que nous employons, aussi faciles à comprendre qu'à appliquer,
sont les suivants. D'abord, nous faisons porter la langue vers la voûte palatine, à peu près à trois ou quatre lignes plus en arrière que la partie postérieure des
dents incisives de la mâchoire supérieure, de manière
que la face dorsale de l'organe phonateur soit *concave,* et que sa *pointe élevée* soit libre et puisse seule
vibrer. Ce résultat est obtenu sans beaucoup de difficulté, si on a le soin de dire à la personne de laisser l'arrière-bouche dans l'inaction, et surtout de ne pas vouloir d'abord articuler l'**R**, mais seulement se contenter
de chercher à faire osciller la pointe de la langue en
chassant une grande masse d'air, comme pour imiter l'espèce de ronflement des chats, ou encore mieux
le bruit sourd produit par le mouvement de la corde

et de la grande roue d'un émouleur. Lorsque par le moyen de cette gymnastique on est parvenu à faire vibrer *seulement* le sommet de la langue, il résulte alors un son naturel qui imite à peu près celui de la syllabe *re*, à laquelle on fait ajouter une autre syllabe *tour* par exemple, ce qui donne le mot *retour*, ou tout autre, selon la dernière syllabe ajoutée.

Lorsqu'on a obtenu ce résultat, il s'agit de faire prononcer l'R, précédée d'une autre consonne, comme dans le mot *français*; pour y parvenir, on fait prononcer l'F seule, et l'on dit d'imiter ensuite le bruit dont nous venons de parler, et enfin d'ajouter les deux dernières syllabes *ançais*, ce qui donne *fe.....* *rrr......* *ançais, français*, que l'on prononce bientôt convenablement. Il en est de même pour toutes les autres lettres qui peuvent se trouver avant l'R.

La deuxième espèce de grasseyement, qui est celle qui consiste à donner à l'R le son du V, a pour cause la mauvaise habitude qu'on a contractée de vouloir articuler la première de ces consonnes seulement en faisant agir les lèvres, qui s'allongent et se rapprochent comme pour former ce qu'on appelle vulgairement un *cul de poule;* d'où il résulte que l'air chassé par la bouche et les joues n'a qu'un étroit passage pour effectuer sa sortie, comme dans la prononciation des *labiales sifflantes* F et V; la langue, le palais, la cavité buccale et toutes les autres parties qui agissent dans l'articulation naturelle de l'R, restent

dans l'inaction et sont remplacées par les lèvres,
tandis que ces dernières, qui devraient rester immobiles, font seules l'office de tous les autres organes
de la parole. Ceux qui sont affectés de cette espèce
de grasseyement disent *vougeuv* pour rougeur, *vrois*
pour trois, *vive* pour rire.

Pour faire cesser cette variété de grasseyement,
il faut apprendre à prononcer l'R d'après la gymnastique que nous venons d'indiquer plus haut, ayant
de plus le soin de tenir les lèvres rapprochées de
manière à les empêcher d'agir, de se porter en avant,
et de ne laisser échapper que très peu d'air par le
petit intervalle qui doit les séparer; on parviendra
assez facilement à ce double résultat au moyen de
deux doigts, l'index et le pouce, portés, le premier
sur la lèvre supérieure et le second sur l'inférieure;
on devra continuer cet exercice jusqu'à ce qu'on ait
compris le vrai mécanisme de l'articulation de l'R,
et qu'on ait appris à prononcer convenablement cette
lettre. Cette variété de grasseyement, heureusement
très rare, est si ridicule et si pénible pour les auditeurs, que ceux qui en sont affligés se décident rarement à parler en public.

La troisième espèce de grasseyement consiste à
donner à la consonne R deux sons à la fois comme
dans la première espèce ou grasseyement proprement
dit; mais il diffère essentiellement de ce dernier:
1° en ce que les lettres superflues ne sont jamais le

C et le G; 2° en ce que l'articulation de l'R, au lieu d'être formée au fond de la gorge par la base de la langue, a lieu, au contraire, vers la pointe de cet organe, sorti de la cavité buccale et porté entre les dents incisives des deux mâchoires, de manière à aller toucher la face postérieure de la lèvre supérieure. Il résulte de cette articulation vicieuse que la langue est obligée de joindre d'abord au son de la lettre R celui du Z; ainsi on dit *zrizre, mezre, zrevenizr, tzraitzre*, pour *rire, mère, revenir, traître*. Cette troisième variété du grasseyement a plusieurs degrés qui peuvent la rendre plus ou moins désagréable; en général, elle est peu sensible et presque nulle pour certains mots. Pour combattre ce vice de la parole, on n'aura qu'à mettre sous la langue l'un des petits instruments appelés *refoule-langue* qui sont représentés à la fin de cet ouvrage; on pourra par ce moyen articuler assez facilement l'R, sans être obligé d'ajouter au son naturel qu'elle doit produire, celui du Z. Si l'on éprouvait des difficultés pour y parvenir, on mettrait en pratique les préceptes indiqués pour combattre la première espèce du grasseyement.

La quatrième variété de ce vice du langage est celle qui consiste à substituer au son de l'R le son de la syllabe *gue*; ainsi, au lieu de dire *rare, rentrer, français, trente-trois*, on dit *guague, guentguer, fguançais, tguente-tguois*. Ce grasseyement n'est pas aussi rare qu'on pourrait le croire ; nous avons été à même d'en observer plusieurs cas ; c'est surtout dans certaines parties de la Suisse française qu'il nous a semblé être le plus fréquent. Porté à l'excès, il est le plus désagréable de tous ; mais lorsque le son *gue* est articulé faiblement, comme cela arrive le plus souvent, il devient très supportable, ainsi que nous l'avons déjà plusieurs fois remarqué. Nous connaissons un jeune avocat et deux autres personnes qui offrent, il est vrai, d'une manière assez peu sensible, des exemples de cette articulation vicieuse de la lettre R.

La cinquième variété est celle qui consiste à substituer la lettre L à l'R; ceux qui en sont affectés font comme les Chinois, qui, n'ayant pas la consonne R, la remplacent par L, et disent *lale*, *lilè*, *louge*, *plendle*, pour *rare*, *rire*, *rouge*, *prendre*. Cette articulation désagréable l'est encore davantage, lorsque, au lieu de remplacer simplement l'R par L, on mouille cette dernière lettre comme dans *bouteille*, *paille*; ainsi on dirait *peille* pour *père*, *llille*, pour *rire*.

Enfin la sixième espèce de grasseyement, que l'on pourrait appeler *négatif*, parce qu'il se reconnaît par la soustraction plus ou moins complète de l'R, est celle que l'on remarque principalement chez *certains incroyables* nouvellement débarqués qui veulent singer du geste et de la voix nos *merveilleux fashionables* de Paris, qui disent *mouir*, *tacail*, *tou*, *etouné*, au lieu de dire *mourir, travail, trou, retourner*. Ce vice de la parole, de tous les grasseyements le moins désagréable à l'oreille, est constamment le résultat d'une mauvaise habitude, ou plutôt de cette fureur absurde de vouloir imiter certaines gens de prétendu bon ton qu'une inspiration de mauvais goût porte à se donner des défauts dont voudraient se débarrasser ceux qui en sont réellement affligés.

Toutes les variétés de grasseyement ont, comme cette dernière espèce dont nous venons de parler, pour cause principale, l'imitation ou une mauvaise habitude que dans l'enfance on a laissé prendre aux personnes chez qui peut-être déjà une conformation particulière des organes de la parole rendait l'articulation de l'R un peu difficile, et réclamait certains efforts que des parents trop bons ou plutôt trop insouciants n'ont pas eu le courage d'exiger de leurs enfants, qui souvent se croient, au contraire, autorisés à mal parler, parce qu'on se plaît à répéter comme eux les syllabes qu'ils articulent irrégulièrement. Ce qui prouve que l'imitation est la cause la plus ordinaire du grasseyement, c'est qu'on observe ce vice de la parole chez tous les membres d'une même famille, chez une classe de peuple de la même ville, comme on le voit en particulier dans la classe du peuple à Paris, et même enfin chez presque tous les habitants de certaines provinces, comme par exemple en Provence et dans le Forez.

Lorsque nous avons fait comprendre et appliquer convenablement les moyens que nous venons d'exposer, nous avons le soin de rappeler que l'articulation naturelle de l'R exige non-seulement que la langue se replie supérieurement de manière à ce que sa face supérieure soit concave, mais encore que la pointe de cet organe mis en mouvement par l'air, s'échappant avec force, doit céder à ce fluide par une sorte d'élasticité qui le fait revenir rapidement sur lui-même aussi long-temps que l'on veut prolonger l'espèce de frémissement ou *trémolo*, que cette lettre représente.

Dans le Dictionnaire des sciences médicales, M. *Fournier* donne pour combattre le grasseyement une méthode modifiée par lui et imaginée par *Talma*; comme ce grand acteur, ainsi que le médecin que nous venons de citer, paraissent avoir obtenu quelques succès en faisant l'application de cette gymnastique linguale, nous croyons devoir la transcrire ici textuellement.

« Il conviendra de choisir pour les premiers exercices un mot dans la composition duquel il n'entre qu'un seul R : la première lettre de ce mot sera un T et précédera l'R ; par exemple le substantif *travail*. L'on écrira *tdavail*, en substituant un D à l'R; alors l'élève, auquel il aura été recommandé d'effacer de sa pensée l'idée de la lettre R, prononcera plusieurs fois le T et le D séparément en unissant toujours la fin du mot, ainsi *t, d, avail*. Insensiblement il ajoutera un E muet entre le T et le D, et divisera ce mot nouveau en trois syllabes : *te-da-vail*. Cet exercice ayant été fait à diverses reprises, le même mot sera prononcé dans une seule impulsion de voix, mais lentement, *tedavail*. Successivement on le prononce plus rapidement; dans la vitesse de l'articulation, l'E qui avait été introduit se retranche et laisse *tda-vail*. L'on continue à faire prononcer le mot le plus précipitamment possible, en unissant intimement le son du T avec celui du D, et en imprimant plus de force à l'articulation de la première lettre. Déjà l'élève, par ce nouveau procédé, donne à l'auditeur, et sans s'en douter, l'idée de la lettre R, dont le son semble résulter de l'union rapide du T au D. Insensiblement l'R s'articule, et la consonne D, que l'on pourrait appeler ici génératrice, disparaît pour que la lettre créée tout récemment prenne son essor. Dans cet exercice l'R s'articule d'une manière naturelle; car le T et le D, beaucoup plus faciles à former, sont cependant produits par le même mécanisme que l'R, du moins quant aux positions relatives des mâchoires et de la langue.

« Après avoir obtenu le succès dont nous venons de faire mention, il convient d'expliquer à l'élève, de lui démontrer le mécanisme de l'articulation naturelle de la lettre que pour la première fois il vient de prononcer correctement. On lui fait ensuite placer la langue dans la position que nous avons décrite plus haut ; il essaie d'articuler l'R seul, et il est incessamment surveillé, afin qu'il n'emploie aucun son guttural. Lorsqu'il devient familier avec ces premiers exercices, il lui en est prescrit un autre par lequel on commencerait vainement : son objet est de produire la syllabe *re*. Voici comme l'élève procédera : il articulera plusieurs fois de suite les lettres T et D ; la première se prononce d'une voix ferme, et le D plus doucement et après inspiration. Quelques moments après l'élève ajoute à la suite du T D le son *re*, articulé doucement et pendant la même expiration que le D, comme si le *re* était uni à la consonne précédente. Ce n'est point encore tout ; bientôt ce monosyllabe *re*, toujours en suivant le même procédé, se transformera en une consonne, et ce sera un R que l'élève articulera. La durée de cette prononciation, pendant l'exercice qui vient d'être exposé, doit être graduée, comme si le T, le D et l'R formaient une mesure musicale, le D valant une noire, et les deux autres lettres chacune une croche. D'abord, la syllabe *re* s'articule imparfaitement, puis l'R s'y fait sentir un peu, et enfin cette consonne sort avec une certaine force, qui donne déjà une idée de sa rudesse et des progrès de l'élève, auquel il convient de faire redire le mot *travail* et d'autres de même structure, tels que *trône*, *trompé*, etc. Ces expériences ayant donné des résultats satisfaisants, il faut se hâter de profiter des dispositions favorables des organes de la parole, afin de les soumettre à des exercices plus compliqués, et, par conséquent, plus difficiles encore. L'on choisira donc un mot privé de la lettre T comme *ordre*. Ici il faut user d'une autre espèce d'artifice : le mot étant écrit n'a plus d'R ; un T et un E ont été substitués à cette consonne, et l'élève lit *otede* ; après avoir prononcé à plusieurs reprises ce mot comme il vient d'être écrit, la voyelle E sera retranchée ; le T et le D devront être articulés ensemble, comme dans la première leçon. En suivant la même marche, les mêmes gradations, l'élève parviendra à faire sentir le son de l'R ; le son augmentera par degrés, jusqu'à ce qu'il sorte entièrement. Après qu'un individu grasseyant aura acquis la faculté d'articuler les R, qui dans les mots sont précédés et suivis d'autres lettres, il lui restera encore la tâche difficile d'arriver à la formation correcte et rude de celles des consonnes harmoniques disposées au commencement et à la fin des mots, comme *rhétorique*, *plaisir*. Il faut employer, dans ces circonstances, la même méthode dont on vient de lire l'analyse : ainsi, *t*, *d*, torique, et enfin *rhétorique*. La consonne finale s'obtiendra par *plaisi-te-de*, puis *plaisit-de*, et définitivement le mot correct s'articulera sans grasseyement.

« Les guérisons, continue le docteur Fournier, opérées d'après les conseils de *Talma* sont nombreuses et publiques : ce même auteur rapporte que mademoiselle *Saint-Phal*, jeune et jolie débutante de la Comédie française, douée d'une intelligence parfaite, avait un grasseyement si considérable, que cette intéressante actrice fut contrainte d'interrompre le cours de ses débuts. Quelques mois de travail ont suffi pour effacer le défaut qui déparait ses talents ; et lors de sa nouvelle apparition sur la scène, mademoiselle *Saint-Phal* n'aurait point été reconnue des spectateurs de ses premiers débuts, si elle n'eût conservé sa charmante figure. »

Nous sommes loin de contester les avantages de cette méthode ingénieuse, et de nier les succès qu'on a pu obtenir lorsqu'elle a été employée ; mais, ayant été souvent à même d'en faire l'application , nous devons dire que nous n'en avons obtenu que des résultats peu satisfaisants , et que c'est même pour cette raison que nous avons tâché de trouver d'autres moyens, qui nous ont réussi toutes les fois que nous les avons employés , dernièrement encore sur une jeune actrice du théâtre Français, dont le défaut de langue avait retardé les débuts.

La méthode de *Talma*, qui n'est applicable que pour la première variété de grasseyement, est d'ailleurs plus difficile à comprendre et à appliquer que celle que nous avons imaginée ; elle est aussi moins prompte dans ses résultats, et ce n'est qu'après un travail assidu et des exercices multipliés et prolongés pendant long-temps, qu'on peut commencer à remarquer quelques changements dans l'articulation vicieuse de l'R. Au reste, les expériences comparatives que nous avons faites des deux méthodes ont toutes été en faveur de la nôtre ; aussi depuis long-temps nous avons renoncé à celle de *Talma* sur laquelle nous venons de donner de longs détails.

Avant de terminer ce chapitre, nous ajouterons que le grasseyement, causé par le manque ou l'excès de développement de la langue, est toujours incurable ; celui qui résulte de la longueur du frein de cet organe ou de la division du voile du palais, réclame les opérations que nous ferons bientôt connaître comme étant propres à remédier à ces anomalies de conformation.

CHAPITRE X.

DE LA BLÉSITÉ

ET DE SES DIVERSES VARIÉTÉS.

SOMMAIRE. Caractères distinctifs de la blésité. — Du jotacisme. — Du lambdacisme. — Du sesseyement. — De la blésité sur les consonnes gutturales. — De la blésité des étrangers. — Moyens curatifs. — Prophylaxie. — Conclusion.

Cereus in vitium flecti
HORACE, Art poétique.

La blésité, regardée mal à propos par quelques auteurs comme synonyme de bégaiement, est une *cacomuthie* (1) qui consiste soit à changer ou à altérer le son représenté par certaines lettres, soit à substituer une articulation à une autre. Ainsi, on doit regarder comme étant affectés de blésité ceux qui disent : *zaloux* pour *jaloux*, *zentille* pour *gentille*, *seval* pour *cheval*, *sien* pour *chien*, *tucre* pour *sucre*, *fye* pour *fille*, *biyard* pour *billiard*, *darçon* pour *garcon*, *tapitaine* pour *capitaine*, et une foule d'autres altérations et substitutions de sons, qu'il est inutile de rappeler.

Toutes ces espèces de blésités, qui peuvent quel-

(1) Voyez le tableau de la classification des vices de la parole, page 199.

quefois être causées par un vice de conformation, sont, dans la grande majorité des cas, comme le grasseyement, le résultat de l'imitation ou d'une mauvaise habitude qu'on a contractée dans la sotte persuasion que le langage devenait plus doux et plus gracieux.

Il y a encore un autre genre de blésité qu'on remarque surtout chez les étrangers, et qui a pour cause le transport de certaines articulations, dans une langue, un idiome ou un patois chez lesquels ces articulations manquent ou se prononcent autrement. Ainsi, un Gascon dit : *varce* pour *barbe*, *Bauvan Vauban* ; un Normand articule *geval* pour *cheval*, tandis qu'un Picard dit *queval* ; un Flamand prononce *campane* pour *campagne*, *rène* pour *règne*, *boutele* pour *bouteille* ; enfin, un Allemand dit : *chaloussie* pour *jalousie*, *cholie* pour *jolie*, *kâteau* pour *gâteau* ou *cadeau*, *Titon* pour *Didon*.

En suivant l'ordre de fréquence de toutes les diverses espèces de blésités, nous allons les passer successivement en revue en signalant leurs caractères distinctifs et les moyens curatifs qui conviennent à chaque variété en particulier.

PREMIÈRE ESPÈCE DE BLÉSITÉ OU JOTACISME.

Le *jotacisme* (1) comprend deux espèces de blésités qui consistent à donner au J et au G doux le son du Z et de l'S, ou celui de cette dernière consonne

____

(1) *Iotacisme* des latins, de *iota* nom grec de la lettre i.

à l'articulation représentée par le CH. Dans le premier cas, on dit : *zanvier* pour *janvier*, *zenou* pour *genou*; dans le second on prononce : *château, chevreuil, chimère*, comme s'il y avait *sâteau, sevreuil, simère*.

Pour combattre ces vices de l'articulation, il s'agit dans la première variété de faire retirer la langue dans l'arrière-bouche, et porter cet organe vers le voile du palais; alors, en faisant une forte expiration, la langue vibrera de manière à produire un son analogue à celui de la syllabe *je*, sans cependant avoir eu l'intention de produire aucun son avec un E muet. Il est bon de dire aussi que pour articuler convenablement le J et le G doux, on devra non-seulement chasser l'air avec force, mais encore avoir le soin de porter les lèvres en avant comme pour faire une sorte de moue. Il en est de même pour la seconde variété de blésité; cependant la forte expiration et la position de la langue telles que nous venons de l'indiquer imitent mieux l'articulation du CH, dont le mécanisme a la plus grande analogie avec celui de l'action de se souffler dans les mains pour les réchauffer. C'est même le moyen le plus simple pour faire cesser promptement le jotacisme et arriver à la prononciation facile du CH; aussi, au lieu de parler d'abord de cette dernière articulation, nous nous bornons à faire imiter le bruit ou plutôt l'espèce de sifflement qui résulte de l'action de se souffler dans les mains, puis, sans faire connaître d'avance aux personnes que nous traitons les mots qu'elles vont prononcer, nous joignons à l'articulation artificielle du CH obtenue comme nous venons de l'indiquer, les voyelles avec lesquelles elles devront se confondre pour former une syllabe. Par exemple, quand nous voulons faire prononcer le mot *chocolat*, nous disons, sans en indiquer le but, *ce qui est important*, d'imiter d'abord l'action de se souffler dans les mains, puis de faire entendre isolément la voyelle O qui est suivie des deux syllabes *colat* pour achever le mot *chocolat* prononcé ainsi : *ch,-o,-colat*.

Lorsque nous voulons faire suivre le J et le G doux, d'une voyelle autre que l'E muet, nous employons un artifice qui diffère peu de celui que nous venons d'indiquer pour le CH, c'est-à-dire, que, pour unir le J à une des voyelles, nous le faisons articuler séparément comme s'il était suivi d'un E muet prononcé faiblement. Ainsi les mots *jaloux*, *Jupiter*, *giraffe*, *mijaurée*, sont articulés comme s'ils étaient écrits, *je-a-loux*, *Je-u-piter*, *ge-i-raffe*, *me-i-jaurée*, de même que les mots *chameau*, *chirurgien*, *mouchoir* sont d'abord prononcés, *che-a-meau*, *che-i-rurgien*, *mou-che-oir*, avec un CH produit isolément par l'air chassé brusquement des poumons pendant l'action de se réchauffer les mains. Lorsqu'au moyen de ces artifices orthophoniques, on est parvenu à articuler passablement le J et le G doux, il est facile de concevoir qu'on arrive bien vite à leur donner la prononciation naturelle qui leur est propre.

DEUXIÈME ESPÈCE DE BLÉSITÉ OU LAMBDACISME.

Le *lambdacisme* (1) ou *lallation* est un vice de la parole dans lequel la consonne L simple ou mouillée est prononcée d'une manière défectueuse, ou bien est substituée à une autre lettre.

Cette *cacomuthie* offre trois variétés principales. La première, qui consiste dans l'articulation vicieuse de L mouillée, est toujours le résultat de l'imitation et de l'habitude qu'ont certaines personnes de prétendu bon ton, d'altérer le son naturel des lettres dans le but de l'adoucir. Ce vice de la parole est général à Paris et dans ses environs, où l'on remplace les L mouillés comme s'ils étaient des Y. Ainsi, les Parisiens et ceux qui les imitent, disent *fye, patrouye, bouteye, biyard, biyot,* pour *fille, patrouille, bouteille, billard, billot.* Cette variété du lambdacisme, qui est un vrai défaut de langue produit par l'affectation, constitue avec le grasseyement le principal accent des Parisiens, qui ont l'habitude d'appeler *Gascons* ceux qui prononcent bien les L mouillés (2).

(1) Du mot *lambda*, qui est le nom de la lettre L dans l'alphabet grec.

(2) Cette variété du lambdacisme est si loin de paraître un défaut à certains grammairiens, que M. *Napoléon-Landais* indique dans son dictionnaire la prononciation de L mouillée comme étant la même que celle de l'Y.

Pour remédier au lambdacisme de ce genre, nous décomposons les mots dans lesquels se trouvent des L mouillés, en ayant la précaution de les faire articuler comme un seul L suivi d'un I ; ainsi, les mots *billard, bataillon, billot, conseil, patrouille, travailler, d'ailleurs*, sont prononcés comme si l'L était suivi d'un I, c'est-à-dire, comme si ces mots étaient écrits, *bi-liard, bata-lion bi-liot, con-séli-e, patrou-li-e, trava-lier, d'a-lieurs*, ainsi que cela a lieu dans *alliance, liard, million*, etc.

La seconde variété du lambdacisme, qui consiste à prononcer L mouillé comme un L simple, est très commune dans les départements du Nord de la France, où l'on dit généralement, *file* pour *fille*, *carilon* pour *carillon*, *pâle* pour *paille*, *boutele* pour *bouteille* ; cette manière défectueuse de prononcer L, qu'on remarque aussi presque toujours chez les Allemands qui parlent français, exige les mêmes moyens orthophoniques que la première variété de lambdacisme, c'est-à-dire, qu'il faut également décomposer les mots comme nous l'avons indiqué et faire prononcer les L mouillés comme s'ils étaient des L simples et suivis d'un I.

La troisième espèce de lambdacisme consiste à substituer L simple ou L mouillé à la consonne R, comme le font les Chinois, certains peuples d'Amérique et les enfants qui commencent à parler ; ce vice de la parole réclame les moyens curatifs que nous

avons indiqués pour la première variété du grasseyement, c'est-à-dire qu'il faut bien faire comprendre
la prononciation naturelle de l'R et la différence qui
existe entre l'articulation de cette consonne et celle
du L; ce vice, plus spécialement désigné sous le nom
de *lallation*, est incurable quand il est le résultat du
manque de développement de la langue.

TROISIÈME ESPÈCE DE BLÉSITÉ OU SESSEYEMENT.

Le *sesseyement* est une *cacomuthie* qui consiste à
altérer les consonnes sifflantes, S, Z, CH, J, X, soit en
y ajoutant le son de deux L mouillés et d'un I, soit en
rendant trop fortes et trop retentissantes les articulations qu'elles représentent de manière à produire une
sorte de sifflement empâté et désagréable, soit enfin
en substituant le T à l'S adouci. Ainsi, pour dire
*sergent, soixante, zèle, seize, chuchottement, cha-
peau, gibier, jambe, projet, Xérès*, les personnes
affectées de la première variété de sesseyement, qui
est la plus fréquente, prononcent *slliouslli, slliergl-
lient, sllioixlliante, zllièle, sllièzllie, chlliuchllioie-
ment, chlliapeau, gllibier, jlliambe, projliet, Xlliè-
rès*, comme si les S, les Z, les CH, les G doux, les J
et les X étaient suivis de deux L mouillés et d'un I.

La seconde variété de sesseyement consiste à articuler l'S et le Z en faisant sortir la pointe de la langue hors de la bouche, au lieu de la laisser dans cette
cavité, et de l'appuyer contre la face postérieure des

dents de la mâchoire supérieure; enfin la troisième variété est caractérisée, comme nous l'avons déjà dit, par la substitution du T à l'S, au CH, au C doux ou à l'X. Ceux qui sont affectés de cette cacomuthie disent *tucre* pour *sûcre*, *toupton* pour *soupçon*, *tel* pour *sel*, *taititement* pour *saisissement*, *tate* pour *chasse*, *étertite* pour *exercice*.

Pour remédier au sesseyement du premier genre, c'est-à-dire celui où les articulations de deux L mouillées et de la voyelle I sont ajoutées aux consonnes sifflantes S, J, CH, Z, il suffit de faire produire *isolément* l'articulation de ces consonnes de telle sorte, que l'espèce de sifflement qu'elles représentent ait lieu sans être joint aux voyelles qui suivent et avec lesquelles elles s'unissent pour former des syllabes ou des mots. Comme le sesseyement de ce genre a lieu parce que l'air poussé trop fortement s'échappe sur l'un des côtés de la langue, on doit faire en sorte que ce fluide suive avec lenteur et sans effort le milieu de cet organe, et aille se briser par un mince filet contre le bord des dents incisives supérieures.

Lorsqu'on est parvenu à articuler isolément les lettres S, J, CH, sans faire entendre le son *mouillé* qui constitue le sesseyement du premier genre, il faut alors joindre les voyelles à ces consonnes en les faisant prononcer séparément; ainsi, *silence, charger, Zabulon* seront prononcés *s-i-len-ss-e, ch-arger, Z-a-bulon*.

La seconde variété du sesseyement cesse aussitôt que l'on fait prononcer le S et le Z en maintenant la langue dans la bouche, par le rapprochement des mâchoires et le serrement des dents incisives inférieures et supérieures; enfin, la troisième variété réclame les mêmes moyens que la première, c'est-à-dire qu'il faut d'abord prononcer le S et le Z seuls, et sans y joindre les voyelles qui suivent.

QUATRIÈME ESPÈCE DE BLÉSITÉ OU BLÉSITÉ GUTTURALE.

La blésité de cette espèce est celle qui consiste dans la substitution de la labiale T aux consonnes *gutturales* C dur, K et Q, et dans celle du D au G dur. Ceux qui en sont affectés disent, *tapitaine, terelle, tintina, darder, jardon* pour *capitaine, querelle, kinkina, garder, jargon.*

Pour remédier à ces diverses cacomuthies, nous avons recours à un moyen très simple qui nous a réussi dans tous les cas.

Si c'est sur le C le K et le Q que la substitution de la lettre T a lieu, nous faisons refouler le plus possible la langue dans la bouche au moyen d'un doigt; puis, en maintenant l'organe phonateur relevé et refoulé, nous faisons prononcer les syllabes *ta, té, ti, to, tu,* qui n'offrent ordinairement aucune difficulté, mais qui sont articulées alors *ka, ké, ki, ko, ku,* à cause de la position dans laquelle la langue est maintenue. Pour la blésité sur le G dur, nous faisons placer la langue de la même manière, mais au lieu de faire articuler *ta, te, ti, to, tu,* nous faisons dire *da, de, di, do, du,* qui sont alors forcément prononcés *ga, gué, gui, go, gu*. Lorsqu'on a essayé plusieurs fois ces divers mécanismes artificiels, on fait remarquer aux personnes sur lesquelles l'expérience a eu lieu, que, sans s'en douter, elles ont prononcé toutes les lettres *gutturales* qu'elles remplaçaient par les *linguales* T et D. En leur prouvant de cette manière qu'il suffit d'articuler dans le fond de la gorge et non avec la pointe de la langue, on parvient bientôt à les convaincre que leur difficulté est une des plus faciles à guérir.

Il y a encore une cinquième espèce de *blésité* dont nous avons déjà parlé, qui est le résultat de la substitution d'une ou plusieurs articulations d'une langue aux articulations d'une autre langue dans laquelle elles représentent un autre son. Ainsi les *Gascons* disent, *bain* pour *vain*, *bibier* pour *vivier*; les Flamands, *réner* pour *régner*, *file* pour *fille*; enfin les Allemands prononcent *kant* pour *gand*, *tocile* pour *docile*, *chardin*, pour *jardin*, *tiner*, pour *dîner*. Comme cette espèce de blésité est plutôt un accent étranger à la langue française qu'un véritable vice de la prononciation, nous nous bornerons à dire qu'il suffit pour la voir disparaître d'indiquer le mécanisme et le son naturel de ces diverses articulations, en ayant le soin de ne pas montrer les signes graphiques, ou rappeler les lettres qui les représentent. C'est de cette manière qu'on fait facilement disparaître la plupart des accents étrangers, et qu'on parvient à bien prononcer les langues vivantes, qu'il ne faut étudier dans les livres que lorsqu'on sait déjà bien les parler. Si les petits enfants prononcent aussi purement les divers idiômes qu'ils entendent, c'est moins, comme on le croit, parce que leurs organes sont plus flexibles, que parce que, ne sachant pas encore lire, ils apprennent les mots sans théorie, et sont, par cela même, dans l'impossibilité de prononcer les syllabes d'après les lettres qui les composent, et qui n'ont pas la même valeur dans toutes les langues.

Il est probable, nous le répétons encore, que si les personnes qui sont chargées d'apprendre à parler aux enfants prenaient de bonne heure le soin de les faire articuler distinctement et avec exactitude, on préviendrait la plupart des vices de la parole que nous avons signalés dans ce chapitre. Si l'on rencontre un aussi grand nombre de personnes qui parlent d'une manière défectueuse, c'est que souvent les parents ont l'habitude de regarder comme des gentillesses les mots mal articulés que leurs enfants se plaisent d'autant plus à répéter, qu'ils savent que, loin d'être repris par eux, ils obtiennent au contraire leur approbation et, par conséquent, celle de tous ceux qui les entourent.

CHAPITRE XI.

DU BALBUTIEMENT

ET DE SES VARIÉTÉS.

Sommaire. Caractères distinctifs du balbutiement. — Ce vice de
la parole peut être essentiel et symptomatique. — Baryphonie. — Balbutiement enfantin. — Lésions pathologiques et
physiologiques qui peuvent donner lieu à cette espèce d'hésitation.—Moyens curatifs.—Mémoire verbale et ses avantages.
—Opinions des phrénologistes.—Opinion de l'auteur.

> Quand une personne possède bien sa
> pensée, elle sort de son cerveau comme
> Minerve sortit tout armée du cerveau
> de Jupiter.   Voltaire.

Le balbutiement (*balbuties* des Latins, dérivé de
balbutire) parler avec peine, est un vice de la parole qui consiste à prononcer les mots avec hésitation, interruption, peu distinctement, et quelquefois même à les répéter, mais toujours avec
calme, à voix basse et sans précipitation, ni secousses convulsives, comme cela a lieu dans le bégaiement, dont nous aurons bientôt à nous occuper
plus particulièrement.

Si le balbutiement, tel que nous venons de le
décrire, est presque toujours le symptôme de quelque maladie, ce vice de l'articulation peut aussi
être *essentiel* ; mais, dans ce cas, il accompagne
les premiers essais des enfants dans la formation du

langage articulé, ou bien il est le résultat d'un manque d'intelligence, d'une mauvaise habitude qu'on a contractée, ou enfin il peut dépendre d'une sorte de paresse et de nonchalance naturelle à certains individus.

Cette imperfection du langage, surtout lorsqu'elle est *idiopathique,* offre plusieurs variétés qu'il nous semble utile de faire connaître. Dans quelques cas, le balbutiement consiste tout simplement dans l'addition plus ou moins prolongée de plusieurs E muets à la fin de la majeure partie des mots ; dans d'autres cas, les E muets sont remplacés par certains sons ou certaines articulations insignifiantes, telles que *kne kne kne, que que que, heim heim heim* ou toute autre du même genre; enfin, chez quelques individus, le balbutiement a pour seul caractère le prolongement de la plupart des articulations. C'est cette dernière variété qui constitue ce qu'on appelle la *baryphonie* ou parole lourde (1). Les phrases suivantes donneront une idée plus exacte des diverses imperfections du langage que nous voulons signaler. *Excusez-moi eee, si je parle eeee avec eeee difficulté eee ;* ou bien : *Messieurs et mesdames kne kne kne,* je vais vous *entretenir kne kne kne, d'une kne kne, affaire importante kne kne kne....;* ou enfin : *Si je prends que que que la parole que que aujourd'hui que que que....,* c'est *heim*

(1) Du Grec βαρυς *pesant,* et φωνη *la voix.*

heim, pour vous annoncer heim heim, etc., etc.
Le balbutiement désigné par les auteurs sous le nom
de baryphonie, qui est caractérisé par la *lourdeur*
des sons vocaux et l'allongement des syllabes, est
à peu près imité dans la phrase suivante : *bon-on-on
jour-our mon-on-on-sieur-eur co ooo-ment-ent
vous ou ou ou-por ortez-vous-ou.* Ces sons prolongés et ces articulations supplémentaires, si désagréables à l'oreille de l'auditeur, se trouvant ajoutés et placés machinalement ou par habitude au
milieu et à la fin de chaque phrase, donnent aux
personnes qui les font entendre le temps de trouver les expressions propres à rendre leurs pensées,
sans laisser des intervalles de silence plus ou moins
longs entre les mots qu'elles cherchent et qu'elles articulent avec lenteur et hésitation.

Le balbutiement enfantin dépend moins du développement incomplet des organes vocaux et de leur
manque d'usage, que de l'imperfection des idées.
L'hésitation de la parole, déterminé par cette cause,
cède bientôt aux progrès de l'âge qui développe le
cerveau, et accroît l'intelligence à mesure qu'il for-
tifie les organes de l'articulation. Les enfants dont
l'esprit est précoce, et qui, par cela même, éprouvent plus tôt le besoin d'exprimer leurs pensées par
la parole, cessent en général de balbutier de très
bonne heure. Ceux au contraire qui sont dans des
conditions opposées sont quelquefois très long-
temps avant de pouvoir s'exprimer nettement.

Dans ce cas, il est de la plus haute importance de faire en sorte que le balbutiement ne dégénère en habitude, car il serait beaucoup plus difficile à combattre dans un âge plus avancé. On devra donc s'appliquer à faire articuler distinctement toutes les syllabes, soit en apprenant à lire aux enfants, soit dans la conversation, ou en les faisant réciter leurs prières ou leurs leçons. C'est au moyen d'une attention soutenue et avec le secours de fréquents exercices que l'on parvient à triompher presque toujours en peu de temps du balbutiement qui menace de survivre à l'âge où les enfants parlent ordinairement avec facilité. Nous devons dire aussi que lorsque cette affection persiste après avoir convenablement employé les moyens que nous venons d'indiquer, il est probable, si du reste les sujets sont doués d'une intelligence ordinaire, il est probable, disons-nous, qu'elle est le résultat d'un état permanent de faiblesse entretenu par la présence de vers intestinaux dans le canal digestif. On doit donc, dans ce cas, recourir à l'emploi des vermifuges et à un régime fortifiant, puis mettre de nouveau en pratique les moyens orthophoniques que nous avons indiqués plus haut.

Le balbutiement *essentiel*, coïncidant avec un manque d'intelligence ou un état d'idiotisme, ne dépend pas d'un vice des organes vocaux, mais bien de l'imperfection des idées, qui, mal arrêtées, sont sans suite et sans liaison; les impressions, reçues lentement, sont communiquées de même; l'absence des idées entraîne l'absence de la parole; ceux dont l'intelligence est bornée ou dont la mémoire est infidèle doivent nécessairement hésiter pour rendre leurs pensées. Ce qui milite encore en faveur de cette opinion, c'est que les personnes qui ordinairement parlent très facilement balbutient souvent et sont même quelquefois dans l'impossibilité de dire un seul mot, si le respect, la timidité, la surprise ou la peur viennent arrêter ou modifier momentanément l'activité de leur cerveau. Nous avons vu des hommes très spirituels se trouver dans un tel trouble à une première entrevue, qu'ils restaient muets ou du moins ne pouvaient que balbutier la plus légère excuse, le compliment le plus simple ou la réponse la plus ordinaire. Cette espèce d'hésitation accidentelle disparaît ordinairement avec avec l'âge, surtout si l'on fréquente le monde et si l'on a l'occasion de parler en public. Le balbutiement résultant d'un manque d'intelligence est, dans le plus grand nombre de cas, très difficile à guérir ; cependant on y parvient en développant les facultés intellectuelles au moyen d'une éducation particulière, qui exige de la part de celui qui la dirige autant de patience que d'expérience et de sagacité.

Le balbutiement peut aussi avoir pour cause la paralysie de langue et des lèvres, la faiblesse partielle des organes de la parole, la faiblesse générale produite par la présence des vers intestinaux, par des

saignées trop abondantes, par de longues maladies,
par l'onanisme ou d'autres excès vénériens : *post ve-
nereas voluptates magis titubat lingua*. Ce vice de la
parole peut aussi être symptomatique d'une foule de
maladies, parmi lesquelles sont l'esquinancie, les
aphthes, les ulcérations varioliques et syphilitiques
ayant leur siége sur la langue ou sur d'autres parties
de la cavité buccale ; la diminution ou la perte de
la mémoire (1), l'état d'ivresse ou de narcotisme,
la chorée générale, l'imminence de l'apoplexie, les
accès de spasme, les affections morbides du cerveau,
telles que la congestion de cet organe, le ramollisse-
ment de sa substance, les tumeurs cancéreuses, tu-

(1) En général, les personnes qui possèdent à un haut degré la
mémoire verbale (memoria verbalis des anciens) parlent avec
une grande facilité, et leur parole semble s'écouler de leur bouche comme les ondes limpides d'un ruisseau que rien ne comprime
dans sa course. Cette faculté ne se borne pas au pouvoir de retenir
les mots, car elle porte aussi ceux qui en sont doués à les inventer,
à les modifier et les coordonner de manière à exprimer leurs sentiments intimes avec toutes leurs nuances et leurs modifications.
D'après *Gall* et ses disciples, la mémoire verbale n'est qu'un attribut de la faculté du langage qui se manifeste par un organe cérébral situé sur la partie postérieure et transversale de la voûte
des orbites. Les personnes chez qui cet organe est très développé s'expriment avec élégance et animation, surtout si les
sens de l'imagination et de la réflexion agissent de concert et
dans des proportions égales. Les discours sont au contraire ver-
beux, lourds et vulgaires quand l'organe du langage est large
et celui de la réflexion petit. Lorsque ces deux *sens* sont peu
développés, il y a défaut d'expression, répétition pénible des mots
et balbutiement, enfin, si les conceptions intellectuelles sont fines
et très rapides, mais coïncident avec le peu de développement de
la faculté du langage, il en résulte souvent le bredouillement et
certaines variétés de bégaiement.
Cette théorie des phrénologistes est ingénieuse et surtout
poétique, mais nous ne l'admettons qu'avec restriction, c'est-à-
dire qu'au lieu de placer dans telle ou telle partie du cerveau cha-

berculeuses, fongueuses, osseuses, et toutes les maladies chroniques de l'encéphale que presque tous les praticiens ont regardées mal à propos comme pouvant causer le bégaiement ; enfin les vomiques du poumon observées par de *Haen*, l'hypertrophie ou le manque de développement de la langue, la division de la luette, la perforation et la trop grande profondeur du palais peuvent donner lieu à cette affection, qui est aussi très souvent un des résultats fâcheux de l'apoplexie et de la faiblesse sénile.

D'après ce que nous venons de dire, il est facile de concevoir qu'il est impossible d'indiquer une méthode générale de traitement pour combattre le balbutiement symptomatique, puisqu'il n'est que la conséquence d'autres affections, qui doivent être combattues par des moyens propres à chacune d'elles. Les circonstances nombreuses et diverses sous l'influence desquelles cette lésion de la parole se manifeste ne sont donc la source d'aucune indication particulière, car on la voit augmenter, diminuer ou cesser complétement, suivant la direction que la thérapeutique a imprimée aux maladies dont elle est un des symptômes.

cune des facultés qui président au langage articulé, nous regardons la masse entière de l'encéphale comme étant le siége de l'intelligence et par conséquent le siége de chacune des facultés dont l'ensemble forme le principe régulateur de l'acte complexe qui constitue la parole. Cette question, qui a occupé pendant plusieurs séances l'Académie de médecine, est aussi loin d'être résolue aujourd'hui qu'avant les discussions et la polémique très vives auxquelles elle a donné lieu. Ce sera toujours en vain qu'on voudra expliquer la physiologie du cerveau en la faisant pénétrer dans le domaine de la psychologie.

CHAPITRE VII.

DU BREDOUILLEMENT.

Sommaire. Caractères du bredouillement. — Ce vice de la parole disparaît en partie dans certaines circonstances. — Il ne se manifeste chez les enfants qu'à l'âge où l'articulation est ordinairement nette et facile. — Moyens de le prévenir et de le combattre. — Le bredouillement est toujours plus difficile à guérir que le bégaiement.

> On sait qu'à l'égard des différents sons l'oreille ne perçoit nettement que ceux entre lesquels il existe un intervalle donné.
> Rullier, *Dict. de méd.*, t. III, pag. 511.

Le bredouillement (*sermonis tumultus*) est ce vice de la parole qui consiste à prononcer confusément les mots, et avec tant de rapidité qu'ils sont coupés et articulés à demi.

Ceux qui bredouillent sont en général vifs et spirituels; leurs idées se succèdent avec tant de promptitude, et ils sont si vivement pressés de rendre vite ce qu'ils pensent, qu'étant, pour ainsi dire, contents de se comprendre eux-mêmes, ils se hâtent tellement en parlant, qu'ils n'achèvent presque aucun des mots, et qu'ils laissent si peu d'intervalle entre ceux-ci, qu'il y a nécessairement confusion dans les sons. Le bredouillement, qui est une anomalie de l'articulation aussi fréquente que le bégaiement, a donc pour seule cause la vivacité et la précipitation excessive avec laquelle on veut rendre ses idées par la parole.

Lorsque les bredouilleurs se trouvent dans l'intimité avec des personnes devant lesquelles ils ne s'observent pas en parlant, leur langage est souvent inintelligible, et si avec le temps on parvient à le comprendre, c'est qu'on est doué d'une oreille bien délicate, ou qu'on a appris par une longue habitude à deviner ce qu'ils veulent dire.

Ceux qui parlent en public ou devant des personnes qui leur inspirent un certain respect se trouvent quelquefois momentanément débarrassés de leur défaut, et deviennent intelligibles, au grand étonnement des auditeurs, jusqu'à ce qu'ils aient de nouveau à parler avec des personnes qui ne les obligent à aucune contrainte. Nous connaissons un jeune ecclésiastique qui parle avec facilité en prêchant, et qui bredouille d'une manière très pénible dans la conversation ordinaire. Lorsqu'il est obligé d'apporter une plus grande attention et de réfléchir davantage à ce qu'il doit dire, il en résulte que ses mots ont le temps d'être mieux articulés, et que ses idées, mieux coordonnées et émises plus lentement, font cesser la volubilité excessive qui fait, comme nous l'avons déjà dit, que la plupart des bredouilleurs ne sont souvent compris que par eux-mêmes.

Il en est de même de ceux qui sont forcés de parler une langue qui ne leur est pas aussi familière que leur langue naturelle; nous avons connu un professeur suppléant à la Faculté de droit de Grenoble, qui bredouillait lorsqu'il faisait un cours de droit français, et qui, au contraire, parlait très distinctement quand il faisait en latin un cours de droit romain; l'inverse aurait eu lieu, si, au lieu de bredouiller, il avait balbutié, parce que le temps qu'il aurait mis pour traduire ses pensées aurait encore augmenté la lenteur de leur émission.

Parmi les personnes que nous avons eu le bonheur de guérir de leur bredouillement, il s'en est trouvé dont l'articulation était si défectueuse que nous étions dans l'impossibilité de comprendre un seul mot de ce qu'elles nous disaient, et même de distinguer dans quelle langue elles nous parlaient. Afin de donner une idée aussi exacte que possible de cette anomalie de la parole, nous allons imiter et traduire dans quelques phrases la manière d'articuler de certains bredouilleurs que nous avons traités, et qui disaient : *J' s'ual cabn' stoi natrel d' Jard' Roi*, pour : *Je suis allé au cabinet d'histoire naturelle du Jardin-du-roi*; ou bien : *Bon j' m' sieu', d'serais palé pat'clier*, pour : *Bonjour Monsieur, je désirerais vous parler en particulier; Je m'ap' Joph J'lien, je s' d' Lyon*, pour : *Je m'appelle Joseph Julien, je suis de Lyon; Voil' troup' ligne q' pass' danl' rue*, pour : *Voilà la troupe de ligne qui passe dans la rue.*

Ce genre de bredouillement, qui est porté au plus haut degré et qui est un des plus inintelligibles, n'est pas aussi rare qu'on le supposerait d'abord, car nous avons eu occasion d'en observer plus de vingt cas, depuis que nous nous occupons spécialement de l'orthophonie, c'est-à-dire depuis environ douze ans.

Ce vice de la parole qui, dans la grande majorité des cas, est moins prononcé et qui souvent se prolonge autant que la vie, ne prend son vrai caractère chez les enfants qu'à l'âge où leur langue est déliée, et à l'époque où ils ont l'articulation des mots ordinairement nette et facile. Si l'on remonte à l'origine de cette lésion, on s'aperçoit que l'enfant chez lequel elle se manifeste joint, à la vivacité d'esprit qui le distingue le plus souvent, une négligence à prononcer distinctement les mots, qui tient d'une part à la paresse naturelle à cet âge pour tout ce qui sent la précision et le travail, et de l'autre à ce qu'il est à cet égard gâté par le tendre empressement de ses proches, qui, placés comme aux aguets autour de lui, se montrent incessamment avides d'épier ses paroles, de saisir la moindre de ses pensées, et pour lesquels son langage, tout confus qu'il est, devient cependant dès lors suffisant.

Cette affection, à laquelle on fait ordinairement

trop peu d'attention, et qu'on abandonne presque toujours à elle-même, devient un vice habituel de la parole, qui cesse quelquefois avec l'âge, mais qui, le plus ordinairement, dure souvent autant que la vie. Cette infirmité sera facilement combattue, et pourra, dans un grand nombre de cas, cesser entièrement, si l'on a le soin d'accorder quelque attention à la prononciation des mots, qui devra être toujours lente, et surtout mesurée. On préviendra le bredouillement chez les enfants en les faisant lire à haute voix et déclamer, en mesurant tous leurs mots par un rhythme musical, comme nous le conseillerons bientôt pour le bégaiement. Tous ces moyens seront plus efficaces si l'on y joint de plus l'étude des langues étrangères, et si l'on force les jeunes bredouilleurs à s'exercer le plus possible dans une de ces langues.

Le bredouillement que l'on a, ainsi que le balbutiement, mal à propos confondu avec le bégaiement, est toujours plus long et plus difficile à guérir que ce dernier vice de la parole, parce que les bègues, ayant plus de peine à s'exprimer que les bredouilleurs, qui, le plus souvent, ne se doutent pas de parler mal, font, par cette raison, avec plus de persévérance l'application des moyens curatifs qu'on leur a indiqués, et appréciant mieux l'avantage de parler distinctement, sont capables de faire des efforts plus soutenus, et, par conséquent, plus efficaces. Au reste, les moyens gymnastiques que nous allons bientôt indiquer pour traiter le bégaiement seront, comme nous l'avons déjà dit, utiles pour combattre avec succès le vice du langage dont il a été question dans ce chapitre.

Pour que la parole soit comprise et entendue clairement, la netteté des articulations est encore plus indispensable que le volume de la voix. Nous dirons aussi que le plus grand succès dans l'art de parler dépend surtout d'une prononciation mesurée, nette et soutenue, par des articulations distinctes. Cette manière de prononcer, non-seulement donne de la dignité au discours et de l'aisance à la voix, mais encore sert à conduire la respiration et à conserver la présence d'esprit, que la précipitation diminue toujours. *Promptum sit, non præceps, moderatum, non lentum*, dit *Quintilien. (Institut. orat.)*

CHAPITRE XIII.

DU BÉGAIEMENT,

DE SES CAUSES ET DE SON MÉCANISME.

Sommaire. Définition. — Causes. — Mécanisme. — Classification. — Nature et variétés du bégaiement. — Influence de l'âge. — Du sexe. — De l'imitation. — De l'éducation. — Des saisons. — Du climat. — De la température. — De l'hérédité. — Des passions et du tempérament sur cette dyslalie. — Observations et anecdotes curieuses.

> Eh bien! si la nature en marâtre cruelle,
> Voulut nous dégrader, sachons lutter contre elle!
> Lemercier, tragédie de *Jane Shore.*

Le bégaiement, suivant *Huet*, du latin barbare *bigare,* répéter, ou, selon quelques autres étymologistes, du verbe grec Βαττολογειν, parler comme *Battos* un des rois cynéréens, qui était bègue ; le bégaiement, disons-nous, est une affection de nature essentiellement nerveuse, dont le principal caractère est la répétition par saccades et secousses convulsives d'un plus ou moins grand nombre de syllabes, ou la suspension pénible et momentanée de la voix devant certaines voyelles ou certaines consonnes qui exigent quelques efforts des organes phonateurs.

Cette anomalie de l'articulation, qu'on a désignée encore sous les noms de *psellisme, mogilalie, dyslalie, ischnophonie*, et qu'on a souvent confondue avec le balbutiement et le bredouillement, n'a été, jusqu'à ce jour, envisagée complétement dans aucun traité de pathologie générale. Parmi les auteurs qui ont écrit avant nous sur ce sujet, nous pouvons citer *Sauvages* (1), *Bergen* (2), *Weiler* (3), *Reil* (4), *Itard* (5), MM. *Félix Voisin* (6) et *Astrié* (7). Après les travaux de ces médecins, viennent successivement le grand mémoire que nous avons adressé en 1827 à la Société médicale d'émulation, pour le concours à la médaille d'or à l'effigie de *Bichat* (8), puis les excellents articles de MM. *Rullier* (9) et *Magendie* (10); enfin les mémoires de MM. *Delau* (11), *Arnolt* (12), *Cormach* (13),

(1) Nosologie méthod. t. I, p. 408. 1772.
(2) Dissert. de balbutientibus. Francfort, 1756, in-4.
(3) Dissert. de eloquio ejusque vitiis. Jena 1792 in-8.
(4) Dissert. de vocis et loquelæ vitiis. Halle, 1793.
(5) Mémoire sur le bégaiement, Journ. univers. des sciences méd. 1817, t. VII.
(6) Du bégaiement et de ses causes, etc. Paris, 1821, in-8.
(7) Dissert. inaugurale. Montpellier, 1824.
(8) Le même mémoire, scellé du sceau de la Société d'émulation, et signé par M. *Boisseau* secrétaire général de cette société, a été présenté en 1830 à M. *Itard*, après qu'il eut fait à l'Académie de médecine son rapport sur notre méthode curative du bégaiement. Nous tenions à lui prouver que nos recherches sur ce sujet remontaient à l'année 1827.
(9) Dictionnaire de médecine, 1re et 2e édition, art. Bégaiement.
(10) Dict. de méd. et chirurg. pratiques, art. Bégaiement. C'est par cet article, qui a paru en 1830, que nous avons connu la méthode dite américaine, inventée par madame *Leigh* de New-York, et communiquée à MM. *Malbouche* frères.
(11) Académie des sciences, 1er décembre 1828.
(12) Éléments de philosophie naturelle, trad. de *Richard*, 1830.
(13) Observateur de Naples et Annales de Milan, 1830.

Serre d'Alais (1), *Hervez de Chégoin* (2) et *Charles Bell* (3), dont il sera encore question dans cet ouvrage.

Le mécanisme physiologique du bégaiement a été expliqué de différentes manières par les auteurs que nous venons de citer. Selon les uns, cette difficulté de parler, que nous avons classée dans les *dyslalies* (4), est, comme nous l'admettons pour le bredouillement, le résultat de la précipitation avec laquelle les bègues veulent rendre leurs idées ; selon les autres, cette affection, ou plutôt cette mauvaise disposition de l'organisme, dépendrait d'un vice de conformation de la mâchoire supérieure (5), notamment de la présence de deux trous, qui, laissant tomber la pituite goutte à goutte sur la langue, rendent la locution embarrassée.

Délius (6) croyait que le vice dont il est question avait pour cause un palais double ; ceux-ci indiquaient les divisions de la luette ; ceux-là une conformation particulière de l'os hyoïde (7), ou bien la position vi-

(1) Journal des difformités, 1830.

(2) Mémoire sur le bégaiement, Journ. génér. de méd. mai 1830.

(3) Philos. transact. 1832, partie II, et Archiv. génér. de méd. t. I, p. 569.

(4) Voyez notre classification des vices de la parole, pag. 197.

(5) *Morgagni* rapporte l'opinion de *Santorini* qui regardait le bégaiement comme étant le résultat de deux trous insolites ayant leur siége dans l'os maxillaire. (de sed. et Caus. morb. apist. XIV).

(6) Acta. nat. t. VIII observ. 105.

(7) *De Hahn.* commerc. litter. année 1736, heb. 31, n° 1.

cieuse des dents sur l'arcade alvéolaire, le volume ou la petitesse de la langue (1), son épaisseur, le relâchement de ses ligaments et surtout la longueur du filet (2); enfin, plusieurs auteurs ont pensé avec *Sauvages* (loc. cit.), *Sagar* (3), *Cullen* (4) et *Itard* (loc. cit.), que le bégaiement était le résultat d'une faiblesse des puissances motrices du larynx et de la langue.

Mais comment faire cadrer cette dernière opinion, la plus généralement admise, avec l'extrême facilité qu'ont les bègues de faire tous les mouvements possibles de leur langue et de leurs lèvres? D'ailleurs, il en est à cet égard comme pour les vices organiques; si les muscles de l'articulation étaient réellement faibles, cette faiblesse serait permanente et s'opposerait toujours à la facile expression des idées. D'où vient donc aussi que, dans quelques circonstances, les bègues sont souvent d'une volubilité surprenante, quoiqu'ils aient alors à articuler les mots et les phrases qui enchaînent ordinairement leur langue? Un dernier argument, qui, nous croyons, est sans réplique, c'est que, si c'était la faiblesse des organes de la parole qui fût la cause du bégaiement, les progrès de l'âge, dont l'effet constant est d'affaiblir l'énergie musculaire, ne

(1) *Hervez de Chégoin*, mémoire cité.
(2) *Guy de Chauliac, L. Petit, Boyer, Hervez de Chégoin* et le plus grand nombre des médecins.
(3) Sinop. nos. med. Edimbourg, 1795.
(4) Sinop. nos. med. t. I, pega 313.

produiraient pas la guérison spontanée de cette affection chez des vieillards qui en étaient affligés pendant leur jeunesse.

Les vices d'organisation que nous avons signalés ne peuvent pas mieux être regardés comme les causes du bégaiement, puisque, sur près de six cents bègues que nous avons été à même d'observer, les organes qui, par leur réunion et leurs mouvements, concourent à l'articulation des mots, ont, dans le plus grand nombre des cas, été trouvés dans une parfaite intégrité de conformation, et n'ont rien offert de particulier à l'inspection anatomique. D'ailleurs, si les vices organiques existaient et donnaient naissance au bégaiement, cette affection n'aurait pas d'intermittence, l'obstacle serait permanent et s'opposerait à ce que les bègues pussent presque toujours, sans hésitation, chanter, déclamer, parler seuls, jouer la comédie, imiter le langage d'une autre personne et enfin jurer avec tant d'énergie et de facilité. Pourquoi seraient-ils embarrassés quelquefois pour prononcer des mots qui d'ordinaire ne les arrêtent pas, tandis qu'il leur arrive souvent d'articuler facilement certaines syllabes qu'ils sont accoutumés à trouver rebelles? Que deviennent les prétendus vices organiques? par quelle raison sont-ils mobiles? quelle est la cause de leurs caprices? Comment se fait-il enfin que tous ces obstacles matériels exercent moins leur empire chez les vieillards, chez les femmes, chez les enfants, et que l'affection dont ils sont la cause éprouve une foule de modifications, suivant la température, l'âge, le sexe, l'éducation, les affections morales, la timidité, la confiance, la colère, la peur et enfin la présence ou l'absence d'une ou de plusieurs personnes, et selon un grand nombre d'autres circonstances, telles que de lire des vers, de répéter des phrases après un autre, de parler sous le masque, les yeux fermés ou ouverts, dans les ténèbres ou en plein jour.

Nous sommes loin de contester que la plupart des vices organiques que nous avons signalés n'aient pu être observés quelquefois ; mais nous dirons que, s'ils ont donné naissance à un vice de la parole, ce dernier n'a *jamais* été celui que nous avons décrit. Lorsque quelques lésions d'organes se rencontrent avec le bégaiement, elles deviennent une complication qui s'oppose seulement quelquefois à l'application de la gymnastique vocale, que nous ferons bientôt connaître, et exigent que nous ayons recours à des moyens mécaniques ou à des opérations qui rendent la cure plus difficile, plus longue et quelquefois même impossible.

Mais, nous dira-t-on, puisque vous ne voulez pas admettre pour cause de cette infirmité la faiblesse partielle des muscles agents de l'articulation, et que d'un autre côté vous rejetez également les vices organiques, le bégaiement est donc un effet sans cause ? et si vous lui en accordez une, où pourrez-vous en fixer le siége ?

Le bégaiement est, selon nous, une modification particulière des contractions des muscles de l'appareil vocal; c'est une affection essentiellement nerveuse, qui est le résultat d'un manque d'harmonie entre l'innervation et la myotilité, ou, pour parler plus clairement, entre l'influx nerveux qui suit la pensée et les mouvements musculaires au moyen desquels on peut l'exprimer par la parole. De ce manque de rapport et d'harmonie d'action, qui doit exister pour que les mouvements soient réguliers entre l'excitation nerveuse et les contractions musculaires, résulte un désordre qui augmente avec les efforts que l'on fait pour le faire cesser, et donne naissance à cette sorte d'état tétanique et convulsif qui constitue le bégaiement. Mais si, par une idée accessoire ou par un rhythme quelconque, on régularise ou on modifie l'excitation et l'irradiation cérébrale, ou si, plaçant les organes de la parole dans des conditions plus favorables, on leur imprime de nouveaux mouvements plus lents et plus réguliers, en leur faisant prendre une position tout-à-fait inverse à celle qu'ils occupent pendant le bégaiement, alors l'harmonie entre l'innervation et la contractilité se rétablit; l'ordre renaît, le spasme cesse et l'hésitation disparaît.

Si l'on nous demande comment il se fait que le chant, la déclamation, etc., puissent faire disparaître le bégaiement, et pourquoi cette infirmité est souvent augmentée ou diminuée par diverses circonstances et certaines affections morales, nous répondrons que l'excitation cérébrale étant modifiée, et la contractilité musculaire ralentie et régularisée par une mesure poétique ou musicale, il en résulte nécessairement plus d'ordre et d'harmonie dans le jeu des organes de la parole, et que le rhythme et l'idée de placer ces organes d'aprèscertaines régles deviennent des idées accessoires qui fontque les idées principales sont émises plus régulièrement, et que les bègues se trouvent moins sous l'influence de la réaction des affections morales sur le cerveau et le système nerveux en général.

Si l'on peut, par un moyen quelconque, modifier l'excitation cérébrale en donnant aux bègues la hardiesse ou plutôt la confiance que les plus timides d'entre eux trouvent dans diverses circonstances, par exemple, lorsqu'ils sont seuls, lorsqu'ils sont sous le masque, ou après quelques libations bachiques, alors un grand changement s'opère, et les liens qui tenaient la langue enchaînée se trouvent rompus comme par enchantement. En effet, nous n'avons presque jamais trouvé de bègues hésitant en parlant seuls ou immédiatement après un repas égayé par quelques verres de vin de Champagne. Si, en général, ceux qui sont affectés du bégaiement sont vifs et spirituels, ils sont en revanche très susceptibles et timides : leur timidité excessive vient de la crainte où ils sont d'être raillés, et cette idée les occupe tellement qu'elle contribue à faire tomber les organes phonateurs dans l'état spasmodique, qui les paralyse en quelque sorte jusqu'à ce qu'ils cessent d'être sous la même influence. Lorsque certaines circonstances ou une idée accessoire quelconque font oublier aux bègues leur infirmité, l'excitation et l'irradiation cérébrale se trouvent quelquefois si heureusement modifiées que, pendant quelques instants, les agents de l'articulation exécutent régulièrement tous les mouvements dont ils sont capables. Les faits suivants ne laissent aucun doute à cet égard. M. le professeur *Désormeaux* a vu un jeune homme bégayant ordinairement beaucoup, qui faisait la conversation sans hésiter lorsqu'il était dans les ténèbres, ou lorsqu'il parlait dans un appartement voisin sans être vu de personne. Nous avons connu un étudiant en médecine qui dans le monde bégayait d'une manière très pénible, et qui s'exprimait avec facilité lorsqu'il était sous le masque. Un ancien receveur de l'enregistrement de Saumur, qui avait une grande difficulté de parler, intrigua au bal masqué plusieurs de ses amis intimes, et la grande facilité qu'il avait alors pour s'exprimer fit que sa femme même ne put le reconnaître pendant sa nouvelle métamorphose.

M. le docteur *Sernin*, de Narbonne, ex-député de l'Aude et praticien très distingué, nous a dit, en 1827, que lorsqu'il passa son premier examen de médecine, la timidité enchaîna si fortement sa langue qu'il ne put presque pas dire un mot, quoiqu'il connût parfaitement les matières sur lesquelles il était interrogé. A son second examen, il répondit d'une manière brillante et avec tant de facilité, que les professeurs, avertis de son infirmité, ne pouvaient croire qu'il fût bègue. L'assurance qu'il avait que ses juges étaient prévenus de sa difficulté de parler, jointe à la certitude que ces derniers seraient indulgents s'il ne s'exprimait pas facilement, firent cesser momentanément son bégaiement habituel, et lui donnèrent comme par enchantement une facilité d'élocution qui étonna tellement tous les assistants, que dans un autre siècle on aurait crié au miracle.

Si les impressions légères augmentent le bégaiement, les impressions vives, les passions véhémentes, les grands mouvements de l'ame, tels que ceux produits par la colère, la peur, une injure grave, un danger éminent, etc., font momentanément disparaître cette infirmité par la modification qu'ils impriment à l'excitation et à l'irradiation cérébrale. Il est très curieux que ceux qui d'ordinaire parlent facilement, perdent la parole précisément dans quelques circonstances où les bègues la retrouvent.

Supposons un instant qu'un bègue, homme d'honneur dans l'opinion ou dans les préjugés de l'Europe, supposons, disons-nous, qu'un bègue se sente frappé : jusque-là il sera d'abord peu excité par le coup qu'il a reçu, et demandera dans sa susceptibilité naturelle, en bégayant horriblement : *Qqqqq* qui est-ce *qqqqq*qui *mmmm*m'a *ffff*frappé ? Mais s'il vient à s'apercevoir qu'on a eu intention de l'insulter en le frappant, un changement soudain s'opère en lui ; il est alors sur-excité ; sa colère est si forte, et l'impression de l'injure qu'il a reçue est sentie si vivement par lui, que l'influx nerveux qui avait enchaîné sa langue, parce qu'il s'était accumulé sur cet organe seulement, se trouve par cela même modifié et réparti sur tous les autres organes, en sorte que les agents moteurs de l'articulation, cessant d'être en quelque sorte suffoqués par un excès d'excitation, reçoivent une nouvelle force, une vigueur telle, que celui qu'on a vu un instant avant ne pas pouvoir dire un mot, dispute avec feu, défend sa cause avec impétuosité, et jure surtout avec une énergie remarquable. L'anecdote suivante nous fournit un exemple de ce que nous venons d'avancer.

On rapporte qu'un jour, dans une rue de Lyon, un colporteur marchand de bas, affligé d'un bégaiement excessif, s'étant, pour offrir sa marchandise, adressé à un jeune homme qui par hasard avait la même infirmité que lui, ce dernier, croyant que l'autre voulait le railler, lui dit des injures en bégayant ; celui-ci de répondre sur le même ton : les voilà qui se battent, et qui entrent dans un état de colère si violent que leur bégaiement cessa momentanément. Ce qui rend encore plus plaisante cette aventure, c'est qu'ils disaient tous les deux sans hésiter aux personnes que cette rixe avait fait assembler : *Vous avez tort de le soutenir, vous voyez bien qu'il ne bégaie pas : il voulait me railler.* Ce n'est qu'un instant après qu'on s'assura qu'ils étaient l'un et l'autre bègues, et que l'excès de leur emportement avait brisé pour quelques minutes les liens qui ordinairement tenaient leur langue enchaînée.

A l'anecdote que nous venons de rapporter, nous en joindrons une autre non moins curieuse, et qui est d'une date plus récente.

Pendant le mois de janvier 1833, MM. *Dub****, *Mart**** et *Quer****, tous les trois affectés d'un bégaiement excessivement pénible, ayant voulu assister à l'Académie des sciences, où ils s'étaient rendus pour être examinés avant leur traitement par la commission des prix *Monthyon* (1), sortirent au milieu de la séance, dans le but de faire une promenade en attendant la réunion des commissaires. Comme les trois jeunes gens en question joignaient à leur infirmité naturelle la mauvaise habitude de fumer, ils entrèrent dans la boutique d'un marchand de tabac

(1) Les trois jeunes gens dont nous voulons parler, ont surtout été examinés après et avant leur traitement par les savants académiciens MM. *Dulong* et *Flourence*, qui ont pu constater que leur cure était parfaite. Nous ajouterons que M. *Quer**** nous avait été adressé par l'illustre *Dupuytren*, et M. *Mart**** par *Guensoul*, habile chirurgien de Lyon. Si nous ne donnons pas de plus longs détails actuellement, c'est parce que nous nous réservons de le faire dans nos observations à la fin de cet ouvrage.

pour acheter des cigarres. L'un d'eux, M. Dub***, qui était Parisien et qui, probablement par cette raison, était le moins timide, dit en s'adressant au maître de la boutique : « *Dooo do do do dooo do donnez-moi des ci, des ci... des ci... des ciiigarres.* » Par un hasard malheureux, le débitant de tabac avait aussi le triste privilége de bégayer beaucoup ; mais il était loin de penser que ces trois nouveaux acheteurs fussent affligés de la même infirmité que lui : aussi ne fut-il d'abord ni surpris, ni trop contrarié d'avoir affaire à un collègue en bégaiement ; mais, ayant demandé à M. *Dub**** : « *De dede de... dede quel quel... qua... qua... qua qua qua qualité vou... vou... voulez voulez-vous vou... les les les cigarres.* » Ce dernier, intimidé, ne put dire un seul mot. MM. *Mart**** et *Quer****, se trouvant alors en quelque sorte forcés de répondre pour M. *Dub****, se mirent à bégayer horriblement. Le marchand de tabac, croyant qu'on voulait se jouer de lui, fut d'abord comme suffoqué par la colère ; mais, s'étant saisi d'un bâton, il entra dans une sorte de délire furieux qui délia sa langue pendant quelques instants et lui permit de dire sans aucune hésitation les injures les plus grossières et les menaces les plus énergiques aux auteurs du singulier colloque qui venait d'avoir lieu. Ayant eu connaissance quelques instants près de cette scène comique, qui eût pu devenir tragique, nous nous rendîmes, accompagné des trois principaux personnages qui y avaient pris part, chez l'irascible marchand de tabac, que nous fîmes rire de bon cœur avec nous en lui expliquant par quelles circonstances trois personnes, encore plus bègues que lui, s'étaient en même temps trouvées réunies dans sa boutique.

Les faits suivants prouvent d'une manière encore plus concluante combien grande est l'influence des impressions vives sur les organes de la parole. M. le docteur *Esquirol* rapporte, dans sa thèse inaugurale, qu'un homme accidentellement muet souffrait depuis long-temps les injures et le mépris de sa femme; et qu'un jour, étant plus maltraité que de coutume, il se mit dans un état si violent de colère, que sa langue, qui était ordinairement comme paralysée, recouvra sa liberté, et qu'il put rendre avec usure à cette mégère les injures dont depuis long-temps elle se plaisait à l'accabler.

L'histoire, ainsi que le rapporte *Hérodote*, nous apprend que le fils de *Crésus*, devenu muet sans cause connue, voyant, dans un jour de bataille, son père sur le point d'être percé par le glaive d'un soldat qui le poursuivait sans le connaître, fit un tel effort pour parler qu'il recouvra la parole et s'écria : *Arrête ! arrête ! soldat, ne tue pas Crésus.*

Pausanias rapporte aussi qu'un jeune homme, accidentellement muet, recouvra la faculté de parler à la suite d'une vive frayeur que lui causa la vue d'un lion.

Nous avons vu à Strasbourg une jeune juive devenue muette depuis un jour qu'on la trouva endormie la tête nue au soleil, qui, tout-à-coup, avait recouvré deux ans après la parole par un effort violent qu'elle fit pour crier, voyant brûler la maison qu'elle habitait. Il n'est resté du mutisme complet de cette jeune fille qu'une certaine hésitation en parlant; c'est même en la questionnant sur cette difficulté de parler, plus rare chez les femmes, qu'elle nous raconta les circonstances que nous venons de rapporter.

Si nous ne craignions pas de dépasser les bornes dans lesquelles nous voulons nous restreindre, nous rapporterions un grand nombre d'autres faits, tendant tous à prouver que les impressions morales ont la plus grande influence sur les organes de la parole, et que le point de départ du bégaiement, tel que nous l'avons décrit, ne siége pas dans les organes phonateurs, comme on le croit généralement, mais bien dans le cerveau et dans la cause incitante des contractions musculaires des agents de la parole.

Les opinions que nous venons d'émettre sur les causes et sur la nature essentiellement nerveuse du bégaiement offrent beaucoup d'analogie avec celles de MM. *Astrié*, *Félix Voisin* et *Rullier*. Ces trois physiologistes, qui ayant été eux-mêmes plus ou moins affligés de cette infirmité, sont plus que personne en position de l'analyser parfaitement, placent les causes du bégaiement non dans les muscles vocaux ou dans les nerfs qui les animent, mais bien dans le cerveau lui-même. Pour appuyer cette théorie ingénieuse, M. *Rullier* (*loc. cit.*) dit « que, dans l'état physiologique ordinaire, les phénomènes de la voix et de la parole sont dans un rapport constant avec les différents degrés d'excitation cérébrale et répondent toujours par leur précision et leur facilité à l'énergie des sentiments et à la clarté des idées. On sait à ce sujet que le trop ou le trop peu d'excitation cérébrale ont sur notre langage une influence si marquée, que nos paroles jaillissent comme d'une source féconde, ou en se traînant avec lenteur et difficulté, attestent alors tout ce qu'elles coûtent de travail et d'intelligence. Or, l'influence analogue des diverses affections de l'âme excitantes ou sédatives du centre nerveux cérébral, comme la crainte, la timidité, la confiance, la colère, l'impatience, etc., sur les phénomènes du bégaiement, prouvent que ceux-ci s'écoulent de la même source, et doivent se rapporter dès lors à quelques modifications de l'action du cerveau. Mais en quoi consiste cette modification ? Sans prétendre l'expliquer, voici la conjecture hasardée par M. *Rullier* (*loc. cit.*).

« Chez les bègues, l'irradiation cérébrale qui suit la pensée et devient le principe propre à mettre en

action les muscles nécessaires à l'expression orale des
idées, jaillit avec une telle impétuosité et se reproduit avec une si grande vitesse, qu'elle passe la mesure de mobilité possible des agents de l'articulation.
Dès lors ceux-ci, comme suffoqués par cette accumu-
lation de la cause incitante ordinaire de leurs mouvements, tombent dans l'état d'immobilité spasmodique et de secousses convulsives qui caractérisent
le bégaiement. D'après cette conjecture, l'hésitation
de la langue ne serait alors qu'une débilité purement relative des organes de l'articulation résultant
du défaut de rapport établi entre l'exubérance des
pensées, la vitesse concomitante d'irradiation cérébrale qui leur correspond et la vitesse possible des
mouvements successifs et variés capables d'exprimer
les idées par la parole. Nous ferons observer, du
reste, comme pouvant servir à étayer l'hypothèse que
nous présentons, que la plupart des bègues sont remarquables par la vivacité de leur esprit et la pétulance de leur caractère : qu'ils bégaient beaucoup
moins lorsque leur état de tranquillité morale rend
la succession de leurs pensées moins impétueuse ;
qu'à mesure que l'âge avancé calme l'élan de leur
imagination et mûrit leur esprit, ils cessent de bégayer; que le bégaiement diminue singulièrement,
ou même s'arrête tout-à-fait, lorsque le bègue, dispensé de frais d'esprit, fait un simple appel à sa mémoire, et que la fidélité de celle-ci le sert dans un

discours qu'il récite, une chanson qu'il met sur un air ou des vers qu'il déclame; que les soins continuels et particuliers que mettent les bègues à exercer les agents de l'articulation diminuent le bégaiement en facilitant assez l'action de ces derniers pour mettre la vitesse de celle-ci en équilibre avec celle de l'irradiation cérébrale; que si les passions véhémentes et explosives qui s'emparent des bègues font momentanément disparaître le bégaiement, cela tient à ce que la secousse vive et inaccoutumée qu'en reçoivent tous les muscles, et par conséquent ceux de la langue en particulier, les met alors en harmonie d'action avec l'état des affections de l'âme ; que les femmes, enfin, qui pensent vite, mais qui ont en revanche reçu de la nature une prononciation si facile et si déliée qu'elles se montrent capables de la plus grande volubilité de paroles, ne bégaient, comme on sait, que fort rarement. »

Le savant physiologiste M. *Magendie* a opposé à la théorie que nous venons d'exposer les cas de bégaiement observés chez des personnes qui pouvaient prendre le temps nécessaire pour l'expression des idées qui n'étaient rien moins qu'abondantes et rapides. Selon nous, cette objection de M. *Magendie* n'infirme pas complétement cette opinion émise par M. *Rullier*, que, chez les bègues, la pensée est toujours trop rapide et les mouvements musculaires toujours trop lents, car probablement ce dernier auteur n'a pas voulu parler d'une manière absolue, puisqu'il a dit que l'hésitation de la langue n'était qu'une débilité purement relative des organes de l'articulation, résultant du défaut de rapport établi entre l'exubérance des pensées, la vitesse d'irradiation cérébrale qui leur correspond et la vitesse possible des mouvements musculaires qui produisent et modifient les sons vocaux destinés à exprimer les idées. L'objection la plus forte qui soit faite à M. *Rullier*, c'est que la plupart des bègues hésitent en lisant, et qu'il en est même quelques-uns chez qui le bégaiement ne se manifeste que dans la lecture (1) et pendant les moments de calme.

La théorie qu'a donné M. *Bell* (*loc. cit.*) sur les causes du bégaiement se rapproche plus de la nôtre que celle de MM. *Voisin*, *Astrié* et *Rullier*. En effet, ce célèbre physiologiste anglais regarde cette dyslalie comme dépendant d'un défaut de la puissance de coordination des diverses actions des organes vocaux, et de ceux de l'articulation en particulier. Si les bègues n'hésitent pas en chantant, c'est, dit cet auteur, parce que l'ajustement de la glotte et l'impulsion nécessaire donnée à la colonne d'air par

---

(1) Ce qui fait que certains bègues n'hésitent qu'en lisant, c'est que pendant la lecture ils ne peuvent pas, comme en parlant, dissimuler leur difficulté au moyen de certains artifices que nous indiquerons plus tard, et surtout en employant des périphrases ou en remplaçant des mots difficiles par des mots plus faciles.

la poitrine dilatée , s'accomplissent et se continuent sans interruption.

Enfin , M. *Magendie* (*loc. cit.*) pense qu'il faut chercher la cause du bégaiement dans l'imperfection de l'instinct merveilleux de l'organisation des animaux, c'est-à-dire dans le défaut de l'*intelligence organique* qui établit la différence des hommes sous le rapport de la précision et de la régularité des mouvements. Ce célèbre physiologiste ajoute que c'est cette intelligence organique, toujours hors de la portée de l'esprit humain et presque aussi admirable que l'intelligence même, qui fait l'homme adroit ou mal adroit, l'homme qui danse avec ou sans mesure , ou qui chante juste ou faux ; c'est cet instinct qui fait le grand artiste et le grand génie d'exécution , c'est lui qui donne la grâce ou la disgrâce, la physionomie ou le silence des traits ; enfin , c'est lui qui préside aux innombrables mouvements de la voix et de la parole, et qui, par conséquent, fait les bègues.

Après avoir donné cette explication sur les causes du bégaiement, M. *Magendie* ajoute : « On comprend « combien il est inutile de chercher les causes de « cette infirmité, et combien sont illusoires toutes les « explications qu'on a voulu en donner. »

Avant de terminer ce que nous avions à dire sur l'étiologie du bégaiement, nous allons ajouter quelques mots sur la fréquence de cette infirmité et sur le nombre des personnes bègues, compare à la population générale du globe.

L'histoire, plutôt que la science, nous apprend que dans tous les lieux , dans tous les temps et dans toutes les classes de la société, il y a eu, comme aujourd'hui, des personnes affectées de bégaiement. En effet, *Moïse* , *Aristote* , *Démosthène* , *Virgile*, *Philippe I*er dit *le Bègue*, empereur de Constantinople , *Louis II* et *Louis XIII* , rois de France, étaient nés bègues, de même que *Camille Desmoulins*, et l'un des présidents de la Convention , *Boissy d'Anglas*, célèbre par son héroïque sang-froid et son éloquence imposante au milieu d'une scène d'horreur. Parmi les personnages éminents de notre époque, qui sont affligés du vice de la parole qui nous occupe, nous pourrions citer deux rois, un prince, deux pairs de France, plusieurs députés, deux membres de l'Institut, dix médecins distingués et plusieurs artistes plus ou moins connus.

En prenant pour base les renseignements que nous avons pu nous procurer, soit à Paris et dans plusieurs départements, soit par les conseils de révision pour le recrutement de l'armée, ou par tous autres moyens, nous avons établi une sorte de statistique du bégaiement divisée comme il suit :

NOMBRE PRÉSUMÉ

— *D'Hommes* bègues , calculé sur 12,000,000 d'individus, dans la proportion de 1 sur 2,500.   .   4,800
— *De Femmes* bègues , calculé sur 11,000,000

d'individus, dans la proportion de une sur 20,000.   550

— *D'Enfants* bègues, avant quinze ans, calculé sur 10,000,000 d'individus, dans la proportion du septième parmi les bègues.   764

— *De Français* bègues, de tout sexe et de tout âge, calculé sur 33,000,000 d'individus, dans la proportion de 1 sur 5,397.   6,114

NOMBRE PRÉSUMÉ DES BÈGUES.

Dans les quatre parties du monde, calculé d'après la France.

En Europe, sur 180,000,000 d'habitants. . .   33,349
En Asie, sur 550,000,000 d'habitants. . . .   101,900
En Afrique, sur 150,000,000 d'habitants. . .   27,790
En Amérique, sur 60,000,000 d'habitants. . .   11,110

Dans le monde entier, sur 940,000,000 d'individus.
TOTAL.   174,149

Il est bon de dire que dans ces calculs nous n'avons voulu parler que des individus affectés d'un bégaiement assez apparent, et non de ce vice très léger et des autres vices de la parole; nos calculs seraient beaucoup plus élevés s'il en était autrement. Ce qui fait encore que cette statistique n'est pas portée aussi haut qu'elle devrait l'être, c'est qu'il est impossible de connaître le nombre des personnes bègues qui ont été exemptées du service militaire, soit par leur bon numéro, soit pour tout autre motif que leur infirmité.

INFLUENCE DE L'AGE SUR LE BÉGAIEMENT.

L'âge a une très grande influence sur l'affection qui nous occupe, et la guérison spontanée du bégaiement chez les vieillards dont les années ont sensiblement affaibli l'énergie musculaire est le plus puis-

sant argument qu'on puisse opposer à *Sauvages*, à
M. *Itard* et à tous les auteurs qui veulent que ce
vice du langage soit le résultat de la faiblesse des
muscles de l'articulation.

Chez les personnes âgées, l'irradiation cérébrale
se meut plus lentement, l'influx nerveux jaillit avec
moins d'impétuosité; enfin leurs idées se succèdent
moins rapidement: il en résulte que les organes de la
parole peuvent exécuter sans confusion tous leurs
mouvements, dont la vitesse est en rapport avec la
cause incitante.

Les enfants, ainsi que les vieillards, ne bégaient
pas; chez eux, comme chez ces derniers, l'énergie
musculaire est faible, et la difficulté qu'ils ont de
s'exprimer n'est autre chose que le balbutiement enfantin : c'est donc mal à propos qu'on a regardé
comme un véritable bégaiement la défectuosité de
leur langage primitif. Lorsqu'ils doivent être bègues,
ce n'est qu'à l'époque où ils parlent naturellement
avec netteté, c'est-à-dire aux environs de quatre à
cinq ans, qu'on peut bien distinguer les répétitions
vicieuses accompagnées d'un spasme vocal, qui caractérisent le bégaiement proprement dit. Cette infirmité se prononce davantage vers la septième ou la
huitième année, à cause de leur excessive timidité;
depuis cette époque jusqu'à la puberté, où l'intelligence est plus développée, ce vice de la parole ne
fait qu'augmenter. Les nouvelles idées qui à cette

époque assiégent l'esprit, les nouveaux besoins qui se font sentir, le ridicule qui s'attache toujours aux personnes bègues, les obstacles qu'elles rencontrent dans leur éducation, les entraves qui les arrêtent dans la carrière qu'elles veulent parcourir, enfin une foule d'autres circonstances, contribuent à augmenter alors le bégaiement, et donnent une direction particulière à l'esprit de ceux qui sont affligés de cette infirmité. Quoi qu'il en soit, ce vice de la parole reste ordinairement stationnaire jusqu'à l'âge mûr, époque où il diminue insensiblement pour cesser entièrement dans la vieillesse.

Nous avons un parent qui bégayait beaucoup pendant qu'il était jeune, et qui ne présente aujourd'hui aucunes traces de son ancienne infirmité. Nous lui avons demandé ce qu'il avait fait pour faire cesser sa difficulté de parler ; il attribue, dit-il, ce changement à ce qu'étant moins vif et plus modéré aujourd'hui, il exprime ses idées avec plus d'ordre et parle avec plus de lenteur.

Encore une des principales raisons qui contribuent également à faire cesser, ou du moins à modifier le bégaiement chez les personnes âgées, c'est qu'en vieillissant elles sont devenues moins timides, et ont, en général, moins d'embarras et de contrainte que lorsqu'elles étaient jeunes, parce qu'elles sont peu excitées par les différentes affections de l'âme, qui, comme je l'ai déjà dit, ont une grande influence sur la voix et la parole. La confiance, l'intimité, le manque de gêne et de contrainte, si naturelles aux vieillards, leur donnent une assurance qui souvent est seule capable d'effacer, pour ainsi dire, la difficulté de langue qu'ils avaient pendant leur jeunesse.

Quoique les personnes affectées de bégaiement soient à peu près sûres de voir cesser leur infirmité en vieillissant, nous ne croyons pas qu'il puisse s'en trouver qui, au lieu d'employer la gymnastique vocale, que nous allons bientôt indiquer, aient la patience d'attendre leur guérison des progrès de l'âge ou d'autres circonstances singulières et fortuites dont parle *Blankard* et quelques auteurs anciens, entre autres *Timée* (1), qui rapporte qu'un enfant bègue recouvra le libre usage de la parole vers l'âge de onze ans, à la suite d'une fièvre quotidienne.

INFLUENCE DU SEXE SUR LE BÉGAIEMENT.

La femme, cette moitié si intéressante de l'espèce humaine, diffère de l'homme, à qui elle donne la vie et le bonheur, moins par son physique et les formes gracieuses qui sont l'apanage de son sexe, que par la délicatesse et la flexibilité de son organisation, et surtout par l'extrême sensibilité et le développement plus parfait de son système nerveux. Sa constitution,

(1) Casus medicinales.

extrêmement mobile et impressionnable, fait que ses sensations sont plus vives et plus multipliées, et que, chez elle, l'empire de l'habitude cède plus facilement que chez l'homme, dont la structure est plus dure et moins pliable.

La parole, étant le tableau le plus fidèle des sensations et des mouvements intérieurs qu'on a à faire connaître, devient pour la femme un instrument encore plus utile et plus indispensable que pour l'homme. C'est peut-être aussi comme une sorte de compensation de quelques avantages qui sont particuliers à notre sexe, que la nature les a douées de la faculté de parler plus tôt et plus facilement que les hommes, et leur a, de plus, accordé le privilége de n'être que très rarement affectées du bégaiement ou de tout autre vice de l'articulation.

D'après les observations que nous avons été à même de faire depuis plus de douze ans, il résulte, comme on l'a vu dans le tableau statistique que nous venons de faire connaître : 1° que, sur vingt personnes affectées de bégaiement, il y a dix-huit ou dix-neuf hommes pour deux femmes; 2° que cette infirmité, beaucoup plus rare chez ces dernières, est aussi plus difficile à guérir, probablement parce qu'en général elles sont moins susceptibles de persévérance et d'attention; 3° enfin, nous avons observé que ce vice de la parole consiste le plus souvent chez elles plutôt en un certain silence momentané, accompagné de grimaces et de mouvements convulsifs de la mâchoire et des lèvres, qu'en un vrai bégaiement caractérisé par des répétitions désagréables.

L'éloquent philosophe de Genève s'exprime ainsi à l'égard du sexe: « Les femmes ont la langue flexible; elles parlent plus tôt, plus aisément et plus agréablement que les hommes. La bouche et les yeux ont chez elles la même activité : toujours occupées de plaire, observant avec la plus persévérante attention tout ce qui se passe autour d'elles, toujours habiles à profiter de leurs avantages, et réduites, d'après la nature de nos mœurs et de nos sociétés, à ne briller que par le chant, la danse et surtout la conversation, elles se livrent à ces exercices avec une vive ardeur, et y excellent plus que les hommes. Tout le système nerveux est d'ailleurs plus développé chez elles; les impressions qu'elles reçoivent sont plus multipliées et plus vives, et dès lors elles ont un grand nombre de sensations, de mouvements intérieurs à faire connaître. Avides de pénétrer les secrets des hommes, de s'assurer de l'état de leur cœur, c'est la parole qui est pour elles l'instrument le plus utile et le plus indispensable à leur bonheur. »

Quoique la rareté du bégaiement chez les femmes dépende d'une cause difficile à trouver, nous allons cependant hasarder quelques lignes pour expliquer ce privilége et faire connaître notre opinion à cet égard.

La facilité avec laquelle les idées s'associent dans l'esprit diffère dans tous les individus, et il est prouvé qu'en général les femmes ont à cet égard quelque supériorité sur les hommes ; de là, cette vivacité d'imagination, cette facilité du langage, cette aisance d'expression et de pensées ; d'ailleurs, la coquetterie et l'envie de plaire, si naturelles à ce sexe, font que les jeunes filles s'étudient de bonne heure à corriger toutes leurs petites imperfections physiques, principalement celles de la parole, parce que, comme l'a dit *Rousseau* : « Le talent de parler tient le premier rang dans l'art de plaire; c'est par lui seul qu'on peut ajouter de nouveaux charmes à ceux auxquels l'habitude accoutume les sens.» Personne n'ignore que les petites filles ont déjà un babil agréable à l'âge où les garçons savent à peine articuler quelques syllabes. Une jeune personne de quinze ans s'exprime avec finesse et surtout avec facilité, et fait déjà les délices d'une société dans laquelle un jeune homme du même âge resterait muet; semblables à ces arbres hâtifs qui, n'opposant à la sève qu'une substance tendre et légère, se couvrent de feuilles et de fleurs long-temps avant que les autres aient senti les approches du printemps. La constitution des femmes, qui est plus mobile, se prête mieux que la nôtre à tous les mouvements ; et la mollesse qui est particulière à tous leurs organes rend plus flexibles ceux de la voix et de la parole, qui ont moins besoin que les nôtres des ressources de l'art pour atteindre le degré de perfection dont ils sont susceptibles. C'est probablement pour cela que, dans tous les pays, on voit un plus grand nombre d'artistes dramatiques du premier ordre chez les femmes que parmi les hommes ; c'est surtout dans les organes de la voix modulée que cette mobilité et cette souplesse sont encore plus remarquables. Quel est celui de notre sexe qui a fourni l'exemple d'un gosier aussi flexible que celui des *Catalini*, des *Pasta*, des *Sontag*, des *Malibran-Garcia* ? Le violon de *Paganini*, la flûte de *Tulou*, la lyre d'*Amphion* ne se prêteraient pas mieux à toutes les difficultés, et ne produiraient pas un effet aussi magique. Une constitution plus humide, plus sensible, plus déliée, un système nerveux plus développé et peut-être plus parfait, font que les femmes savent mieux que nous mesurer et mettre en harmonie la succession de leurs idées et la mobilité possible des puissances motrices des agents de la parole. Le docteur *Roussel* a dit que ce sexe qui nous enchante, ayant à mouvoir de moindres masses que nous, il s'ensuit qu'il doit savoir mieux les diriger.

Enfin, un argument qui milite en faveur des causes finales, c'est que la nature, qui a donné à la femme plus de désirs et surtout plus de besoin de parler, n'a pas voulu lui ôter les moyens de pouvoir exprimer facilement, par la parole, les impressions diverses et les sensations multipliées qu'elle veut sans cesse faire connaître. Étant d'ailleurs condamnée à rester chez elle et à s'occuper des soins domestiques qui la rendent sédentaire, elle est obligée de s'exercer très souvent à parler, soit pour l'éducation de ses enfants, soit pour se distraire et égayer par quelques propos spirituels et piquants les personnes avec qui elle vit, soit enfin, comme cela arrive souvent, pour fournir sa part d'un insipide jargon de modes, de galanterie ou de propos aiguisés par la malignité.

Notre savant confrère, le docteur *Isidore Bourdon*, a dit (1), dans un style poétique, « que la voix de la femme est infiniment plus facile et a plus de moelleux que celle de l'homme. Il semble pour elle que ce soit là un instrument de musique dont elle se plaise à tirer des sons mélodieux qui retentissent jusqu'au cœur et l'émeuvent... La femme parle souvent pour parler; elle parle à peu près comme on chante: c'est le besoin d'un cœur trop plein de détails ingénieux qui l'inspire. Toutes les femmes *parlent bien*, sans maîtres d'élocution et d'éloquence; c'est l'amour, c'est la coquetterie, c'est la nature qui leur donnent tour à tour des leçons de bien dire. Sûres d'être applaudies, maîtres de leur sujet plus qu'un orateur consommé, elles narrent avec une abondance, avec un charme inexprimables. Libres d'enchaîner l'attention et de

____

(1) Physiologie médicale, tom. V, liv. II, pag. 697.

commander le silence , un simple coup d'œil est leur exorde , et leur péroraison un sourire. »

Il faut avouer, à la gloire des femmes, que dans l'art de la conversation, des observations fines, de la perfection du langage, elles nous surpassent de beaucoup; de même que, sentant plus vivement que les hommes, elles ont le tact plus délicat et savent mieux qu'eux faire tout avec grâce et facilité. Les termes propres, les expressions choisies, les choses agréables semblent avoir fixé leur séjour sur leurs lèvres, et venir s'y placer aussi naturellement que le gracieux sourire qui nous enchante et nous séduit.

INFLUENCE DES SAISONS, DE LA TEMPÉRATURE, DES HABITUDES ET DES AFFECTIONS MORALES SUR LE BÉGAIEMENT.

Nous avons eu occasion d'observer un grand nombre de fois, chez presque tous les bègues que nous avons traités, que les changements de saisons, et surtout les variations brusques dans la température de l'air, avaient une grande influence sur le bégaiement; la plupart d'entre eux jugeaient d'avance, par la difficulté qu'ils éprouvaient à parler, qu'un changement plus ou moins considérable allait avoir lieu dans l'atmosphère.

Cette particularité, qui d'abord peut paraître chimérique et dénuée de fondement, ne doit cependant rien offrir d'étonnant et d'impossible à ceux qui connaissent les influences incontestables qu'ont les variations atmosphériques sur les maladies en général, mais principalement sur les affections qui, comme le bégaiement, sont essentiellement nerveuses.

Pendant l'hiver et l'été, nous avons également remarqué que le bégaiement augmentait, et que le printemps et l'automne étaient plus favorables, si surtout ces saisons étaient tempérées et humides; l'air sec des gelées et des grandes chaleurs nous a toujours semblé agir en sens inverse.

Cette affection est aussi plus sensible le matin que dans la journée; cela tient peut-être à ce que l'intelligence étant plus facile alors, *aurora musis amica*, l'irradiation cérébrale qui suit la pensée jaillit avec plus de vitesse, et par cela même avec moins de précision; peut-être aussi faudrait-il trouver la cause de ce phénomène dans le repos prolongé où s'est trouvé pendant la nuit tout le système nerveux, principalement celui de la vie de relation, qui pour cela serait plus excitable le matin que le soir, époque où les fatigues de la journée ont dû diminuer la sensibilité générale.

Cette opinion, qui sans doute paraîtra hasardée, nous semble plus rationnelle et surtout plus conséquente avec ce que nous avons dit précédemment que celle émise par MM. *Voisin* (1) et *Astrié* (2). Le

(1) Mémoire sur le Bégaiement, pag. 24.
(2) Dissertation inaugurale. Montpellier, 1827.

premier de ces médecins dit « que, si le bégaiement est plus sensible le matin que dans le reste de la journée, cela tient à l'engourdissement dans lequel se trouve le système nerveux pendant tout le temps consacré au repos, engourdissement que partagent conséquemment tous les muscles de la vie de relation, qu'une volonté tiède et encore indéterminée n'anime pas assez puissamment. Le soir, au contraire, tous les phénomènes de la vie s'enchaînent avec plus de rapidité ; les excitations continuelles reçues pendant la journée ont précipité les battements du cœur et augmenté la sensibilité générale ; les fonctions de l'intelligence sont plus faciles (1), les déterminations plus promptes, la volonté plus ferme, et, par cela même, la prononciation paraît dégagée de ses entraves. »

Si les choses avaient lieu comme le dit M. *Voisin*, le bégaiement devrait diminuer le matin au lieu d'augmenter, puisque les bègues sentent s'accroître leur infirmité lorsque leur système nerveux se trouve excité par l'impression même la plus légère, tandis que le contraire a lieu lorsque l'activité cérébrale est un peu ralentie par une cause physique ou morale quelconque.

Nous avons également souvent observé que, lorsque

____

(1) L'expérience nous apprend tous les jours que l'intelligence est moins facile le soir que le matin. Tout le monde est d'accord à cet égard.

les bègues viennent de faire un exercice violent, et que surtout ils ont très chaud, leur difficulté de parler est tellement augmentée qu'il leur est quelquefois impossible de dire un mot et d'articuler même les syllabes qu'ils prononcent de coutume sans hésitation.

Nous ajouterons encore que les excès vénériens, l'onanisme, les veilles prolongées, les émotions douces, l'incertitude, l'attente d'une nouvelle, d'une lettre, d'une visite, la moindre contradiction, le doute, une contestation sur un sujet insignifiant, la timidité, l'embarras, le respect, une légère indisposition, enfin le plaisir, la joie, la tristesse, et surtout les affections morales qui émeuvent à peine les autres hommes, augmentent de beaucoup la difficulté des bègues; tandis que les émotions vives, l'impression d'une injure fortement sentie, la colère, les juremens énergiques, enfin tous les grands mouvements de l'âme font le plus souvent, comme nous l'avons déjà dit, disparaître pour quelque temps le vice de la parole dont il est question. Nous dirons aussi que l'aisance, la confiance et l'intimité effacent, chez certains bègues, la difficulté qui leur est habituelle.

INFLUENCE DE L'IMITATION SUR LE BÉGAIEMENT.

D'après plusieurs observations authentiques, le bégaiement peut avoir pour cause l'imitation ; il en est d'ailleurs pour ce vice de la parole comme pour la plupart de ceux que nous avons déjà signalés.

M. le professeur *Désormeaux* raconte qu'un homme fort distingué dans les lettres était devenu bègue, parce que, vivant dans sa jeunesse avec un de ses amis affecté de bégaiement, il s'était plu à parler comme lui. Dans le principe, il se faisait un jeu de le contrefaire, mais plus tard il l'imitait involontairement, et ce n'est qu'à l'aide d'un travail assidu et de beaucoup de persévérance qu'il parvint à se défaire de cette habitude vicieuse, qu'il avait acquise par sa faute.

M. de *Laville*, officier de l'état-major, à qui nous avons donné quelques conseils, nous a assuré qu'il était devenu bègue parce que, étant au collége, il avait voulu imiter un de ses condisciples affecté de bégaiement, et qui, à cause de son infirmité, était dispensé de réciter aucune leçon. Il réussit si bien à contrefaire ce dernier, qu'en peu de temps il ne put parler qu'avec une grande difficulté, ce qui l'exempta, comme son ami, des leçons pour lesquelles il avait tant de répugnance. Dans le principe, il n'était bègue que par paresse ; mais plus tard il le devint par habitude, et ce n'est qu'avec beaucoup d'efforts qu'il a vu disparaître l'infirmité qu'il avait acquise si facilement par imitation. Il est bon de dire cependant que probablement M. de *Laville* avait une prédisposition au bégaiement, car son frère aîné, actuellement docteur en médecine, est légèrement affecté de ce vice de la parole.

Le docteur *Astrié* rapporte dans sa dissertation inaugurale qu'un de ses amis, actuellement médecin et praticien distingué, s'avisa, à l'âge de dix-sept ans, d'imiter une personne bègue, si bien qu'il continua à bégayer malgré lui pendant plusieurs années : s'il est depuis long-temps parfaitement guéri, c'est le frère de l'illustre *Pinel* qui, ayant été son précepteur, parvint, à force de conseils et de soins bien dirigés, à lui rendre le libre exercice de la parole.

Nous connaissons une dame de Paris qui a bredouillé pendant plusieurs années, parce que, durant le séjour qu'elle fit dans sa jeunesse en Amérique, elle s'était plu à contrefaire une de ses amies qui parlait d'une manière très peu intelligible ; ce n'est même qu'à son retour dans sa patrie que son infirmité a cessé entièrement. Les railleries fréquentes auxquelles elle était en butte, et peut-être un peu la coquetterie, le plus vif stimulant de son sexe, l'ont rendue capable des plus grands efforts et d'un travail opiniâtre. Aujourd'hui elle a dans toute son intégrité la faculté de parler, dont elle tire un très bon parti ; car elle dit très distinctement de fort jolies choses.

Nous avons traité, il y a cinq ans, un ouvrier tailleur, qui nous a dit n'être devenu bègue que parce que, dans l'intention de se faire exempter du service militaire, il avait cherché à imiter les personnes affectées de bégaiement ; il n'eut besoin que de quelques mois d'habitude pour avoir réellement l'infirmité qu'il ne voulait que simuler, et son stratagème lui réussit si bien qu'il fut réformé.

Personne n'ignore que c'est presque toujours l'imitation seule, et non une disposition particulière qui fait que dans chaque province on prononce les mots d'une manière plus ou moins défectueuse et avec des accents plus ou moins désagréables. D'ailleurs, ne sait-on pas que les hommes ont en général un penchant secret et souvent involontaire qui les porte à imiter toutes les actions dont ils sont témoins, et que de tous nos organes nul n'est plus porté à l'imitation que celui de la parole. Deux individus jeunes qui vivent ensemble finissent souvent par avoir le même accent et par parler à l'unisson ; et, ce qui est plus extraordinaire encore, leur voix acquiert à peu près le même timbre. Nous avons connu un jeune homme qui, vivant avec un ventriloque, n'a pas tardé de le devenir lui-même presque involontairement. Ne remarque-t-on pas le même vice de prononciation chez tous les membres d'une famille, chez une classe de peuple de la même ville, comme on l'observe en particulier dans la classe du peuple à Paris ; et même, enfin, chez presque tous les habitants de certains départements ? Les uns grasseyent, les autres disent, comme les Gascons, B pour V et *vice versa*. Ceux-ci ne peuvent pas prononcer l'R, parce qu'ils ont eu la manie absurde de singer certaines gens de prétendu bon ton qui se donnent des défauts dont voudraient se débarrasser ceux qui en sont réellement affligés ; ceux-là donnent au CH le son de l'S ; enfin, la plupart des vices de la parole résultant de l'imitation sont tellement enracinés chez certains individus, qu'ils ne peuvent s'en défaire, et qu'ils n'ont que quelques mots à dire pour qu'on devine s'ils sont des bords de la Durance ou de la Garonne.

MM. *Villeneuve* et *Serrurier* (1) ont dit avec raison que, pathologiquement, l'imitation était une affection dépendante d'une disposition organique particulière qui entraîne, comme malgré eux, les individus à exécuter des actes résultants du *consensus* qui s'établit entre le sujet de l'imitation et le sujet imitateur.

Van Swieten rapporte l'observation de mouvements convulsifs manifestés chez un certain nombre

(1) Dict. des sciences médicales, tom. article imitation.

d'enfants, et répétés par tous ceux qui avaient le malheur d'en être témoins. Le strabisme, l'action de bâiller, l'épilepsie, l'hystérie, la manie et plusieurs autres affections nerveuses, ont, ainsi que le bégaiement, quelquefois pour cause principale l'imitation. Notre spirituel et savant confrère le docteur *Koreff* a publié un cas de coqueluche par imitation (1). La mobilité nerveuse, qui forme le caractère essentiel de certaines personnes, fait que la plus légère impression agit fortement sur leur cerveau et établit une sorte de sympathie dont il est difficile de se rendre compte, en produisant cette série de phénomènes qui les met en rapport avec les individus dont ils sont entraînés en quelque sorte malgré eux à copier les actions, les gestes et les mouvements.

Les faits suivants prouvent encore d'une manière aussi concluante les résultats pernicieux de l'imitation.

L'un de nos amis, M. le docteur *Deganosse*, nous a dit avoir vu une jeune personne devenue louche parce qu'elle s'était plu à imiter souvent sa bonne, qui était affligée de strabisme. M. *Jules Cloquet* (2) pense aussi que cette infirmité est souvent l'effet de l'imitation et du jeu que les enfants se font de loucher volontairement ; il ajoute de plus qu'il connait une demoiselle affectée de strabisme qui n'a pas d'autre origine. *Buffon* et M. le profes-

(1) Nouv. Biblioth. méd. Mars 1828.
(2) Dict. de méd., tom. 19, pag. 634, art. *strabisme.*

seur *Roux* partagent la même opinion, et disent, comme le célèbre chirurgien que nous venons de citer, que cette imperfection de la vue, et beaucoup d'autres infirmités se développent souvent sous l'influence de la cause que nous avons signalée.

Ces observations curieuses devraient engager les parents à faire en sorte que leurs enfants aient le moins possible de rapports avec les personnes affectées de bégaiement; ils feraient également très bien de leur interdire le plaisir dangereux de l'imitation, dans un âge où la jeunesse contracte encore plus facilement les mauvaises habitudes que les bonnes. *Cereus in vitium flecti*, dit *Horace* dans son Art poétique.

Comme il est incontestable que l'imitation est d'autant plus prompte, que les organes jouissent d'un degré de force et de perfection moins considérable, *Montaigne* a eu raison de dire dans son style naïf, « que l'on fait bien de tancer les enfants, » quand ils contrefont les borgnes, les bègues, les lou- » ches et les boiteux, et tels autres défauts de la per- » sonne ; car, outre que le corps ainsi tendu en peut » recevoir un mauvais pli, je ne sais comment il semble » que la fortune se joue à nous prendre au mot. »

Nous ajoutons encore à ce que nous avions à dire sur l'influence de l'imitation, que cette faculté modifie tellement les idées et les actions des hommes, qu'il faudrait toujours faire en sorte de ne leur of-

frir que des modèles se rapprochant le plus possible de la perfection.

INFLUENCE DE L'ÉDUCATION SUR LE BÉGAIEMENT.

L'éducation qui facilite le développement de
notre intelligence, et l'ignorance qui en restreint
les limites, ont aussi une grande influence sur l'affection qui fait le sujet de ce chapitre. Cela est si
vrai que les moyens curatifs que nous allons bientôt
indiquer seront employés avec plus de succès chez
les personnes qui ont reçu une certaine éducation ,
parce qu'elles sentent mieux toute l'importance de
rendre facilement leurs idées par la parole.

Celles, au contraire, qui sont dans des circonstances opposées obtiendront rarement des résultats
heureux des efforts toujours trop faibles et trop peu
soutenus qu'elles auront pu faire. Ne sentant pas
tout le prix de la parole, aucun stimulant moral ne
les excite ; leur infirmité souvent, loin de diminuer
ne fait qu'augmenter , et l'on voit ces malheureux
finir par ne plus parler, fuir la société des autres
hommes, et même quelquefois devenir complétement
idiots.

L'éducation des organes de la parole est de la plus
haute importance ; si nous voyons un plus grand
nombre de bredouilleurs dans les villes que dans

les campagnes, dans les classes aisées que parmi les malheureux, c'est que les enfants des riches, élevés dans la chambre de leur mère et sous les ailes de leur bonne, n'ont besoin que de marmoter quelques sons pour être compris ou plutôt pour être devinés. Habitués à parler ainsi, leurs organes ne font aucun effort pour articuler nettement, et ils finissent par devenir inintelligibles en grandissant. Les enfants des campagnes parlent plus tard, mais ils le font plus distinctement, parce qu'on ne les a pas trop pressés de parler, et que d'ailleurs souvent ils se trouvent aux champs, éloignés de leurs parents, où ils sont forcés de s'exercer à se faire entendre de loin, et à bien prononcer chaque syllabe s'ils veulent être compris.

Si l'on interroge l'enfant d'un villageois, la timidité peut l'empêcher de parler; mais, s'il dit quelque chose, il sera compris, et n'aura pas besoin d'un interprète, comme les enfants des riches, qui ne savent souvent articuler que quelques monosyllabes. L'extrême attention qu'on apporte à tout ce qu'ils disent, jointe à la manie qu'on a, non-seulement de deviner ce qu'ils veulent en voyant bouger leurs lèvres, mais même d'altérer la prononciation des mots, sous prétexte de la leur rendre plus facile, font qu'ils se dispensent de bien articuler, et que plusieurs d'entre eux conservent un parler confus qui les rend presque inintelligibles. On doit donc ne pas les forcer à articuler trop tôt, parce que le grand empressement qu'on apporte à vouloir les faire parler de bonne heure produit l'effet directement opposé.

Encore une raison qui fait que les enfants des villes parlent moins distinctement que ceux des campagnes, c'est que les premiers, dans les colléges et autres pensions, obligés d'apprendre par cœur, bredouillent en étudiant, et s'habituent ainsi à prononcer mal; ils balbutient au contraire lorsque, récitant leurs leçons comme des perroquets, ils cherchent avec effort un mot que leur mémoire infidèle leur a fait oublier.

Les parents devraient donc recommander aux maîtres de faire parler distinctement et lentement les enfants lorsqu'ils récitent, et de leur défendre d'étudier autrement qu'à voix basse.

Il serait également fort avantageux de les exercer quelquefois à la déclamation et à la lecture en public. On les empêcherait ainsi de contracter et de conserver ces vices si fréquents de la prononciation, qui souvent n'ont d'autres sources que celles que nous venons de signaler.

Nous ajouterons encore que, puisque l'homme est d'autant plus apte à se prêter à toutes les habitudes qu'il est plus jeune, à cause de la flexibilité et de la mollesse de son organisation, on ne saurait de trop bonne heure surveiller les enfants à cet égard. Si, en vieillissant, nous devenons moins propres à acquérir de nouvelles habitudes, nous perdons bien difficilement celles que nous avons acquises, parce que tout s'enracine et devient tenace dans une structure endurcie, compacte et rigide.

INFLUENCE DE L'HÉRÉDITÉ ET DU TEMPÉRAMENT SUR LE BÉGAIEMENT.

Par hérédité, on doit entendre, en médecine, un état particulier de l'organisation qui prédispose les enfants à être affectés d'une maladie dont leurs parents ont été atteints.

La difficulté, ou plutôt l'impossibilité de donner une explication satisfaisante de ces transmissions pathologiques ou physiologiques des pères aux enfants, a porté un grand nombre de médecins à en nier l'existence, comme si, pour admettre un fait, il fallait toujours en connaître la raison. Nous devons dire cependant que, par une bizarre contradiction, les auteurs qui se sont refusés de reconnaître les affections et les dispositions organiques héréditaires, n'ont jamais osé nier les ressemblances extérieures des enfants avec leurs parents, quoique cette dernière hérédité soit aussi difficile à expliquer que l'hérédité pathologique. Il est vrai qu'aujourd'hui peu de personnes se refusent d'admettre l'existence des affections héréditaires, car, dans notre siècle, la science ne marche plus que précédée de l'observation ; de même qu'il n'est plus permis d'établir des théories qu'à la suite de l'expérience.

Sous ce rapport, les médecins anciens les plus recommandables par une profonde sagacité d'observation, se sont trouvés d'accord avec les modernes : *Hippocrate, Galien, Fernel, Ingrassius, Paré, Baillou, Boerhaave, Morgagni, Stahl, Haller, Van Swiéten, Portal, Corvisart* et une foule d'autres ont regardé l'hérédité physiologique et pathologique comme une vérité incontestable. *Hippocrate* disait que toutes les maladies tenaient plus ou moins de la paternité : *Aliquâ quidem ex parte. Zettermann* est allé plus loin dans le passage suivant : *Exceptis febribus acutis, omnes ferè morbos hœreditaria dispositione ad liberos propagari multis observationibus confirmatum est* (*Dissert.*; Jéna, 1799). Enfin, *Pujol* de Castres disait avec raison « que la même main qui calque si scrupuleusement la physionomie du fils sur celle du père et de la mère doit passer aux ressemblances intérieures, et rendre avec la même exactitude organe pour organe, viscère pour viscère, constitution pour constitution ». Nous devons convenir cependant que, si cela est vrai dans certains cas, les exceptions ne sont pas rares.

Les affections dites nerveuses, telles que la manie, l'épilepsie, la chorée, l'hystérie, l'hypochondrie, etc., ont été regardées par la plupart des auteurs comme étant les plus susceptibles d'être transmises par l'hérédité. C'est sans doute par la même raison, que le bégaiement, qui, de même que ces maladies, est de nature essentiellement nerveuse, revêt si souvent le caractère héréditaire. En effet, à peu près les deux cinquièmes des personnes bègues, traitées par nous, nous ont dit que leur difficulté de parler était un fâcheux héritage de famille. En 1831, nous avons donné nos soins à un jeune homme de vingt-cinq ans, nommé *Joseph Bard*, qui était affecté d'un bégaiement très pénible, et dont la mère, également bègue, a cinq autres fils ayant la même infirmité, et un sixième qui est sourd-muet de naissance.

Le docteur *Carron du Villars*, habile oculiste de Paris, nous a adressé, en 1837, un jeune Irlandais de Dublin, qui était aussi très bègue, et dont le père, trois frères et quatre sœurs étaient affligées du même vice de la parole. Dans son excellente dissertation sur le bégaiement, M. *Astrié* cite une famille où le père, la mère, les frères, les sœurs sont tous extrêmement bègues. Il est très curieux, dit-il, de voir tout le ménage réuni, et d'entendre ce singulier concert de bégaiement. Nous avons donné des conseils, en 1835, à Madame de Saint-L***, âgée de vingt ans, dont le père, la mère, les frères et les sœurs étaient en même temps affectés de bredouillement, de jotacisme, de lambdacisme et de sesseyement. Enfin, nous ajouterons que si, parmi les personnes que nous avons traitées, le plus grand nombre n'avaient pas leurs pères ou leur mère affligés de bégaiement, cette infirmité s'était fait remarquer, d'après ce que plusieurs nous ont dit, soit chez leur aïeul ou leur bisaïeul, soit chez un ascendant plus éloigné ou tout autre parent paternel ou maternel, en ligne directe ou collatérale (1). On voit par là que lorsque la filiation d'hérédité pathologique ou physiologique se trouve séparée par un intervalle plus ou moins long, il en est de cette hérédité comme des ressemblances de famille qui peuvent être interrompues pendant une ou plusieurs générations, mais qui ordinairement

(1) Plusieurs des personnes que nous avons traitées dont les père et mère n'étaient pas bègues, avaient d'autres membres de leur famille, tels que des oncles, des cousins ou des neveux qui se trouvaient affligés de cette infirmité. M. *Collot* entre autres, qui est né avec le fâcheux privilège de bégayer, compte cinq ou six parents du côté maternel qui sont plus ou moins affectés de bégaiement, tandis que sa mère et les aïeux de cette dernière en ligne directe, n'ont pas offert d'exemple d'un vice de l'articulation depuis au moins trois générations. Nous dirons aussi que nous avons plusieurs fois observé, que l'orsque le bégaiement était héréditaire du côté maternel, ce triste héritage paraissait toujours se répartir sur un plus grand nombre d'individus, que s'il venait du côté paternel. Ainsi presque tous les enfants des femmes bègues, surtout les garçons, héritent de l'infirmité de leur mère; il arrive au contraire assez souvent que des hommes qui sont affligés du bégaiement, n'ont aucun de leurs enfants qui héritent de cette infirmité. Il en est du reste pour cette affection, comme pour toutes les autres qui, en général, sont plus transmissibles lorsqu'elles viennent des mères que des pères, parce que le mâle influe davantage sur la ressemblance extérieure et la femelle sur l'intérieure, du produit de la conception. Enfin, nous ajouterons que nous avons eu plusieurs fois l'occasion de traiter deux frères bègues, et que parmi ceux-ci il s'est rencontré trois fois des jumeaux.

reparaissent tôt ou tard dans toute leur spécialité et leur activité primitives.

Quoique les lois d'hérédité physiologique qui régissent tous les êtres organisés soient couvertes d'un voile qu'on ne pourra jamais soulever qu'imparfaitement, il nous semble qu'on ne saurait en nier l'existence si l'on admet l'empreinte héréditaire dans la forme et la structure des organes. En effet, puisque un enfant répète souvent avec fidélité toute la physionomie de son père ou de sa mère, pourquoi ne serait-il pas possible que dans son organisation intime, il existât un cachet d'une aussi parfaite ressemblance. Les protestations de la nature en faveur de cette vérité, nous semblent trop nombreuses et trop concluantes pour qu'on puisse en nier l'évidence. Le génie même serait trop faible pour lutter contre la puissance des faits.

Nous terminerons en disant que nous avons cru remarquer que les vices héréditaires de la parole arrivaient un peu plus difficilement à une guérison complète et radicale ; cela tient sans doute à ce que l'organisme, modifié dans ses éléments primitifs, offre toujours plus de résistance aux agents qui peuvent le ramener dans ces éléments constitutifs. La seule indication particulière à remplir dans ce cas est l'observation encore plus rigoureuse et plus persévérante des moyens thérapeutiques, car la prédisposition en quelque sorte naturelle à certains individus et à certaines familles, les expose plus que les autres aux récidives et aux rechutes plus ou moins complètes. Nous devons dire cependant que nous avons obtenu un grand nombre de guérisons de bégaiements héréditaires, quoique les personnes qui en étaient affligées n'aient pas fait plus d'efforts que les autres pour obtenir une cure complète et durable.

Si l'expérience ne venait pas confirmer chaque jour que presque toutes les maladies peuvent être héréditaires, ainsi que la plupart des vices de la parole, nous pourrions citer un grand nombre de faits d'après les auteurs les plus dignes de confiance; ici c'est une famille dont tous les membres commençaient par être affectés de jaunisse et mouraient hydropiques; là c'en est une autre composée d'individus devenant presque tous épileptiques; celle-ci avait le malheur de voir plusieurs des personnes qui la composaient affligées de surdité; certaines familles étaient atteintes plus spécialement de la cataracte ou d'amaurose, de hernies ou de scrofule, de rachitisme, de phthisie pulmonaire ou d'affection cancéreuse. Enfin, dans quelques-unes, l'idiotie, la manie, l'apoplexie, la goutte, le rhumatisme, la gravelle, la pierre, les maladies dartreuses, etc., etc., étaient héréditaires. *Morgagni* rapporte l'histoire d'une famille dont tous les membres succombaient à la suite de vomissements opiniâtres. *Portal* a vu un père et deux fils mourir d'affections organiques du cœur : *Lancisi* cite des exemples du même genre. *Montaigne* avait hérité de la pierre de son père. Nous avons vu nous-mêmes dans une famille, la fille et deux fils succomber à des affections cancéreuses ; enfin l'illustre *Dupuytren* nous a dit qu'il avait opéré de la cataracte, la grand'mère, la fille, et trois enfants de celle-ci. Cette observation est aussi remarquable par la disposition héréditaire dont elle fournit un exemple, que par le succès obtenu dans l'opération.

A l'égard des tempéraments, nous avons remarqué que les personnes bègues qui étaient d'un tempérament sanguin et nerveux voyaient en général un peu plus tôt et plus facilement disparaître leur infirmité que les individus d'un tempérament lymphatique et d'une constitution moins impressionnable. Il est bon de dire cependant que ces derniers, une fois guéris, n'offrent presque jamais des exemples de rechute, sans doute parce que les habitudes lentement acquises sont toujours les plus tenaces.

FIN DE LA PREMIÈRE PARTIE.

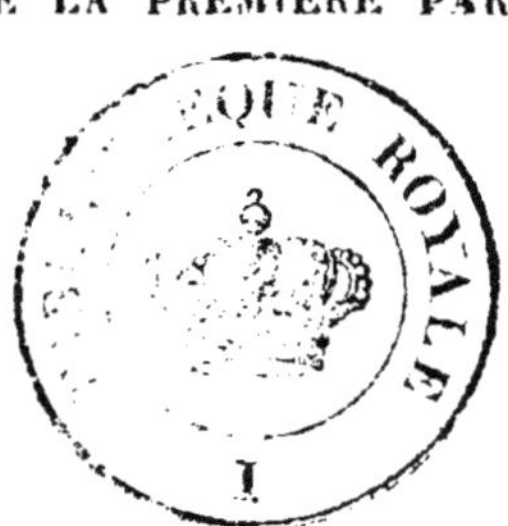

TRAITÉ

DE TOUS LES VICES DE LA PAROLE

ET EN PARTICULIER

DU

BÉGAIEMENT.

IMP. DE MOQUET ET COMP., RUE DE LA HARPE, 90.

TRAITÉ
DE TOUS LES VICES DE LA PAROLE

ET EN PARTICULIER DU

BÉGAIEMENT,

OU

RECHERCHES THÉORIQUES ET PRATIQUES

SUR

L'ORTHOPHONIE

ET SUR LE MÉCANISME, LA PSYCHOLOGIE ET LA MÉTAPHYSIQUE DES SONS
MODULÉS, SIMPLES ET ARTICULÉS QUI COMPOSENT LE LANGAGE HUMAIN.

Par COLOMBAT, DE L'ISÈRE,

Docteur en médecine et fondateur de l'Institut orthophonique de Paris, pour
le traitement de tous les vices de la parole ; auteur d'un Traité des maladies des femmes ; d'un Traité des maladies de la voix ; d'un Dictionnaire historique de la chirurgie ; chevalier de la Légion d'honneur ; lauréat de
l'Académie des sciences ; membre de la Société phylotechnique, de la Société anatomique et de la Société des sciences physiques et chimiques de
Paris, de celle des Sciences de Strasbourg, du Cercle chirurgical de Montpellier, de la Société médico-chirurgicale de Lyon, de l'Institut historique
de France, collaborateur de plusieurs journaux de médecine, etc., etc.

TROISIÈME ÉDITION

considérablement augmentée, accompagnée de planches et
d'exercices orthophoniques dans les langues Française,
Anglaise, Allemande, Italienne, Espagnole et Latine.

Cet ouvrage a été couronné par l'Académie des sciences.

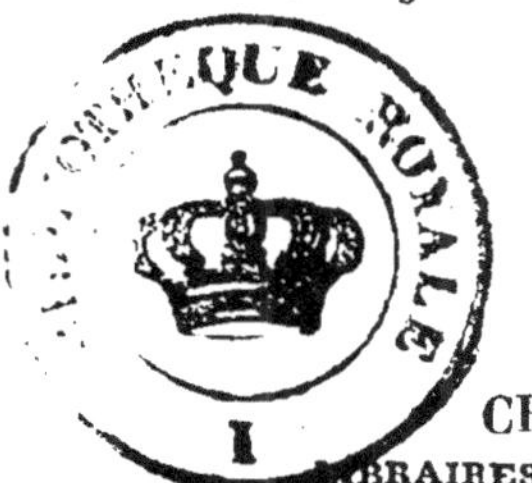

PARIS,

CHEZ BÉCHET ET LABÉ,
LIBRAIRES DE LA FACULTÉ DE MÉDECINE,
PLACE DE L'ÉCOLE-DE-MÉDECINE, No 4.
CHEZ L'AUTEUR, RUE DU CHERCHE-MIDI, No 91.

—

1840.

TRAITÉ
DE TOUS LES VICES DE LA PAROLE,
ET EN PARTICULIER DU
BÉGAIEMENT,
DEUXIÈME PARTIE.

CHAPITRE XIV.

DIVISIONS, VARIÉTÉS ET PHÉNOMÈNES CARACTÉRISTIQUES DU BÉGAIEMENT.

SOMMAIRE. Divisions de l'auteur. — Bégaiement labio-choréi-que-loquax. — Difforme. — Aphone, ou des femmes. — Lingual. — Bégaiement gutturo-tétanique muet ou nasal. — Intermittent. — Choréiforme. — Canin.—Épileptiforme. — Mixte. — Avec balbutiement ou baryphonie. — Divisions admises par *Sauvages*, MM. *Voisin*, *Malbouche*, *Deleau*, *Serre d'Alais*.

> Ce mal n'est pas tout personnel : on souffre
> toujours pour l'homme qui bégaie ; il faut dire
> aussi que quelquefois on en rit.
> SERRE d'Alais, *Journal des difformités*, n° II.

Le bégaiement, quel que soit son degré, son genre et sa variété, est toujours facile à constater, car il est rare qu'une personne bègue puisse parler longtemps sans se trouver arrêtée dans l'articulation de certaines syllabes ou de certains mots. Nous devons dire cependant que cette infirmité qui ordinairement est continue, ou qui le plus souvent est soumise à une augmentation ou à une diminution passagère, présente quelquefois, dans sa manifestation, des intermittences qui peuvent durer depuis quelques jours jusqu'à plusieurs mois. Considéré sous le rapport de ses formes, de ses variétés et de ses divers degrés d'intensité, ce vice de la parole a été divisé par nous en deux classes principales. La première, qui nous semble avoir quelque analogie avec la danse de Saint-Guy, et qui consiste dans une sorte de *choréc* des lèvres et dans la succession plus ou moins rapide de mouvements ou *convulsions cloniques* de la langue, de la mâchoire inférieure et de tous les muscles de l'articulation, a reçu de nous la dénomination de *labio-choréique.* Cette espèce de *dyslalie*, qui donne naissance principalement aux répétitions *bbb*, *ttt*, *ddd*, *qqq*, *mmm*, offre quatre variétés que nous ferons bientôt connaître.

La seconde espèce de bégaiement, que nous désignons par l'épithète de *gutturo-tétanique*, est caractérisée par une sorte de *raideur tétanique* ou *spasme tonique* de tous les muscles de la respiration, et principalement de ceux du larynx, du pharynx et de la base de langue. Ce genre de bégaiement, qui se fait surtout remarquer sur les consonnes *gutturales C* et *G* durs, *K*, *Q*, et sur les voyelles ou lettres *glottales A*, *E*, *I*, *O*, *U*, *OU*, *AN*, *ON*, *IN*, *EU*, est toujours accompagné d'efforts pénibles pour articuler, et se distingue *surtout* par une expiration anticipée, par quelques intervalles de silence, par l'immobilité de la langue, par le resserrement de la glotte, par un sentiment de pression sur la paroi antérieure de la poitrine, enfin par une espèce de suffocation momentanée.

Ce qui distingue encore le bégaiement *gutturo-tétanique* du bégaiement *labio-choréique*, c'est que les personnes chez lesquelles ce dernier genre *prédomine* sont plus vives, plus nerveuses, et parlent *ordinairement très vite et sans paraître faire aucun effort pour articuler;* au contraire, dans l'espèce *gutturo tétanique,* les bègues *parlent lentement, sans chercher à se presser, mais en faisant toujours des efforts plus ou moins grands* pour articuler les syllabes rebelles. Ces deux genres de dyslalies qui souvent sont réunies chez le même individu, mais toujours à des degrés différents, offrent plusieurs variétés dont nous allons exposer les principaux caractères (1).

(1) Quoique les deux espèces de bégaiement, labio-choréique et gutturo-tétanique, soient, comme nous l'avons dit souvent, réunies chez le même individu, la distinction que nous en avons faite n'en est pas moins utile surtout sous le rapport pratique. En effet, il arrive dans certains cas que notre méthode générale de traitement est insuffisante et qu'il faut recourir en même temps à d'autres artifices orthophoniques et même à des moyens mécaniques ou insister plus particulièrement sur telle ou telle partie de notre gymnastique vocale, suivant le genre de bégaiement ou la variété qui prédomine. Cette distinction n'est donc pas sans importance et sans valeur, puisque le pronostic et le traitement de l'infirmité qui nous occupe peuvent quelquefois reposer sur elle. Si l'étude et la pratique spéciales auxquelles nous nous livrons depuis plus de douze ans n'ont que très peu modifié nos opinions à cet égard, on concevra facilement que la note que *M: Dusoit* vient d'adresser à la *Gazette Médicale* (T. VIII, pag. 53, mars 1840) a dû être tout-à-fait impuissante pour changer nos idées, malgré la manière tranchante avec laquelle l'auteur conclut que notre distinction du bégaiement en *choréique* et *tétanique,* est inexacte et inutile. Quoique n'ayant étudié le bégaiement que sur lui-même, ce médecin dit que les différents degrés ou genres de cette dyslalie cessent par une forte inspiration. En nous appuyant sur une longue pratique et sur plus de 500 observations, nous nous croyons en droit d'affirmer que cette dernière assertion est démentie par l'expérience, et que l'inspiration est insuffisante, si elle n'est pas employée conjointement avec le rhythme et une gymnastique particulière du larynx, de la langue et des lèvres. L'auteur de la note nous permettra aussi de lui apprendre, puisqu'il semble l'ignorer, que parmi les moyens orthophoniques, le rhythme est le seul qui, employé isolément, puisse dans un grand nombre de cas faire cesser le bégaiement. Nous lui dirons encore que nous nous contentons de la concession qu'il veut bien nous faire, lorsqu'il convient que notre méthode curative laisse peu à désirer et que nous sommes arrivé au véritable traitement du bégaiement.

La première espèce, dite *labio-choréique*, dans laquelle l'expiration saccadée coïncide avec des mouvements convulsifs *cloniques* qui portent principalement sur les lèvres et la langue, compte quatre variétés qui sont : 1° le bégaiement labio-choréique *loquax*, ou avec *bredouillement*; 2° le *difforme*; 3° *l'aphone* ou bégaiement des femmes; 4° le *lingual*.

La seconde espèce, ou *bégaiement gutturo-tétanique*, qui est surtout caractérisée par une inspiration anticipée et une sorte de *spasme tonique* de la gorge et des muscles de la respiration, comprend six variétés, savoir : 1° le bégaiement gutturo-tétanique *muet*; 2° *l'intermittent* ; 3° le *choréiforme*; 4° le *canin*; 5° *l'épileptiforme*; 6° le bégaiement gutturo-tétanique avec *baryphonie* ou *balbutiement*.

CARACTÈRES DISTINCTIFS DES VARIÉTÉS DU BÉGAIEMENT LABIO-CHORÉIQUE.

PREMIÈRE VARIÉTÉ.

BÉGAIEMENT LABIO-CHORÉIQUE LOQUAX OU AVEC BREDOUILLEMENT.

Ceux qui en sont affectés, remarquables par leur pétulance, la vivacité de leur esprit, leur loquacité et surtout par la promptitude avec laquelle ils veulent parler, ne sont jamais arrêtés par des moments de silence, quoiqu'ils bégaient sur presque toutes les syllabes. Chez eux le bégaiement se combine presque toujours avec un autre vice de la parole appelé bredouillement, qui consiste à prononcer confusément les mots avec tant de rapidité, qu'ils sont coupés et articulés à demi : cette variété, qui est une des plus communes, est aussi la plus exposée à récidive, quoiqu'elle paraisse d'abord la plus facile à guérir; nous avons observé cent vingt-neuf cas, ci. .   .   129

DEUXIÈME VARIÉTÉ.

BÉGAIEMENT LABIO-CHORÉIQUE DIFFORME.

Cette variété est caractérisée par des grimaces et des mouvements convulsifs des muscles de la face, des paupières, du front, des sourcils, du nez, des lèvres, etc., sans efforts *de la gorge,* et *surtout sans contraction des muscles de la poitrine,* mais suivi des répétitions *gggg, tttt, mmmm.* Cette variété de bégaiement a quelques moments d'intermittence, tandis que la précédente n'en a pas; elle est aussi plus facile à guérir, et moins exposée aux récidives : nous l'avons observé soixante-six fois, ci. .   .   66.

TROISIÈME VARIÉTÉ.

BÉGAIEMENT APHONE OU DES FEMMES.

Cette troisième variété se distingue par les mouvements convulsifs de la langue, des lèvres et de la mâchoire inférieure, mais qui se font sans bruit et sans qu'on entende les répétitions *bbbb, pppp, gggg,* qui caractérisent le bégaiement *labio-choréique* proprement dit. Cette variété se rencontre plus souvent chez les femmes qui, ayant plus de coquetterie que nous, font peut-être plus attention à ne pas laisser entendre les répétitions désagréables pour les auditeurs : sur dix-sept femmes que nous avons traitées, nous en avons trouvé treize affectées de ce genre de bégaiement, qui est un des plus difficiles à guérir, et dont nous n'avons observé que vingt et un cas, ci. . . . . 21.

QUATRIÈME VARIÉTÉ.

BÉGAIEMENT LABIO-CHORÉIQUE LINGUAL OU AVEC SESSEYEMENT.

On la reconnaît à la sortie de la langue, qui franchit les arcades dentaires et qui projette au loin de la salive, en faisant des mouvements semblables à ceux qu'exécute la langue d'un chien qui happe en buvant. Cette variété, qui se fait surtout remarquer dans l'articulation des lettres *dentales* et *palatales*, est une des plus rares, des plus difficiles à guérir ; d'autant plus qu'elle est souvent combinée avec le volume considérable de la langue, et qu'elle est en partie combattue par des moyens mécaniques : nous en avons observé vingt-trois cas, ci. . . . . 23.

DEUXIÈME GENRE DE BÉGAIEMENT GUTTURO-TÉTANIQUE.

PREMIÈRE VARIÉTÉ.

BÉGAIEMENT GUTTURO-TÉTANIQUE MUET.

Ceux qui en sont affectés restent plus ou moins long-temps comme s'ils étaient tout-à-fait muets, et, quoique sans faire de grimace ni aucun effort pour parler, ne parviennent à articuler quelques mots privilégiés qu'après avoir fait plusieurs petites inspirations successives, qui sont suivies d'un bruit sourd, imitant assez bien le sifflement d'un obus qui n'a presque plus de force. Ce genre de bégaiement n'est pas très fréquent; nous l'avons observé trente-sept fois, ci. 37

DEUXIÈME VARIÉTÉ.

BÉGAIEMENT GUTTURO-TÉTANIQUE INTERMITTENT.

Cette variété qui reste quelquefois pendant des heures, des jours même, ou plus ou moins long-temps sans paraître, se manifeste souvent d'une manière si forte que les personnes chez qui nous l'avons observée ne pouvaient pendant quelques instants proférer un seul mot, et faisaient entendre seulement un son sourd et saccadé comme celui qui résulterait d'une longue série d'E muets. Lorsque ceux qui en sont affectés sont parvenus à articuler nettement un ou deux mots, ils peuvent parler quelquefois très long-temps sans hésitation et sans qu'on s'aperçoive de leur infirmité. Cette variété, qui est assez fréquente, se guérit facilement; nous en avons observé cinquante-trois cas, ci. . . . . 53.

TROISIÈME VARIÉTÉ.

BÉGAIEMENT GUTTURO-TÉTANIQUE CHORÉIFORME.

Cette troisième variété qui, comme toutes celles du genre *gutturo-tétanique,* est caractérisée par une sorte de roideur des organes de la respiration et de la voix, et par quelques instants de silence, se distingue surtout par l'espèce de *chorée* et les mouvements convulsifs que l'on remarque dans la tête, les bras et les jambes de ceux qui en sont affectés : ces mouvements désordonnés, tout-à-fait semblables à la danse de Saint-Guy, ne se manifestent que pendant l'articulation des mots, et disparaissent entièrement pendant le silence. Cette variété est une des plus faciles à guérir; c'est pour cette raison qu'elle est sujette à récidive, si l'on cesse trop tôt de mettre en pratique les moyens propres à la combattre; nous avons été à même d'en observer trente-trois cas, ci. . . . . 33.

QUATRIÈME VARIÉTÉ.

BÉGAIEMENT GUTTURO-TÉTANIQUE CANIN.

Cette variété, quelquefois portée à l'excès, est ainsi appelée parce que, pour articuler les syllabes qui exigent quelques efforts, les bègues font entendre les répétitions désagréables *ao, ao, aooo, aooo,* qui imitent assez bien l'aboiement de certains chiens de chasse. Nous avons présenté à MM. *Flourens* et *Dulong* un jeune homme de vingt et un ans affecté de cette variété de bégaiement, qui était chez lui si prononcé qu'il était quelquefois plusieurs minutes sans pouvoir articuler un son le plus simple : quelques jours ont suffi pour le faire parler sans hésitation. Nous avons traité dix-sept cas de ce genre de bégaiement, ci. . . . . 17.

CINQUIÈME VARIÉTÉ.

BÉGAIEMENT GUTTURO-TÉTANIQUE ÉPILEPTIFORME.

Cette variété se reconnaît aux phénomènes suivants : à l'instant où la personne qui en est affligée veut parler, des convulsions extrêmement fortes se manifestent et portent particulièrement sur les muscles de la poitrine, de l'abdomen, du col, des membres supérieurs et même sur les muscles peauciers, en donnant lieu à des contorsions, à des spasmes cloniques et toniques, analogues à ceux qui caractérisent une attaque d'épilepsie. Alors les veines du cou se gonflent; les téguments du visage s'injectent; la face prend une teinte rouge foncée, bleuâtre et souvent même livide, les yeux injectés semblent sortir des orbites; la salive, mêlée d'une écume blanchâtre, quelquefois s'échappe abondamment de la bouche; la physionomie perd la noblesse de son expression, et les malheureux bègues, n'obtenant ordinairement de tous ces efforts que l'articulation d'une ou de deux syllabes, ne peuvent faire entendre qu'une espèce de grognement, imitant assez bien le cri d'un porc qu'on égorge. Ce genre de bégaiement, quoique toujours porté au dernier degré, est souvent plus vite et plus facilement guéri que ceux qui appartiennent à une des variétés dont nous venons de parler : onze cas que nous avons été à même de traiter nous autorisent à émettre cette opinion, ci. 11

SIXIÈME VARIÉTÉ.

BÉGAIEMENT GUTTURO-TÉTANIQUE AVEC BARYPHONIE OU BALBUTIEMENT.

Cette espèce de dyslalie est le plus souvent incurable, parce que presque toujours elle est accompagnée d'une autre hésitation, dépendante comme le balbutiement d'une maladie de l'encéphale ou d'autres lésions organiques des centres nerveux qui sont ordinairement au-dessus des ressources de l'art. Nous devons dire cependant que lorsque cette variété de bégaiement coïncide, ce qui a lieu assez souvent, avec un manque d'intelligence, on peut parvenir à le guérir en développant d'abord les facultés intellectuelles au moyen d'une éducation particulière, et en employant ensuite les agents orthophoniques qui sont indiqués pour la cure du balbutiement et du bégaiement. Nous avons observé dix-neuf cas de cette espèce d'hésitation, ci. . . . . . . 19.

Enfin, nous avons encore à parler d'un bégaiement assez fréquent que nous désignons par l'épithète de *mixte*, parce qu'il est caractérisé par la réunion d'une ou plusieurs des variétés dont nous venons d'exposer les principaux phénomènes qui les caractérisent. Toutes ces variétés ne sont pas tellement tranchées qu'il faille, pour les combattre, n'employer que les moyens curatifs qui leur conviennent plus particulièrement; on devra, au contraire, toujours mettre en pratique notre méthode générale, qui souvent suffit seule dans les cas les plus simples. Mais il faudra avoir soin d'examiner si, à la variété que l'on combat, ne se trouvent pas combinés quelques caractères d'une ou de plusieurs autres variétés; après les avoir reconnus, on choisirait, parmi les moyens que nous ferons bientôt connaître, ceux qui conviennent plus particulièrement à chaque genre, et on les joindrait soit à la méthode générale, soit aux moyens thérapeutiques de chaque variété. Il faudra aussi faire bien comprendre le mécanisme artificiel de chaque lettre et de chaque syllabe rebelle, en cherchant à décomposer, comme nous l'indiquerons dans un autre chapitre, tous les sons qui se trouvent dans l'articulation d'une syllabe ou d'un mot. Au moyen de cette décomposition des sons, qui semblera d'abord exagérée, les bègues parviendront à surmonter toutes les difficultés; bientôt ce qui était artificiel disparaîtra, et ils seront étonnés de pouvoir parler nettement, facilement et sans aucune hésitation, en employant toutefois les autres moyens curatifs qui sont propres à combattre leur infirmité, et dont l'application paraîtra alors plus facile et surtout plus efficace.

Ce qui est extrêmement remarquable dans le bégaiement, c'est que certaines consonnes soient plus fréquemment et plus fortement bégayées devant telle voyelle que devant telle autre. Par exemple, la syllabe *co* exige ordinairement moins d'efforts de la part des bègues que la syllabe *ca*, quoique ces derniers éprouvent moins de difficulté pour produire le son de la voyelle isolée *a* que pour articuler celui de la voyelle *o* dans les mêmes circonstances.

Telle syllabe, ordinairement difficile pour les bègues, est quelquefois prononcée facilement par eux, si elle est précédée d'une autre qui laisse leur langue dans une situation favorable; c'est pour cette raison qu'ils ont en général plus de peine pour articuler les lettres qui commencent une phrase, et que leur infirmité est plus sensible dans les premiers mots qu'ils adressent aux personnes avec lesquelles ils ne sont pas encore familiarisés. Quelques-uns d'entre eux, pour rendre moins apparente leur hésitation, usent de différents artifices, et masquent plutôt les difficultés qu'ils ne les surmontent. Par exemple, il en est qui font précéder les mots difficiles par des mots qui placent leur langue dans des positions qui se rapprochent plus ou moins de celle que cet organe doit prendre lorsque notre gymnastique vocale est employée. Ainsi, ils joignent, le plus souvent possible, les articles *le, la, les* aux substantifs qu'ils veulent nommer, parce que, pour la plupart d'entre eux, ces articles n'exigent aucun effort pour être prononcés, la face inférieure du sommet de la langue devant être, comme dans notre méthode, portée vers le palais. Le docteur Serres, d'Alais, cite un jeune villageois du midi de la France, qui, afin d'obtenir le même résultat, employait l'article patois *lou*. Tel bègue qui ne peut pas prononcer les mots *travail, canon, Parisien*, les articulera facilement s'il dit : *Le travail, le canon, le Parisien*, ou s'il remplace l'article par un son vocal ou un monosyllabe facile. Ainsi, il dira sans efforts : *Un travail, cinq canons, huit Parisiens*, parce que les noms de nombre *un, cinq, huit* sont en général faciles ; il aurait au contraire complétement échoué pour prononcer les mêmes mots isolés ou précédés d'autres nombres dont les articulations sont dures, tels que *deux, trois, quatre, treize,* etc.

Actuellement que nous avons fait connaître nos divisions des espéces et des variétés du bégaiement, nous allons exposer en peu de mots celles qui sont dues aux principaux auteurs qui ont écrit sur ce vice de la parole, soit dans des traités généraux, soit dans des mémoires particuliers.

Sauvages, confondant mal à propos dans sa Nosologie méthodique, sous le titre commun de *psellismus,* le bégaiement, le grasseyement, la blésité, le balbutiement et toutes les variétés de ces vices de l'articulation, a adopté la division suivante :

CLASSIFICATION DU BEGAIEMENT ADOPTÉE PAR SAUVAGES.

1° *Psellismus ischnophonia,* ou bégaiement proprement dit;

2° *Id. rotacismus,* ou grasseyement;

3° *Id. lambdacismus,* ou lambdacisme;

4° *Id. tranlotas,* ou blésité;

5° *Id. balbuties,* ou balbutiement;

6° *Id. mogilalia,* ou hésitation sur les consonnes labiales;

6° *Id. metallicus,* ou balbutiement des doreurs et des peintres;

8° *Id. jotacismus,* ou sesseyement;

9° *Id. nasitas,* ou nasillement;

10 *Id. lagostomatum*, causé par le bec de lièvre;

11 *Id. à ranula*, provenant de la grenouillette.

Nous nous bornons à dire, en parlant de cette division extraite du savant livre de *Sauvages*, t. I, pag. 408, que les connaissances plus précises qu'on a aujourd'hui sur la nature et les causes du psellisme ne permettent plus de l'admettre; aussi croyons-nous devoir nous dispenser d'en discuter la valeur et d'en faire ressortir le peu de fondement et les imperfections.

Dans son Mémoire sur le bégaiement, publié en 1821, notre honorable confrère le docteur *Voisin*, à qui la science doit de savants travaux sur la physiologie de l'encéphale, a admis une division qui comprend trois degrés qu'il distingue de la manière suivante:

Dans le premier degré, qui est le plus fréquent et le plus léger, le bègue parle avec si peu de gêne et de fatigue, qu'il s'aperçoit à peine de son vice de l'articulation et des mouvements défectueux de la langue et des lèvres qui produisent son hésitation. Selon M. *Voisin*, ce défaut, loin de nuire au langage, lui donne au contraire une sorte de charme et de grâce naïve.

Dans le second degré, l'organe est plus embarrassé; cependant les bègues peuvent avoir une conversation suivie, mais ils fatiguent ceux qui les écoutent, autant par la répétition de leurs mots que par les efforts qu'ils font pour rendre leur prononciation plus facile. Ceux-ci présentent, dit M. *Voisin*, « quelquefois dans leur bégaiement une particularité que je ne dois point passer sous silence; ils s'arrêtent tantôt sur une syllabe et prononcent celle qui suit avec précipitation et avec effort; tantôt ils répètent les syllabes qu'ils ont déjà prononcées pour les joindre à la suivante, et les répètent ainsi toutes en les précipitant. De ce bégaiement résulte un battement désagréable que les Grecs, si riches en expressions qui faisaient image, ont très bien exprimé par ce mot βατταρίζειν et les Latins par celui de *battarismus*. »

Enfin, dans le troisième degré, qui heureusement est le moins fréquent, le bégaiement porté au plus haut point d'intensité, prive en quelque sorte de la parole ceux qui en sont affectés et les condamne à une sorte de mutisme. En effet, les bègues alors vraiment disgraciés par la nature « partagent, pour ainsi dire, le sort affreux des muets, et ne peuvent exprimer les sentiments dont ils sont agités que par des monosyllabes péniblement articulés.

La description suivante donne une idée du bégaiement porté à ce dernier degré :

« Au moment où le bègue qui en est affligé veut parler, sa langue, comme enchaînée, sert mal sa volonté; dans les efforts qu'il fait alors pour se faire entendre, on voit cet organe, immobile et soulevé, appeler en quelque sorte à son aide toutes les puissances musculaires dont il est entouré. Les muscles de la poitrine, le diaphragme même sont fortement contractés, le cœur bat avec force, la respiration est momentanément suspendue, une transpiration abondante se fait à la surface du corps, les veines du col se gonflent énormément, la face agitée de mouvements convulsifs est horriblement décomposée. Ces efforts n'amènent souvent que la prononciation d'une ou de deux syllabes, et les malheureux bègues qui ne peuvent en si peu de mots exprimer leurs pensées, se violentent de nouveau pour achever la phrase qu'ils ont si péniblement commencée. »

Selon nous, cette division qui ne fait connaître que les degrés du bégaiement, est surtout défectueuse en ce sens qu'elle n'est pas basée sur le mécanisme qui produit cette *dyslalie*, et qu'elle n'entre nullement dans l'analyse des phénomènes physiologiques qui lui donnent naissance.

Dans [un mémoire lu à l'Académie des sciences pendant la séance du 1ᵉʳ décembre 1828, M. *Deleau* jeune, connu par ses travaux spéciaux sur les maladies de l'oreille, a admis trois espèces de bégaiement que nous allons signaler ici d'après notre célèbre physiologiste M. *Magendie* (1).

Dans la première espèce, les bègues répètent plusieurs fois les sons avec une volubilité extrême, en faisant entendre des demi-explosions ou des bruits

(1) Dictionnaire de méd. et chirurg. prat., t. IV, pag. 81. 1830.

sifflants interrompus, qu'ils laissent échapper sans efforts et sans fatigue. C'est la langue seule qui, par ces mouvements désordonnés, produit cette espéce de bégaiement désignée par M. *Deleau* par l'épithéte de *lingual* ou *loquax*. Les personnes qui en sont atteintes ne s'aperçoivent pas de la fatigue qu'elles font éprouver à celles qui les écoutent, elles parlent beaucoup et ne sont pas timides.

La deuxième espéce se compose des bégues qui font entendre une parole étouffée, contractent les muscles de la face avec violence, ouvrent et ferment la bouche; c'est le bégaiement *labial* ou *difforme*. Enfin il est des bégues qui ne peuvent proférer aucun son, et qui suffoquent dès qu'ils veulent parler; c'est le bégaiement *douloureux* ou *muet*.

M. *Malbouche*, avocat, demeurant à Paris, qui pendant plusieurs années a *exploité* la méthode ou plutôt le *secret* de madame *Leigh* de New-York, a signalé trois formes particuliéres de bégaiement : dans la première, la langue, au lieu d'être appliquée contre la voûte palatine pendant le silence, reste séparée du palais par un intervalle plus ou moins considérable, et descend au niveau de la mâchoire inférieure, sa pointe étant placée derrière les dents incisives du même côté. Dans cette position, le bégue ne parvient à articuler que difficilement et par une série d'efforts plus ou moins prolongés. De là, l'absence de simultanéité entre la volonté de parler et l'exécution. C'est le *bégaiement d'avant* qui a lieu, selon M. *Malbouche* (1), sur les consonnes S, Ç avec cédille, X et Z, et qui est un des plus graves.

Dans la seconde forme admise par le même auteur, la langue n'est pas portée en avant : elle reste en haut ; mais ses mouvements ne coïncident pas avec la production du son : il en résulte un vice de la parole, dont le principal caractère est la répétition des syllabes incomplétement prononcées. Cette sorte de bégaiement dans laquelle la langue retombe incessamment dans le bas de la bouche constitue le *bégaiement de haut* qui a lieu surtout sur les lettres L, M (2), N, R. Enfin, la troisième forme de bégaiement que signale M. *Malbouche*, et qui, selon lui, est la plus fréquente, a pour caractère principal la difficulté des mouvements de la langue en arrière. Les personnes qui en sont affectées n'éprouvent aucune difficulté pour élever la langue et la maintenir dans cette position. Mais, chez elles, cet organe présente toujours une sorte de mollesse et d'épaisseur et n'exécute qu'avec beaucoup de peine les mouvements en arrière ou de rétraction. Cette sorte de bégaiement, que M. *Malbouche* appelle *bégaiement d'arrière*, a

(1) Dictionnaire de la conversation, art. *bégaiement*, IXe livraison. 1834.

(2) La consonne M, qui est une *labiale*, est à tort rangée par M. *Malbouche* parmi les lettres qui exigent de la langue un *mouvement de haut*.

lieu principalement sur les lettres dont les articulations qu'elles représentent exigent la rétraction de la langue ; telles sont les consonnes B, D, F, G, P, T, S, C, K, Q, V (1).

Nous terminerons ce que nous avions à dire sur les principales divisions de M. *Malbouche,* en rapportant textuellement d'après M. *Magendie* (loc. cit.), la classification qu'il a établie dans son Mémoire adressé en 1828 à l'Académie des sciences.

Classification du bégaiement d'après M. Malbouche.

BÉGAIEMENT AVEC

1° impossibilité momentanée d'articuler;
2° doublement précipité des syllabes;
3° arrêt de la parole par habitude d'esprit;
4° bredouillement;
5° difficulté pour les lettres d'*avant* ;
6° zézaiement ;
7° difficulté pour les lettres de *haut*;
8° difficulté pour les lettres d'*arrière* ;
9° difficulté pour les trois articulations K, P, T.

Cette classification qui offre quelque analogie avec celle donnée par *Sauvages,* est surtout défectueuse

(1) En plaçant les lettres essentiellement *labiales,* F et P parmi les consonnes qui exigent un mouvement de rétraction de la langue, M. *Malbouche* a fait une erreur qui prouve qu'il a mal étudié le mécanisme de chaque articulation. Nous avons vu un homme sans langue dont nous avons parlé page 55, qui prononçait parfaitement le F et le P, ainsi que plusieurs autres *labiales* que M. *Malbouche* regarde mal à propos comme étant des *linguales.*

en ce sens que tous les vices de la parole semblent être confondus avec le bégaiement, car M. *Malbouche* ne donne aucun détail sur les différentes variétés qu'il signale et sur les moyens curatifs qui conviennent plus spécialement à chacune d'elles. Ainsi l'*hésitation par habitude d'esprit*, le *bredouillement* et le *zézaiement* exigent des moyens orthophoniques qui diffèrent complétement de ceux qui constituent la méthode américaine.

Enfin, pour rappeler tout ce qui a été dit sur les divisions du bégaiement, nous ajouterons que le docteur *Serre d'Alais* (loc. cit.) n'en a admis que deux formes bien tranchées : la première semble consister dans une sorte de danse de Saint-Guy des muscles de l'articulation, et la seconde dans une raideur tétanique des muscles de la voix et de la respiration. Nous devons dire que cette division de M. *Serre* a beaucoup d'analogie avec celle que nous avions signalée plus de deux ans avant lui, dans notre mémoire adressé en 1827 à la Société médicale d'*émulation* (1). Depuis cette époque, notre première classifi-

(1) Comme la première édition de notre *Traité du bégaiement* imprimée en 1829 ne fut mise en vente que quelques jours après la publication du Mémoire de M. *Serre* dans le Journal des difformités, ce médecin a adressé une réclamation à la Revue médicale du mois d'août 1831, où il nous accusa de *plagiat* en termes très peu académiques : nous répondîmes à cette accusation, non par des injures, ainsi que M. *Serre* nous en avait donné l'exemple, mais bien par des faits et des dates authentiques. Comme

cation du bégaiement (*voyez page* 308) n'a été changée qu'en ce sens que nous avons divisé en dix

la polémique qui s'éleva entre nous n'intéresse personne, nous
nous bornerons à rapporter ici textuellement, telle qu'elle a été
insérée dans la Revue médicale du mois d'octobre 1831, la partie de notre lettre qui, détruisant les arguments spécieux sur lesquels était fondée la réclamation de M. *Serre*, établit notre
priorité de près de trois ans.

« Le Mémoire de ce médecin, n'ayant été adressé à l'Académie
« des sciences que dans le mois de mars 1829, est resté nécessai-
« rement inconnu pendant un an, et n'a pu par conséquent être
« publié qu'au milieu de l'année 1830. Mon travail sur le bé-
« gaiement remonte au contraire à plus de quatre ans, puisque,
« pour prouver à la commission de l'Académie de médecine que
« j'avais adressé, avec plusieurs observations à la Société médi-
« cale d'émulation de Paris un manuscrit sur le bégaiement,
« admis en 1828, pour le concours des médailles d'or à l'effigie
« de *Bichat*, j'ai été obligé de présenter à M. *Itard*, non-seule-
« ment un extrait des registres de la Société dont je viens de par-
« ler, mais encore mon ouvrage manuscrit, scellé, signé et para-
« phé par M. *Boisseau*, secrétaire général de ladite Société.

« J'ajouterai encore qu'en 1827 j'ai donné connaissance de
« ma méthode curative à M. le docteur *Sernin*, député de l'Aude,
« à MM. *Duvergie* et *Velpeau*, professeurs agrégés de la Fa-
« culté de médecine, et à un très grand nombre d'autres méde-
« cins, parmi lesquels sont les docteurs *Cart* et *Dupré*, qui
« étaient tous les deux affectés de bégaiement. D'ailleurs M. *Fa-
« bre*, rédacteur en chef de *la Lancette*, pourrait également at-
« tester qu'en 1828 il me refusa, parce que je n'avais pu lui
« communiquer mon manuscrit, d'insérer dans son journal une
« observation qui fut publiée plus tard dans la *Clinique médi-
« cale*, et répétée dans le *Journal analytique*.

« Un autre argument contre moi, c'est que M. Magendie,
« dans l'article *Bégaiement* (*Dict. de méd. prat.*), parle de la
« méthode de M. *Serre*, tandis qu'il ne dit rien de la mien-
« ne. Je répondrai à cela que le célèbre physiologiste que je
« viens de citer m'a alors manifesté le regret qu'il avait d'a-
« voir omis de parler du manuscrit que je lui avais soumis trois
« ans avant. Il est probable que cette omission n'a eu lieu que
« parce qu'il y avait long-temps que M. *Magendie* n'avait pas
« entendu parler de mon travail, qui était encore déposé à la
« Société médicale d'émulation, tandis que le mémoire de
« M. *Serre* venait de paraître.

variétés les deux formes principales que nous avions d'abord adoptées, et dont les caractères distinctifs avaient déjà été décrits dans le XIV⁰ chapitre de la seconde édition de cet ouvrage publiée en 1831, et traduite en allemand dans la même année par l'un des

« Mais, me dira-t-on avec M. *Serre*, il est certain que, lorsque vous avez fait votre ouvrage, vous aviez sous les yeux le mémoire de ce médecin, puisque vous le citez? Je répondrai à cet argument, qui semble être sans réplique, que mon ouvrage, dont la publication a été retardée par un concours, était imprimé en 1829, quoiqu'il n'ait pu être mis en vente qu'en 1830, ainsi qu'on peut s'en assurer par une annonce dans *le Constitutionnel* du mois de janvier de la même année.

« Lorsque, plusieurs mois plus tard, le mémoire de M. *Serre* parut dans *le Journal des difformités*, M. *Lisfranc*, qui avait accepté la dédicace de mon ouvrage, eut la bonté de me prêter le journal que je viens de citer, et me fit même observer que M. *Serre* avait, sur le bégaiement, des idées qui, sous quelques rapports, se rapprochaient des miennes qu'il connaissait depuis long-temps. C'est pour parler de cette méthode, et pour la critiquer, que j'ai changé et fait réimprimer plusieurs pages de mon ouvrage, dont l'ancienne épigraphe a été également changée pour en substituer une autre que M. *Serre* a oublié de citer parmi mes larcins.

« Si j'eusse été coupable de *plagiat*, j'aurais certainement, en voleur adroit, agi autrement, et me serais bien gardé de désigner la source où j'aurais puisé. Lors même que je n'eusse pu aussi bien démontrer le peu de fondement des accusations dirigées contre moi, et établir d'une manière aussi incontestable ma priorité de plus de deux ans, j'aurais eu encore la ressource de prouver, comme je l'ai fait dans la deuxième édition de mon ouvrage, combien il y a peu de rapport entre ma gymnastique vocale et celle de M. *Serre*. J'aurais également démontré que celle de ce médecin est non-seulement inefficace dans la plupart des cas, mais même toujours impraticable, puisque la manière de parler qui en est le résultat est elle-même plus disgracieuse que le bégaiement.

« Agréez, monsieur le rédacteur, l'assurance de ma considération distinguée.   COLOMBAT, de l'Isère. »

Paris, le 20 septembre 1831.

médecins du roi de Prusse, le docteur *Schulze*, sous le titre de : *Ueber das andere sprachgebrechen*, etc. *Ilmenau* (Prusse), 1831 (1).

DIAGNOSTIC DU BÉGAIEMENT.

Le bégaiement est une infirmité dont il est toujours facile de constater l'existence, puisqu'il suffit d'entendre parler pendant un certain temps un sujet bègue, pour remarquer qu'il se trouve plus ou moins arrêté soit dans la prononciation de toutes les sylla-

---

(1) Cette traduction du docteur *Schulze* est devenue, en 1835, l'objet d'un honteux plagiat que nous avons signalé dans la *Gazette d'Augsbourg* et dans plusieurs autres journaux allemands. La lettre suivante a été insérée dans le *Moniteur* du 9 septembre 1836 et dans la *Gazette des hôpitaux* (Lancette française) du 27 octobre de la même année.

Monsieur le rédacteur,

« Dans l'intérêt de la vérité, et pour empêcher qu'un étranger ne continue de s'attribuer une découverte faite en France il y a près de dix ans, veuillez, s'il vous plaît, insérer dans votre journal le peu de lignes que j'ai l'honneur de vous adresser.

« En ce moment, où je travaille à la troisième édition de mon *Traité du bégaiement*, qui, en 1830, a obtenu les suffrages de l'Académie de médecine, et en 1835 un prix de 5,000 fr. décerné par l'Académie des sciences, il est naturel que je prenne un vif intérêt à tout ce qui paraît sur la science de l'orthophonie.

« Ayant appris qu'un certain M. *Schneider*, se disant docteur en philosophie et en *musique*, avait publié, en 1835, à Bonn (Prusse), un traité sur le bégaiement, intitulé : *Fragments*, etc., je me suis procuré cette brochure, dans l'espoir d'y puiser de nouvelles lumières ; loin de là, je n'ai trouvé, à mon grand étonnement, qu'une copie presque toujours littérale de la traduction allemande de mon ouvrage, que le docteur *Schulze* a fait paraître à Ilmenau, en 1831.

« Ce qu'il y a de plus extraordinaire, et que je m'abstiens de caractériser, c'est que, par des motifs qui sont loin d'être désin-

bes qui entrent dans la composition des mots, soit
dans l'articulation de quelques-unes en particulier ;
ce vice de la parole, qui a été confondu avec plusieurs
autres, doit être distingué : 1º du *grasseyement* qui,
d'après la définition que nous en avons donnée, résulte de l'articulation gutturale et défectueuse de la
lettre R, de la substitution d'une autre consonne à
celle-ci, ou enfin de sa suppression plus ou moins
complète ; 2° des diverses *blésités* qui consistent à
substituer une articulation à une autre ou à lui donner un son qu'elle ne représente pas ; 3° du *balbutie-*
ment dont la cause est un manque de mémoire ou d'intelligence, ou une lésion quelconque de l'encéphale
ou des organes phonateurs, ce qui n'a pas lieu dans le

téressés, M. *Schneider* ne parle pas de mes moyens curatifs,
quoiqu'il s'arroge la plupart de mes expériences, et qu'il rapporte, comme étant faites par lui, presque toutes mes observations,
en se bornant seulement à changer, dans quelques-unes, les noms
des personnes qui en sont le sujet.

« Je crois qu'il est de mon devoir, ainsi que je l'ai déjà fait
dans une lettre insérée dans la *Gazette d'Augsbourg* du 12 août
1836, de signaler encore ce plagiat, et la conduite d'un docteur
étranger, non-seulement parce qu'il s'attribue une découverte
faite en France, mais encore parce qu'il enlève au traducteur de
mon ouvrage des droits légitimement acquis, et que, comme il
le déclare lui-même, il se trouve en relation avec le gouvernement prussien pour lui vendre un secret qui, d'après le peu d'in-
dices qu'il en donne, n'est que la méthode que j'emploie depuis
1827 dans l'institut orthophonique de Paris, dont je suis le fondateur. »   COLOMBAT, de l'Isère.

M. *Schneider* a jugé convenable et surtout plus prudent de
laisser cette lettre sans réponse, ainsi que toutes les autres qui
ont été insérées dans plusieurs journaux scientifiques de France
et d'Allemagne.

bégaiement proprement dit, et dont le caractère essentiel consiste dans l'addition plus ou moins prolongée de certains sons insignifiants après les mots, ou dans la prononciation de ceux-ci avec hésitation, interruption, et peu distinctement, mais avec calme et sans secousses convulsives, ni précipitation ; 4° du *bredouillement* qui est caractérisé par la prononciation tumultueuse et confuse des syllabes et par la rapidité du discours qui fait que les mots sont coupés, articulés à demi et souvent inintelligibles. Nous ajouterons que ce qui distingue le plus le bégaiement des autres vices de l'articulation, c'est que ces derniers sont permanents et sans intermittence, et ne sont jamais modifiés, augmentés, diminués ou momentanément suspendus par les affections morales, certaines passions et une foule de circonstances qu'il est inutile de rappeler. Nous dirons encore que si les autres vices de la parole, surtout le balbutiement, sont en général plus difficiles à guérir que le bégaiement, leur cure une fois obtenue est presque toujours radicale, et ils sont beaucoup moins exposés à se manifester de nouveau, comme cela a lieu quelquefois pour toutes les affections essentiellement nerveuses, parmi lesquelles nous rangeons le bégaiement.

CHAPITRE XV.

MOYENS CURATIFS DU BÉGAIEMENT

PROPOSÉS OU EMPLOYÉS PAR LES AUTEURS.

SOMMAIRE. Moyens employés par *Démosthènes*. — Moyens conseillés par *Guy de Chauliac*. — Par *Sauvages*. — M. *Itard*. — M. *Voisin*. — *Dupuytren*. — M. *Deleau*. — Madame *Leigh*. — M. *Malbouche*. — M. *Hervez de Chégoin*. — M. *Serre d'Alais*.

> Tout cède aux longs efforts d'un travail obstiné.
> BOILEAU.

Le bégaiement, compatible avec la santé, a été pour cette raison regardé jusqu'à nos jours comme n'étant pas du domaine de la médecine, et surtout comme devant être mis au nombre des affections réputées incurables. Cette infirmité, aussi fréquente que pénible, peut cependant se guérir facilement dans le plus grand nombre de cas. Aucun doute ne doit rester à cet égard, lorsqu'on saura que depuis 1827 nous avons traité un très grand nombre de bègues, dont plus des cinq sixièmes l'ont été avec un suc-

cès complet(1), en employant les divers moyens orthophoniques que nous avons imaginés, et que nous ferons connaître avec de longs détails après avoir donnés une histoire succincte de tous ceux qui ont été
employés ou proposés par d'autres personnes.

En suivant l'ordre chronologique, nous devons parler des moyens auxquels *Démosthènes* s'astreignit pour
se débarrasser du vice de la parole dont il était affligé
dès sa jeunesse. Quoique l'emploi des fameux cailloux, dont on parle tant et qu'on met si peu en usage, n'aient été utiles que dans quelques cas, surtout
chez les bredouilleurs, et n'ait jamais offert que des
succès très rares et très incertains, nous croyons
cependant devoir consigner ici textuellement le passage intéressant tracé par la plume éloquente de
Plutarque qui nous apprend comment l'aigle des

(1) Nous sommes loin de dire que toutes nos cures ont été
sans rechutes; mais celles-ci ont toujours dépendu de l'oubli
plus ou moins complet de l'emploi de notre méthode aussitôt
que les personnes qui l'avaient mise en pratique sous notre direction étaient loin de nous et avaient repris leurs occupations et
leurs habitudes ordinaires. Quoique nos moyens curatifs n'exigent pas une *volonté toujours persévérante*, et qu'en général
un mois à six semaines d'exercices *non interrompus* soient
suffisants pour qu'on en fasse en quelque sorte instinctivement l'application, il est toujours prudent, pour éviter les rechutes et obtenir une cure *radicale*, de ne pas cesser leur emploi
trop brusquement. On conçoit facilement qu'une ancienne habitude de l'organisme ne peut pas disparaître tout à coup, et que
les prétendues *cures radicales* obtenues dans quelques heures
ont dû nécessairement être presque toujours suivies de récidives.

orateurs grecs parvint à se délivrer d'une infirmité qui l'aurait exclu sans doute pour toujours de la tribune aux harangues.

On lit dans la traduction de la Vie des hommes illustres de *Plutarque*, par M. D. *Ricard* (t. XII, page 191, Paris 1829), que la première fois que *Démosthènes* « parla devant le peuple, le bruit fut si grand qu'il ne put se faire écouter ; on se moqua même de la singularité de son style, dans lequel la longueur des périodes jetait de l'obscurité, et qu'il avait surchargé d'enthymèmes jusqu'à la satiété. Il avait d'ailleurs la voix faible, *la prononciation pénible, et la respiration si courte,* que la nécessité où il était de couper ses périodes, pour reprendre haleine, en rendait le sens difficile à saisir.

« Il renonça donc aux assemblées du peuple. Un jour qu'il se promenait sur le Pirée, triste et découragé, *Eunomis de Thriasie,* homme d'un âge fort avancé, le voyant dans cet état, le réprimanda vivement de ce qu'avec un talent pour la parole égal à celui de *Périclès,* il s'abandonnait ainsi l i-même par mollesse et par timidité ; que faute de courage pour braver le tumulte de la populace, et de force pour s'exercer aux combats de la tribune, il languissait dans l'inaction. Sifflé par le peuple une seconde fois, il se retirait chez lui la tête couverte et vivement affecté de ses disgrâces, lorsqu'un comédien de ses amis, nommé *Satyrus,* qui l'avait suivi par derrière, entra avec lui dans sa maison : *Démosthènes* se mit à déplorer son infortune : *Je suis,* disait-il, *de tous les orateurs celui qui se donne le plus de peine : j'ai presque épuisé mes forces pour me former à l'éloquence, et avec cela je ne puis me rendre agréable au peuple : des matelots ignorants et crapuleux occupent la tribune et sont écoutés, et moi je suis rejeté avec mépris.* — *Vous avez raison, Démosthènes,* lui répondit Satyrus ; *mais j'aurai bientôt remédié à la cause de ce mépris, si vous voulez me réciter de mémoire quelques vers d'Euripide et de Sophocle.* Il le fit sur-le-champ ; *Satyrus* répétant après lui les mêmes vers, les prononça si bien et d'un ton si adapté à l'art et à la disposition du personnage, que *Démosthènes* lui-même les trouva tout différents. Convaincu alors de la beauté et de la grâce que la déclamation donne au discours, il sentit que le talent de la composition est peu de chose et presque nul, si l'on néglige la prononciation et l'action convenable au sujet.

« Dès ce moment, il fit construire un cabinet souterrain, qui subsistait encore de mon temps, dans lequel il allait tous les jours s'exercer à la déclamation et former sa voix ; il y passait jusqu'à deux ou trois mois de suite, ayant la moitié de la tête rasée, afin que la honte de paraître en cet état l'empêchât de sortir, quelque envie qu'il en eût. . . . .

. . . .

« *Démétrius* de Phalère dit avoir appris de *Démosthènes*, déjà vieux, tous les efforts qu'il avait faits pour réformer plusieurs défauts naturels auxquels il était sujet. Il avait un bégaiement de la langue et une difficulté de prononciation qu'il parvint à corriger, en remplissant sa bouche de petits cailloux, et prononçant ainsi plusieurs vers de suite. Il fortifia sa voix en montant d'une course rapide sur des lieux hauts et escarpés, pendant qu'il récitait sans perdre haleine de longs morceaux de poésie et de prose; il avait chez lui un grand miroir devant lequel il prononçait les discours qu'il avait composés. »

Cet épisode intéressant nous prouve l'influence de la mesure sur le bégaiement; car nous avons vu que *Démosthènes*, d'après le conseil d'*Eunomis de Thriasie*, s'exerçait à réciter *des vers* de *Sophocle* et d'*Euripide*, dont la cadence et les mesures harmonieuses le forçaient d'articuler plus lentement et surtout plus régulièrement. Selon nous, c'est à ce dernier genre d'exercice, et non aux cailloux qu'il mettait dans sa bouche, que le sublime orateur à qui le peuple athénien éleva une statue de bronze, dut la faculté qu'il avait acquise de pouvoir s'exprimer avec autant d'énergie que de facilité.

Les médecins de l'antiquité, qui n'avaient que des idées fausses ou au moins très incomplètes sur la physiologie, et qui d'ailleurs semblaient dédaigner l'étude des affections qui n'exposaient pas la vie des hommes, ont gardé un silence absolu sur la thérapeutique des vices de l'articulation. Si quelques auteurs du moyen âge ou d'autres siècles plus rapprochés de nous ont écrit sur ce sujet dans des traités généraux de médecine ou dans des dissertations et des mémoires particuliers, ils n'ont donné que des préceptes insignifiants sur le point de vue qui nous occupe.

Dans son ouvrage écrit à Avignon en 1336, sous le pontificat d'*Urbain V*, *Guy de Chauliac*, docteur de la célèbre école de Montpellier, prêtre, chambellan, chapelain, médecin du pape et le dernier des arabistes, conseille, pour combattre le bégaiement, un régime tonique, des gargarismes astringents et un long exercice des organes vocaux.

Sauvages, dans sa Nosologie méthodique (loc. cit.), qui avait à peu près les mêmes idées que *Guy de Chauliac*, et qui, comme *Sagar* (loc. cit.), *Cullen* (loc. cit.) et quelques autres médecins, regardait le bégaiement comme dépendant d'une faiblesse des muscles de la voix et de l'articulation, joignait la section du filet au traitement tonique local et à l'exercice de la langue.

Le docteur *Itard*, qui, concernant la nature et la cause du bégaiement, adoptait à peu près les opinions des médecins que nous venons de citer, et qui se fondait sur l'analogie qui lui semblait exister entre le véritable psellisme et le balbutiement qui résulte de l'ivresse ou d'une disposition à l'apoplexie (1), avait conseillé en 1817 (loc. cit.), d'opposer deux entraves à l'action irrégulière et précipitée des organes de l'articulation. La première, purement *mécanique*, consistait dans une sorte de fourchette à deux branches destinée à soulever et à fixer la langue ; l'autre, qui était *intellectuelle* ou *mentale*, et qui avait pour but d'associer un travail de mémoire à celui de la parole, n'était autre chose que l'étude d'une langue étrangère et l'obligation de s'exprimer le plus possible dans cette langue. Ce dernier moyen, qui force nécessairement à mettre plus de lenteur dans le discours, et qui peut offrir quelques avantages dans la cure du bégaiement *labio-choréique loquax*, et surtout du bredouillement, n'a jamais produit que de légères améliorations peu durables, lors même qu'il a été employé sur des enfants, et toujours combiné avec le premier. D'ailleurs, lors même que l'emploi des moyens conseillés par *Itard*, offrirait plus d'avantage qu'il n'en présente réellement, il aurait l'inconvénient d'être toujours d'un emploi difficile, et d'exiger beaucoup de temps et une très grande assiduité.

(1) Dans son rapport sur notre méthode à l'Académie de médecine (séance du 14 décembre 1830), le docteur *Itard* dit que le bégaiement a la plus grande analogie avec le tremblement. Il ajoute que, comme ce dernier, il est intermittent, variable, soumis à l'influence des causes morales, et qu'il se rapproche surtout du tremblement par faiblesse.

Dans son excellent mémoire publié en 1821, M. *Voisin* qui, ainsi que nous, regarde le bégaiement comme étant une affection de nature essentiellement nerveuse, a conseillé la déclamation, la lecture à haute voix, et surtout les cailloux de *Démosthènes*; mais, par une espèce de fatalité, les cailloux d'aujourd'hui, ne guérissent plus le bégaiement.

Le célèbre *Dupuytren*, dont la science déplorera toujours la perte, a donné pour conseils d'apprendre la musique et de parler en chantant dans un ton analogue aux récitatifs de nos opéras. Ce moyen, qui ne pourrait convenir qu'aux musiciens, et qui exigerait d'ailleurs beaucoup de temps et de persévérance, nous semble impraticable; parce que personne ne voudrait, en société, s'astreindre à parler en chantant, ce qui serait, encore plus que l'infirmité que l'on veut combattre, ennuyeux pour l'orateur et désagréable pour les auditeurs.

En 1829, le docteur *Deleau* a proposé une méthode de traitement qui consiste à fixer l'attention des bègues sur toutes les positions que prennent les organes de la parole pendant la formation des lettres et des syllabes. Pour appliquer cette méthode, il faudrait connaître parfaitement et se rappeler les mouvements nombreux et les positions naturelles des organes phonateurs; mais, comme cela est extrêmement difficile, nous croyons qu'il est impossible de mettre en pratique les moyens proposés par l'ingénieux médecin que nous venons de citer.

M. *Magendie*, dans un savant rapport sur le premier mémoire présenté en 1828 à l'Académie des sciences par M. *F. Malbouche*, fit connaître la méthode dite américaine, en y joignant quelques détails dont nous allons rapporter les plus essentiels.

Madame *Leigh* de New-York, devenue veuve à l'âge de trente-six ans, fut accueillie avec bienveillance dans la famille du docteur *Yates*, et y reçut les soins les plus désintéressés. Une des filles de ce médecin, âgée de dix-huit ans, était atteinte d'un bégaiement prononcé. Madame *Leigh* ne crut pas témoigner mieux sa reconnaissance à ses hôtes, qu'en délivrant cette demoiselle de son infirmité. Elle lut à cet effet tous les ouvrages anglais qui ont trait au bégaiement ; mais n'obtenant pas de cette étude ce qu'elle désirait, elle se borna à observer avec persévérance la nature de l'infirmité qu'elle voulait guérir, sur le sujet même qui en était atteint. Après bien des tentatives infructueuses, elle découvrit qu'au moment de parler, la langue de son élève était abaissée dans le bas de la bouche. Elle lui conseilla donc de relever la pointe de cet organe de manière à l'appliquer contre la voûte palatine, derrière les dents incisives supérieures. L'emploi de ce moyen très simple, qui selon nous ne peut convenir que dans certains cas de bégaiement, fit disparaître l'hésitation dont mademoiselle *Yates* était affectée. Ayant obtenu ce succès et quelques autres, madame *Leigh*, dans le but de propager sa découverte en Europe, la confia, *sous le secret*, à M. *Malbouche*, frère de celui qui habite Paris. Ce dernier, croyant trouver des imperfections graves dans cette méthode, essaya d'y rémedier en faisant élever la totalité de la langue contre le palais, au lieu de porter seulement la pointe de cet organe vers la voûte palatine, comme le conseille madame *Leigh*. Selon M. *F. Malbouche*, la guérison n'est pas douteuse, si, par le travail et une attention soutenue, les bègues parviennent à prendre l'habitude de parler en conservant l'organe phonateur élevé, et dans la position que nous venons d'indiquer d'après lui. Le point capital de ce mode de traitement, ajoute encore M. *Malbouche*, dans un ouvrage récent (1), consiste à retenir la langue attachée au palais, et en quelque sorte bridée, jusqu'à ce qu'elle ait acquis la faculté d'articuler aussi nettement et aussi rapidement que dans son état de parfaite liberté.

Ces méthodes que l'appât du gain avait tenues si long-temps secrètes, et qui ne sont connues que depuis la publication du quatrième volume du Dictionnaire de médecine pratique (article *Bégaiement*), ces deux méthodes, disons-nous, qui ne peuvent pré-

____

(1) Dictionnaire de la conversation, t. V, pag. 180.

senter quelques avantages que dans un petit nombre de cas, altèrent considérablement la parole qui est comme empatée, suivant l'expression de M. *Mal-bouche*, et aussi désagréable et aussi ridicule que l'infirmité qu'on a voulu combattre. Un argument qu'on peut encore opposer à la fixité de la langue contre le palais pendant l'articulation, c'est que ce moyen n'a aucune influence sur les lettres *guttura-les* et dans tous les cas de bégaiement *gutturo-tétani-que*, qui sont les plus fréquents et les plus pénibles, et dont les caractères essentiels sont une expiration anticipée et une sorte de resserrement et de raideur tétanique du larynx, et surtout des ligaments thyro-arythénoïdiens ou *cordes vocales*.

Nous croyons pouvoir conclure d'après ce qui précède, et surtout d'après les recherches expéri-mentales auxquelles nous nous sommes livré, que la méthode dite américaine, telle qu'elle a été inventée par madame *Leigh* et modifiée par M. *F. Malbouche*, est défectueuse : 1° parce que, lorsqu'on en fait l'ap-plication, la parole est nazonnée, empatée et dés-agréable, comme dans la division de la voûte pala-tine ; 2° parce que, comme nous l'avons dit, elle est inefficace dans la plupart des cas, surtout dans toutes les variétés de bégaiement gutturo-tétanique , ex-cepté cependant dans le bégaiement lingual ; 3° parce qu'elle n'a aucune action sur les lettres *gutturales*, dites d'arrière par M. *Malbouche* ; 4° parce que la fixité de la langue contre le palais ne modifie nullement la respiration, et ne contribue que très faiblement à coordonner les mouvements des organes phonateurs ; 5° enfin, parce que, n'agissant que comme un moyen mécanique, elle n'a aucune action sur le cerveau, et par conséquent ne peut rétablir l'harmonie qui doit exister entre l'irradiation cérébrale qui suit la pensée et les mouvements des organes destinés à l'exprimer par la parole. Nous ajouterons d'ailleurs que le temps et l'expérience qui sont les juges suprêmes en médecine, nous ont depuis long-temps démontré l'insuffisance et l'inefficacité, dans la plupart des cas, de la méthode américaine. Plus de vingt personnes sur lesquelles on en avait fait l'application sans résultat ont été traitées par nous avec succès, et ont retrouvé le libre exercice de la parole dans les divers moyens qui constituent notre gymnastique orthophonique.

Dans le n° 15 de la *Gazette littéraire*, nous avons lu que M. *Arnott* a proposé, dans un ouvrage imprimé à Londres en 1830 (1), une nouvelle méthode de traiter le bégaiement, qui consiste à imiter « *ce qu'on fait lorsqu'on bourdonne* un son continu; « lorsqu'on reste, par exemple, en chantant, sur « la syllabe *féééé* du mot *jete*. » Il est facile de voir que cette gymnastique vocale, qui a pour

______

(1) Éléments de philosophie naturelle, traduit de l'anglais par M. *Richard*, 1830.

but de tenir la glotte ouverte, peut être avantageusement remplacée par l'inspiration que nous conseillons, qui remplit mieux le même but ; d'ailleurs, le prolongement du son continu de chaque syllabe fait que ce moyen ne peut être mis en pratique, parce que la nouvelle manière de parler est plus désagréable que le vice qu'on a voulu combattre.

M *Cormach* a proposé, dans les Annales de Milan et dans l'Observateur de Naples, une profonde inspiration et la répétition de toutes les lettres, une à une, pendant l'expiration. Cette méthode, dont nous ne concevons pas bien l'application, pour ce qui concerne la répétition de toutes les lettres, ne doit, selon nous, avoir que peu d'influence sur l'infirmité qui nous occupe, si elle n'est pas accompagnée d'une gymnastique particulière des lèvres et de la langue, qui doit varier, selon le genre et la variété d'hésitation qu'on a à traiter.

M. *Hervez de Chégoin*, qui, comme nous l'avons déjà dit, pense que le bégaiement est déterminé par la brieveté réelle du tissu charnu de la langue ou par la disposition vicieuse du frein de cet organe, conseille dans ce dernier cas la section du filet. Lorsque la difficulté dans l'articulation dépend d'un manque de développement et d'étendue dans le tissu de l'organe phonateur, l'auteur que nous venons de citer propose de remédier à ce vice de conformation et par conséquent au bégaiement, en doublant les arcades dentaires avec une lame d'argent, de manière à les rapprocher de la langue qu'il est impossible d'allonger. Ces deux moyens, dont l'un est très ancien, reposant sur l'idée des vices organiques comme cause de l'infirmité qui fait le sujet de ce chapitre, ne nous semblent pas devoir être réfutés de nouveau ; aussi, nous nous contenterons d'ajouter un dernier argument très péremptoire à ceux que nous avons déjà opposés à cette opinion que nous sommes bien loin de partager ; c'est que le praticien distingué qui la professe n'a pu citer aucun fait en sa faveur, et se trouve encore aujourd'hui lui-même affecté d'un bégaiement très pénible. Tant que durera son infirmité, nous nous croirons en droit de douter de l'efficacité de sa méthode et de lui rappeler cet ancien adage : *Medice, te ipsum cura.*

Enfin, dans le Journal des difformités, n° 11, le docteur *Serre d'Alais* a conseillé une autre méthode de traitement qui consiste, lorsque le bégaiement est léger, à prononcer brusquement chaque syllabe. Pour *courage*, il faut articuler *cou* d'une manière sèche et rapide, *ra* et *ge* seront prononcés de même ; par la brusquerie, le ton arrive par l'étendue des mouvements, ou on évite les répétitions involontaires. Dans le cas où le bégaiement est bien prononcé, ces moyens sont insuffisants ; il faut y joindre les mouvements des bras que le bègue pousse brusquement en bas à chaque émission du son vocal

Ce médecin cherche à prouver les avantages de cette espèce de gymnastique *brachiale* : 1º par le cri perçant des boulangers et des fendeurs de bois pendant qu'ils font de violents efforts ; 2º sur cette observation, que si pendant la production d'un son vocal continu on imprime en même temps aux bras des mouvements très brusques, le timbre de la voix se renforce au moment de la secousse et diminue un instant après, pour se renforcer encore pendant une nouvelle secousse.

Les moyens conseillés par M. *Serre* nous semblent défectueux, surtout en ces deux sens qu'ils sont à peu près inapplicables ; en effet, quel est l'homme qui voudrait se soumettre à parler en faisant de grands mouvements des bras correspondant à chaque articulation ; mieux vaudrait en quelque sorte bégayer beaucoup, ou plutôt se borner à faire des signes comme les muets, que de s'exposer au ridicule qui serait toujours attaché à cette bizarre gymnastique brachiale. On pourrait tout aussi bien, pour guérir le bégaiement, conseiller les mouvements brusques des jambes, de petits sauts sur les talons, de petits coups de poings sur les parois de la poitrine, et voire même le trop sur un cheval dur, dont les pas correspondraient à chaque syllabe. Ces moyens, tout bizarres qu'ils sont, produiraient sans aucun doute le même effet que les mouvements brusques des bras conseillés par M. *Serre* et seraient même aussi applicables.

Depuis quelque temps, ce médecin semble avoir de beaucoup modifié les opinions qu'il avait d'abord émises sur le traitement et sur l'étiologie du bégaiement ; car, dans un mémoire qu'il a lu à l'Académie de médecine le 2 janvier 1838, il réduit les causes de cette infirmité à trois principales : 1° Le *dyssyllabisme* dépendant de l'inégalité du temps qu'on emploie pour la prononciation de chaque syllabe. 2° La *paresse des muscles phonateurs* ; selon M. *Serre,* les sujets atteints de bégaiement présentent ordinairement une certaine inégalité dans la force de leurs muscles faciaux, de sorte que tous les muscles d'un côté sont moins forts que ceux de l'autre (1). Ce médecin dit également avoir observé que les per-

(1) Cette opinion, qui est loin d'être nouvelle, que le bégaiement dépend de l'inégalité de la force des muscles des organes de l'articulation, ne peut, selon nous, être soutenue sérieusement ; en effet, s'il en était ainsi, le bégaiement ne disparaîtrait pas, lorsque ceux qui en sont affectés parlent ou lisent seuls, lorsqu'ils sont sous le masque ou dans les ténèbres, enfin lorsqu'ils chantent, déclament des vers, ou sont dans l'intimité. Il est impossible d'admettre que ces diverses circonstances et une foule d'autres que nous avons signalées dans le chapitre précédent, puissent fortifier le côté faible de manière à équilibrer les forces des muscles phonateurs. L'inégalité de la force des muscles de l'articulation d'un seul côté ne pourrait donner lieu qu'au *balbutiement,* que le rhythme, le chant et aucunes circonstances morales n'augmentent, ne diminuent ou ne font disparaître, comme cela a lieu pour le bégaiement. La disposition des angles de l'ouverture buccale que M. *Serre* signale comme étant à peu près constante chez tous les bègues, ne se remarque pas plus souvent chez eux que chez les individus qui articulent parfaitement. Si cette disposition existe quelquefois chez les bègues, elle n'est pour rien dans leur vice de la parole. Nous dirons d'ailleurs qu'il y a peu de personnes chez qui la fente bilabiale soit dans une direction parfaitement horizontale.

sonnes bègues offrent en général la fente bilabiale dans une direction plus ou moins oblique, c'est-à-dire que l'un des angles de la bouche est plus bas que l'autre. 3° M. *Serre* regarde encore comme une des causes du bégaiement *le défaut d'énergie des muscles du thorax*. C'est en s'appuyant sur ces considérations étiologiques de l'infirmité qui nous occupe, que ce médecin conseille, pour combattre les divers désordres de l'articulation, soit *l'équisyllabisme* ou le rhythme auquel nous avons recours depuis 1827, et qui par conséquent est loin d'être un moyen orthophonique nouveau; soit l'emploi des gestes qui, mis en usage avec mesure, peut être d'un grand secours pour la guérison du bégaiement. Selon M. *Serre*, plus l'expression vocale est difficile, plus on est porté à gesticuler pour se faire comprendre. D'après lui, c'est pour cette raison que l'on voit la gesticulation disparaître à mesure que les langues se perfectionnent et que l'expression de la pensée est faite. Les gens du midi gesticulent beaucoup, parce que leur patois est très borné et insuffisant pour l'expression de toutes les variétés des conceptions de l'esprit et de la volonté. Le contraire s'observe chez les gens de la capitale, civilisés et éloquents. Cette manière d'apprécier les effets du geste sur la parole, surtout concernant les habitants des contrées méridionales, nous parait d'autant plus erronée, qu'il n'existe pas de langues plus riches et plus variées en expressions pittoresques et harmonieuses que les patois et les langues du midi. Si les paysans languedociens, provençaux, basques et gascons gesticulent beaucoup, cela ne tient pas à l'insuffisance et à l'imperfection de leur langage, mais bien à la vivacité de leur esprit et à l'activité de leur imagination qui instinctivement les portent à mimer leurs pensées. Les Andaloux, les Napolitains, les Siciliens, à qui M. *Serre* ne refusera pas sans doute un langage vif, animé et abondant en expressions diversement nombreuses, gesticulent encore plus que les habitants du midi de la France; ce n'est donc pas la pauvreté du langage qui donne lieu à la gesticulation, mais bien la vivacité qui est propre à certains individus et à certains peuples, surtout ceux des régions méridionales. Dans la Gazette des hôpitaux du 10 janvier 1838, le docteur *Valbrune*, de St-Astier près Périgueux, avait déjà fait à peu près les mêmes objections que nous à l'assertion hasardée de M. *Serre*.

Pour ne pas prolonger trop loin notre critique sur les opinions du dernier de ces praticiens concernant l'étiologie et le traitement du bégaiement, nous nous contenterons de dire qu'il semble n'ajouter que peu de foi à l'efficacité de sa méthode curative, car il termine le mémoire qu'il a lu l'année dernière à l'Académie de médecine, par cette conclusion, que la cure radicale du bégaiement est impossible (1).

(1) Dans l'intérêt de la vérité, et pour empêcher autant que possible de répandre une erreur, nous adressâmes une lettre à l'Aca-

Actuellement que nous avons fait connaître les principaux moyens orthophoniques proposés jusqu'à ce jour par les différents observateurs qui se sont occupés de cette matière, nous allons donner, dans

démie de médecine qui fut insérée dans la *Gazette des hôpitaux*, et dans laquelle nous combattions par des raisonnements et par des faits authentiques l'assertion erronée de **M.** *Serre* sur la non-curabilité du bégaiement. A l'offre que nous lui faisions de le guérir lui-même de l'hésitation qui lui reste, ainsi que les personnes sur lesquelles ses moyens orthophoniques avaient échoué, ce médecin répondit par un démenti très peu académique, et par une sorte de défi oratoire consistant à faire une leçon publique sur un sujet à notre mutuelle convenance. Cette provocation d'un nouveau genre qui avait pour but de prouver que quoique bègue, **M.** *Serre* parlait mieux et plus facilement que nous, fut suivie d'une autre lettre dont nous nous bornons à reproduire textuellement les trois derniers paragraphes, extraits de la *Lancette française.*

Monsieur le rédacteur,

« Si, pendant son séjour à Paris, **M.** *Serre* était venu visiter l'institut orthophonique; s'il avait daigné répondre à l'invitation que je lui ai faite par écrit et par l'intermédiaire du docteur *Miquel*, je lui aurais présenté des personnes dont le traitement remonte à plusieurs années, et qui, étant autrefois très bègues, parlent aujourd'hui très vite et sans aucune hésitation. Peut-être que lui ayant prouvé par des faits, que mes cures ne se bornaient pas toujours comme les siennes « *à de petites améliorations passagères* », il se serait alors décidé à accepter la proposition désintéressée que je lui ai faite de le débarrasser du bégaiement qui lui reste.

« J'aurais également fait comprendre à M. *Serre* que, le plus souvent, après un ou deux mois d'exercices non interrompus, l'application de ma gymnastique vocale n'exige plus *une volonté persévérante*, et que bientôt elle est mise en pratique en quelque sorte instinctivement et à l'insu des bègues, parce que les organes vocaux, comme tous ceux du corps humain, sont doués d'une aptitude flexible à contracter de nouvelles habitudes, et que l'homme a une telle organisation, que s'il répète souvent les mêmes actes, il se familiarise assez vite avec ces actes et s'y plie presqu'involontairement. Mais si l'habitude peut acquérir sur le physique et le moral un tel empire qu'elle semble assujettir la nature et en créer une nouvelle, je dois convenir que la faculté un chapitre particulier, quelques détails sur l'heureuse influence du rhythme sur tous nos organes en général, et sur ceux de la parole en particulier, afin de passer ensuite d'une manière plus méthodique à la gymnastique vocale et aux divers moyens que nous avons imaginés pour la cure du bégaiement.

de contracter des habitudes, n'étant pas la même chez tous les hommes, il est impossible de fixer d'une manière précise l'époque où une méthode orthophonique cessera d'être *un art*, c'est-à-dire sera appliquée sans volonté persévérante et par la seule force de l'habitude. Pour parvenir à ce résultat, il faut en général de quinze jours à trois mois, et c'est seulement alors que les rechutes ne sont plus à craindre et que la cure peut être regardée comme *radicale*.

« Enfin, pour me prouver « *qu'il ne bégaie que quand il le veut, et qu'il peut faire bégayer à côté de lui l'homme qui, dit-on, n'a jamais hésité en parlant,* » M. *Serre* me propose une sorte de lutte oratoire au moyen d'une improvisation sur un sujet à notre mutuelle convenance. Comme nous sommes à deux cents lieues l'un de l'autre, et que d'ailleurs je n'ai pas, ainsi que lui, des prétentions dans le talent d'improviser en public, je refuse ce chevaleresque défi, et suis forcé de convenir qu'il serait téméraire, de ma part, d'entrer en lice avec un adversaire qui, sous plus d'un rapport, semble avoir la prétention d'être un nouveau *Démosthènes.* »

Agréez, etc.   COLOMBAT, de l'Isère.

Paris, 13 avril 1837.

CHAPITRE XVI.

INFLUENCE DU RHYTHME

SUR L'ÉCONOMIE ANIMALE EN GÉNÉRAL ET SUR LES ORGANES DE LA PAROLE EN PARTICULIER.

SOMMAIRE. Définition du rhythme. — Découverte du rhythme musical par *Pythagore*. — Introduction de ce mot dans le langage médical. — Le rhythme n'est pas une invention humaine. — Son influence sur nos mouvements, — sur la circulation. — Expériences de *Grétry*. — Observations de *Haller*, — du *maréchal de Saxe*. — Emploi du rhythme dans la cure du bégaiement et de la chorée. — Observations. — Note et réflexions sur les langues chinoise et cochinchinoise.

> Incitat languentes et languefacit excitatos.
> CICERO, *De legib.*, lib. IV.

Le rhythme, du grec ῥυθμὸς, *cadence*, est la succession, dans un ordre régulier et par intervalles égaux et d'égale durée, d'un son, d'un bruit ou d'un mouvement quelconque.

Diodore de Sicile, et plusieurs autres auteurs de l'antiquité, rapportent que Pythagore, qui vivait vers la 64ᵉ olympiade (534 ans avant J.-C.), découvrit les rapports numériques des sons de la gamme diatonique, ainsi que le rhythme musical, en entendant plusieurs forgerons dont les marteaux frappant en cadence, rendaient l'octave, la quarte et la quinte (1).

Selon *Galien* (2), le mot rhythme, ῥυθμός, fut introduit dans le langage médical par *Hérophile* à qui on attribue d'avoir le premier traité avec exactitude la doctrine du pouls, qui avait été négligée avant lui. Ce médecin, dont *Cicéron, Pline* et *Plutarque* parlent avec éloge, et dont les opinions furent condamnées trop légèrement par *Galien*, emprunta à la musique le mot *rhythmus*, pour exprimer l'espèce de modulation et de *cadence* qui résulte de différents rapports de force, de grandeur, de vitesse, d'égalité, d'inégalité et d'isochronisme qu'on observe dans les pulsations artérielles.

Le rhythme n'est pas seulement réservé à la musique, car il est l'agent universel qui régit les principales fonctions et les mouvements de tous les êtres organisés. En effet, le cœur et le poumon frappent

(1) L'histoire rapporte que *Pythagore* étant entré dans l'atelier de ces forgerons, fit peser leurs marteaux. De retour chez lui, cet homme de génie appliqua aux cordes tendues par des poids l'expérience qu'il avait faite, et il forma la gamme du genre diatonique, d'où il déduisit ensuite celles des genres chromatiques et enharmoniques.

(2) De different. puls., liv. I, cap. IX.

une mesure à deux temps marqués, dans le premier
de ces organes par la systole et la dyastole, et dans
le second par l'inspiration et l'expiration. Chaque
être vivant a donc été organisé et animé d'après les
lois de la musique, puisque l'une des premières
bases de cet art sert à expliquer l'action de nos organes. Le rhythme n'est donc pas une invention
humaine, ni le résultat de l'art et du raisonnement.

Les peuples sauvages, ainsi que les hommes civilisés, suivent une sorte de rhythme dans leurs dan-
ses, dans leurs travaux et dans la plupart de leurs
mouvements. En effet, c'est le besoin naturel du
rhythme qui nous porte à marcher à pas égaux, à sau-
ter par bons d'égales durées : c'est lui qui règle les marteaux des forgerons et des chaudronniers, les fléaux
des batteurs en grange, la lime du serrurier, les rames
du nautonnier, les pas du danseur, les bras et les jambes du nageur, la voix du chanteur et les instruments
des musiciens. Enfin, tout le monde connaît la puissance de la *mesure* pour animer les hommes à l'application constante de leurs forces et pour faciliter tous
les mouvements et les travaux. Les matelots ont recours au rhythme pour plier ou tendre les cordages et
les voiles avec plus d'ensemble et de promptitude, et
par conséquent moins de fatigue; sous le sol brûlant de
l'Afrique, les Nègres travaillant à la culture des plan-
tations de cannes à sucre ou à la fabrication de cette substance, sont soulagés dans leurs peines par le chant

de l'un d'eux ou par le son d'un tambour ou d'un flageolet qui leur marque au moyen de la mesure le moment de leurs efforts communs ; on a également tiré un grand parti de l'influence du rhythme sur les animaux. On voit en Orient ceux qui conduisent les chameaux chargés d'énormes fardeaux jouer de quelque instrument pour les délasser ; ces animaux semblent ne plus sentir le poids qui les écrase, et marchent avec une légèreté incroyable qui diminue bientôt lorsque l'on cesse de jouer. C'est peut-être aussi pour cette raison que les montagnards attachent des grelots au cou de leurs mulets et les voituriers aux colliers de leurs chevaux. Tout le monde sait qu'une personne obligée de compter avec une certaine vitesse, ne peut le faire long-temps qu'en formant des mesures de deux ou trois nombres, comme par exemple, *un deux... trois quatre...* ou bien, *un deux trois... quatre cinq six.* Quand on est obligé de compter lentement, on forme instinctivement une mesure à deux temps avec un seul nombre, en traînant sur le mot que l'on exprime de telle sorte qu'il est divisé en deux parties ; ainsi l'on dit : *deu... eux, troi... ois,* etc.

Une expérience assez plaisante de *Grétry* (1), prouve mieux que les raisonnements, que tout corps animé est en quelque sorte contraint de suivre les mouvements marqués par le rhythme. « J'ai usé

(1) Essai sur la musique, page 264. Pluviôse an V.

souvent d'un stratagème singulier, dit ce grand musicien, pour ralentir la marche d'une personne que j'accompagnais à la promenade. Dire à quelqu'un : Vous marchez trop vite ou trop lentement, est une espèce de despotisme peu décent, excepté avec son ami; mais chanter sourdement un air en forme de marche, d'abord à la mesure de la marche du compagnon, ensuite la lui ralentir ou l'accélérer en changeant insensiblement le mouvement de l'air, est un stratagème aussi innocent que commode. »

L'auteur que nous venons de citer rapporte une autre expérience dont nous avons souvent constaté l'exactitude en la répétant sur nous-même. Cette expérience, qui prouve l'influence du rhythme sur la circulation, consiste à placer deux ou trois doigts sur l'artère radiale de l'un des bras, ou sur toute autre artère du corps, puis à chanter intérieurement un air dont la mesure est indiquée par les pulsations artérielles. Après quelque temps, si l'on chante avec animation un air d'un mouvement différent, on sent le pouls qui accélère ou ralentit son mouvement pour se mettre à peu près à celui du nouvel air (loc. cit. pag. 44). Pour prouver l'influence du rhythme sur la circulation, nous citerons encore l'expérience faite par l'illustre *Haller* (1) qui a constaté que le sang coulait avec plus de force et de vivacité en ouvrant la veine pen-

____

(1) Physiologie, t. V, liv. 17.

dant que l'on battait le tambour ou que l'on jouait un air vif sur un autre instrument. Ne peut-on pas d'ailleurs constater que, pendant l'exécution d'une musique vive et bruyante, la face se colore, l'habitude générale du corps éprouve un frémissement involontaire, enfin que le pouls, qui est intermittent et irrégulier chez certaines personnes, prend alors une régularité bien marquée?

D'après ce que nous venons de dire, on voit que le besoin du rhythme résulte des premières lois de l'économie animale, et que les propriétés de cet agent universel lui donnent des rapports les plus intimes avec les phénomènes de la vie et les mouvements de tous les êtres animés qui marchent, qui sautent, qui volent, qui nagent ou qui rampent, qui crient ou qui parlent.

S'il est encore un effet bien marqué de la puissance du rhythme, c'est sans doute celle qu'il exerce sur le courage et l'énergie martiale. Tout le monde sait que le son vif et cadencé du tambour ou de la trompette centuple les forces, anime les combattants, élève les esprits et échauffe les cœurs. N'a-t-on pas vu dans les guerres que la France eut à soutenir seule contre l'Europe coalisée, les prodigieux effets de la Marseillaise et du pas de charge qui, allumant une chaleur héroïque dans l'âme de nos soldats, les faisaient avancer d'un pas ferme et toujours égal contre les terribles machines qui vomissaient la foudre et la mort? (1).

L'on connaît aussi le pouvoir du rhythme monotone du tambour pour faire marcher les troupes avec ordre et les délasser pendant une marche forcée. Le *maréchal de Saxe* avait déjà remarqué que le son de cet instrument ranimait les soldats dans les marches de nuit et semblait leur donner de nouvelles forces. On observe les mêmes effets sur des jeunes personnes peu habituées à la fatigue et pouvant à peine marcher pendant quelques instants ou faire le moindre exercice, qui cependant passent une partie du jour et de la nuit à danser sans être fatiguées, ce qu'elles seraient incapables de faire sans le rhythme musical qui les anime et règle leurs mouvements et leurs pas. Si les danseurs de corde, les écuyers et ceux qui se livrent à certains exercices de gymnastique n'étaient dirigés et soutenus par un rhythme quelconque, ils perdraient bientôt l'équilibre et courraient risque de tomber. Enfin, nous ajouterons que le sentiment de la mesure est tellement inné dans tous les hommes, que la nature semble le développer en

(1) Les anciens étaient tellement persuadés que le sentiment de la mesure est inné chez les hommes, qu'*Agésilaüs* répondit à quelqu'un qui lui demandait pourquoi les Spartiates allaient au combat au son de la flûte, que c'était afin de pouvoir distinguer les braves et les lâches. Les vrais soldats marchaient en mesure, et l'on chassait des rangs comme des lâches ceux qui n'allaient pas à la mort d'un pas égal : *nam cum pes non responderet ad modulos tibiarum, prodebatur ignavorum imbecillitas.*

eux avant la faculté d'entendre, puisque nous connaissons plusieurs sourds-muets de naissance qui y sont
très sensibles, et qui dansent en réglant leurs pas sur
le rhythme de la musique. On rapporte même que, vers
la fin du siècle dernier, il y avait à l'Opéra de Paris
une danseuse qui, quoique sourde, dansait en mesure
avec une si grande précision qu'il était impossible de
soupçonner son infirmité.

Si, comme nous venons de l'établir, le rhythme
résulte des premières lois de l'économie animale, il
est facile de concevoir qu'avec le secours de cet agent
universel nous puissions rendre tous nos mouvements égaux, réguliers et parfaits. C'est en réfléchissant sur cette vérité physiologique que nous avons eu
l'idée d'employer la mesure pour régulariser les mouvements anormaux qui constituent le bégaiement.

De tous temps on avait remarqué que ce vice de
l'articulation cessait comme par enchantement, lorsque les personnes qui en étaient affligées chantaient ou
déclamaient des paroles mesurées par la musique ou
la poésie ; mais personne n'avait cherché à se rendre
compte de ces phénomènes, dont l'explication est
pourtant de la plus haute importance pour le traitement d'une infirmité que l'on rencontre si souvent et
qui n'en a pas moins toujours été regardée comme
au-dessus des ressources de l'art, à quelques exceptions près.

Deux causes, qui sont les conséquences l'une de

l'autre, font que les bègues ne bégaient pas en chantant : la première, c'est que, étant obligés de soumettre leur parole à un rhythme musical et poétique, les mouvements des agents de la phonation se font nécessairement avec plus de précision et de régularité ; la seconde, c'est que, devant avoir constamment l'idée de la mesure, cette idée accessoire non-seulement arrête l'exubérance relative des idées principales qui font le sujet du discours, mais encore modifie l'excitation cérébrale ; d'où il suit que l'irradiation nerveuse se fait avec plus d'ordre et de lenteur, et se trouve alors en harmonie d'action avec les contractions musculaires des organes de la parole. Nous devons dire cependant que la mesure n'est pas la seule cause qui, pendant le chant, fait disparaître le bégaiement. Il est probable que la prolongation du son et l'espèce de syncope ou traînement de chaque syllabe contribuent également à faciliter l'articulation, dont les organes agissent alors plus lentement.

L'anecdote suivante prouve de la manière la plus évidente l'influence du chant sur le bégaiement. Le fils d'un riche fermier des environs de Marseille, qui était extrêmement bègue, étant un jour allé à sa cave pour mettre un tonneau de vin en perce, eut l'imprudence de faire rentrer dans la pièce le bouchon que devait remplacer le robinet, sans s'être assuré avant, que ce dernier était trop petit pour le trou du tonneau. Voyant couler le vin abondamment, il mit aussitôt le doigt dans l'ouverture qui livrait passage au liquide, et voulut crier pour avoir du secours; mais, soit qu'il ne pût articuler de manière à être compris, soit aussi que peut-être on ne pouvait l'entendre du fond de la cave, personne ne vint le tirer d'embarras. Voyant que le moyen le plus prudent, dans sa fâcheuse position, était de laisser couler le vin pendant le temps qu'il irait demander du secours, il se décida à monter pour chercher son père; mais il lui fut impossible d'articuler un seul mot à ce dernier, qui, voyant son embarras, lui dit : *Chante ce que tu veux dire.* Aussitôt le jeune homme se mit à chanter sans hésitation, en patois provencal : *La bouta escampa;* ce qui veux dire en français, *le tonneau verse.*

Pour prouver l'influence du chant sur le bégaiement, nous croyons devoir signaler une particularité très remarquable dont nous avons donné une explication, c'est que les peuples qui habitent la Chine et surtout la Cochinchine ne bégaient jamais quand ils parlent leur langue qui est toute musicale, tandis que quelques individus de ces deux nations ont fourni l'exemple du bégaiement dans un autre idiome que le leur. Nous avons été à même, en 1839, d'observer cette bizarre singularité, sur le fils d'un ancien consul en Cochinchine, M. *Chaigneau* qui, par une faveur qu'aucun autre Européen n'avait encore obtenue, était parvenu dans ce pays au rang éminent de mandarin. Le jeune homme dont nous voulons parler, et qui nous a donné les détails que nous allons rapporter, était né en Cochinchine d'un père français et d'une mère cochinchinoise, et parlait dès sa plus tendre enfance les langues nationales de ses parents ; mais il bégayait beaucoup en français, tandis qu'il s'exprimait avec facilité dans l'idiome cochinchinois. C'est en le priant de nous faire entendre quelques phrases dans cette dernière langue que nous remarquâmes que les mots ne différaient souvent que par leur intonation qui formaient une espèce de chant. Cette observation nous permit d'expliquer pourquoi les bègues étaient si rares en Chine et en Cochinchine, ainsi que nous l'avait dit M. *Chaigneau*, et par quelle raison l'hésitation de ce dernier ne se manifestait que lorsqu'il parlait la langue française dont il se servait plus habituellement (1).

(1) La langue cochinchinoise a six tons, qui se nomment, l'*égal*, le *grave*, l'*aigu*, le *sourd*, le *léger*, le *pesant ;* c'est à peu près comme des notes de musique. Il faut tantôt élever, tantôt abaisser, appuyer, prolonger ou couler doucement la voix. Un grand nombre de mots ont ces six tons, et ils varient de signification selon chacun d'eux. Par exemple, le mot MA écrit MA simplement, signifie *chanvre, fantôme nocturne ;* écrit MA., il signifie *moisson, souhaiter du mal, dorer, argenter ;* MA» signifie *les jours ;* MÀ signifie *mais, afin que ;* MA' signifie *sépulcre ;* MÁ signifie *cheval,* etc., etc.; encore nous ne donnons que les significations radicales. Les signes et les accents désignent le ton, comme le ferait une note de musique ; les voici réunis et appliqués au mot MA sans signe, c'est le ton uni, MA, MA., MA', MÀ, MA» MÁ.

La langue parlée des Chinois a deux tons de moins que celle des Cochinchinois ; elle est cependant, comme cette dernière, toute

Ce n'est pas seulement les mouvements irréguliers des organes de la voix que le rhythme peut régulariser ; il exerce encore son heureuse influence sur tous les organes du corps humain. Les observations suivantes, prises parmi plusieurs autres, nous en fournissent une preuve.

M. Co... de Lap..., fils d'un préfet aujourd'hui en place, petit-fils d'un ancien ministre de l'intérieur, et élève alors de l'école Polytechnique, voyait dispa-

musicale, et par conséquent agréable à l'oreille. Aussi la conversation, dans la langue chinoise, semble être toujours gaie, d'autant plus qu'il est de bon ton en Chine de rire lorsque quelqu'un parle, pour lui témoigner la joie qu'on a de l'entendre. Si la langue écrite des Chinois désignée sous le nom de *Kou-wen*, contient un grand nombre de mots, la langue parlée *Kouang-hoa* (1) ou langue moderne au moyen de laquelle on est entendu dans tout l'empire chinois, ne se compose que d'environ quatre à cinq cents mots susceptibles de recevoir chacun trois ou quatre tons différents, ce qui porte le nombre des mots à environ seize à dix-huit cents. Par la combinaison de ces mots entre eux, on obtient une infinité de composés au moyen desquels on peut exprimer tous les besoins de la vie. Le ton écrit de chaque mot est si nécessaire pour être compris, qu'il arriva une anecdote fort piquante au bon père *Amiot*, missionnaire en Chine. Ce savant et zélé propagateur de la foi chrétienne, désirant se coucher, demanda à son hôte une natte ; mais ayant prononcé le mot *niu* sur un ton qui lui donnait une autre valeur, il ne fut pas peu étonné quand il vit entrer dans sa chambre une jeune et jolie fille. L'habitude contractée dès l'enfance fait que ces peuples observent tous les tons des mots sans aucune application. Mais les Européens ne peuvent presque jamais en observer les nuances et les diverses intonations.

(1) Il y a en Chine une autre langue appelée *mandchou*, qui est nécessaire pour l'intelligence de la langue écrite *Kou-wen*, et qui est la langue parlée de la dynastie régnante et de tous les grands de l'empire ainsi que de la nation militaire *mandchou* répandue sans mélange dans toute la Chine, depuis la conquête par ce peuple tartare.

raître, comme par enchantement, le tic et tous les mouvements convulsifs dont il était affecté pendant le temps que duraient les exercices gymnastiques des organes vocaux auxquels nous le soumettions pour traiter son bégaiement; il en était de même lorsqu'il touchait du piano ou qu'il entendait quelqu'un jouer d'un instrument, ou enfin quand il parlait en mesure au moyen du métronome de *Maëlzel.*

Nous avons traité, en 1833, une jeune personne, Mlle Coutance, demeurant à Paris, rue des Bernardins, n° 16, qui non-seulement était bègue, mais qui avait encore des mouvements involontaires des membres pendant la station et pendant la marche. L'habitude qu'elle prit de parler en mesure pour guérir son bégaiement eut également la plus heureuse influence sur ces mouvements désordonnés, qui ont cessé complétement avec l'infirmité pour laquelle elle était venue réclamer nos conseils. Ces deux observations semblent prouver qu'on devrait essayer d'employer la musique ou plutôt le rhythme comme moyen curatif de certaines maladies nerveuses, la chorée par exemple.

Nous avons connu une dame qui boitait horriblement sans vice organique apparent, et qui ne laissait plus remarquer cette infirmité quand elle dansait ou lorsqu'elle marchait au pas avec quelqu'un. Nous ajouterons encore que nous avons traité, en 1836, un jeune homme que nous avait adressé M. *Guersant* le père, qui nous a dit que, malgré son bégaiement extrêmement pénible, il parlait sans aucune hésitation, pendant qu'en se baignant, il nageait dans la Seine. Il est probable que s'il en était ainsi, c'est parce qu'il réglait alors sa parole d'après les mouvements cadencés de ses bras et de ses jambes. Tout le monde sait d'ailleurs que pendant la natation les inspirations sont plus larges et plus fréquentes ; cette dernière circonstance a pu également avoir eu une heureuse influence sur son bégaiement.

Les Romains avaient déjà constaté l'influence du rhythme sur la parole ; car on voit dans l'Encyclopédie méthodique par *Framery* et *Ginguené*, qu'à Rome, les orateurs qui parlaient avec difficulté se faisaient accompagner d'un instrument dans leurs harangues, qu'ils récitaient en suivant le musicien. *Gracchus* surtout ne parlait jamais en public sans avoir à ses côtés un esclave qui sifflait légèrement sur un flageolet. *Platon* reconnaissait également l'heureuse influence du rhythme, car il disait, en parlant de la musique, que ce modèle parfait de précision avait été accordé aux hommes par les dieux immortels, moins dans le but de réjouir et de chatouiller agréablement leurs sens, que pour calmer le trouble de leur âme et les mouvements irréguliers qu'éprouve un corps plein d'imperfections. Enfin, *Aristote* qui a presque toujours été opposé au sentiment de *Platon*, s'accorde avec lui sur ce qu'il a dit à l'égard de la musique. *Assentior Platoni*, dit Cicéron (de Legib., lib. IV), *nihil tam facile in animos teneros atque molles influere, quàm varios canendi sonos ; quorum vix dici potest quanta sit vis in utramque partem; nam et incitat languentes, et languefacit excitatos*, etc., etc.

Nous terminerons ce chapitre, que nous avons déjà plus prolongé que nous le pensions d'abord, en disant que la déclamation en vers modifie et même fait disparaître le bégaiement; alors le bègue est obligé de s'astreindre à une certaine mesure poétique (1) et de s'identifier avec les personnages dont il veut jouer le rôle : il est tour à tour et *Britannicus* et *César*, et *Tancrède* et *Othello*. L'attention qu'il doit avoir continuellement pour se transporter dans la situation de ses héros devient pour lui une idée accessoire qui jointe aux idées principales, fait, nous le répétons encore, que l'influx nerveux qui précède l'émission de ces dernières se trouve modifié et ralenti, et

(1) Le rhythme est si bien caractérisé dans la poésie des anciens, qu'il est presque impossible de lire des vers grecs ou latins sans battre, malgré soi, la mesure à deux temps. C'est par cette raison que la voix et l'accent d'un déclamateur habile, récitant des vers des poëtes de l'antiquité, semblent marquer la mesure d'une manière aussi précise que le bâton d'un chef d'orchestre. L'oreille de l'homme est si naturellement amie du rhythme, qu'elle le cherche partout à son insu, comme l'œil cherche les proportions et l'harmonie des formes et des lignes. Ce n'est pas seulement dans la poésie et dans la musique que le rhythme est indispensable ; car son influence n'est pas moins réelle dans la prose, où il est soumis à des règles plus larges, plus libres, infiniment plus variées et cependant si essentielles, que *Cicéron* n'en

par conséquent plus en harmonie d'action avec les contractions musculaires des organes de la parole.

dispensait pas même les personnes qui improvisaient. C'est en se conformant aux règles du rhythme que l'orateur prend haleine à propos, soutient l'attention de l'auditeur, enfin sépare les phrases, les membres de phrases et les mots de toutes les périodes de son discours. Quoique nous ne puissions pas exactement analyser les éléments qui constituent la théorie du rhythme dans la prose, et par conséquent découvrir les causes de ses diverses influences, nous ne craignons pas d'affirmer que sans lui, il n'est pas de véritable éloquence, de véritable musique et surtout de mouvements réguliers. Si primitivement c'est l'oreille seule et le goût des orateurs qui trouva le rhythme dans la prose, c'est l'art qui le perfectionna plus tard et qui en fixa les règles.

CHAPITRE XVII.

MÉTHODE CURATIVE DE L'AUTEUR.

Sommaire. — Gymnastique vocale. — Tableau des différentes mesures musicales auxquelles est adaptée la même phrase. — Du *muthonome* ou instrument mécanique imaginé par l'auteur pour régler les syllabes. — Manière d'agir des moyens orthophoniques. — Mécanisme artificiel de chaque lettre.

Non quærens quod mihi utile, sed quod multis.

D'après ce que nous avons dit dans le chapitre précédent, on doit pressentir que le rhythme est une des principales bases de notre méthode curative du bégaiement; en effet, ce régulateur parfait de tous nos mouvements est un des principaux moyens que nous employons pour combattre cette infirmité; mais nous devons dire que cet agent orthophonique aussi simple qu'avantageux n'exerce complétement son heureuse influence que dans le milieu des mots et des phrases; c'est-à-dire que la mesure n'est réellement efficace sur le bégaiement que lorsqu'on est parvenu à articuler les premières syllabes qui ordinairement décèlent le plus l'infirmité des bègues. Nous avons donc été obligé, pour surmonter les premières difficultés et afin de pouvoir toujours profiter des avantages du rhythme; nous avons, disons-nous, été obligé d'avoir recours en même temps à une espèce de gymnastique *pectorale*, *laryngienne*, *gutturale*, *linguale* et *labiale*, qui consiste à faire d'abord une forte inspiration et à retirer la langue dans le pharynx, en portant, autant que possible, la pointe renversée de cet organe vers le voile du palais, un peu avant la base de la luette, en même temps qu'on écarte transversalement les lèvres de manière à éloigner leurs commissures, comme dans l'action de rire; il faut également avoir soin de ne parler qu'après l'inspiration, et garder autant qu'on le pourra une grande quantité d'air dans la poitrine, dont on augmentera encore la capacité en portant le haut du corps en avant et les épaules en arrière. Aussitôt qu'à l'aide de ces diverses actions combinées, la syllabe rebelle sera prononcée, la langue et tous les autres organes de l'articulation devront reprendre leur position naturelle, et on aura le soin de parler ensuite en mesure que l'on battra soit à un temps, soit à 2/4, 3/4 à 4 temps ou à 6/8 qu'il faut marquer avec le pied, et encore mieux en rapprochant le pouce de l'index, sur chaque syllabe, ou après la seconde, la troisième, la quatrième ou la sixième, selon le rhythme que l'on suit.

Pour faire mieux comprendre la manière de

parler d'après ces divers rhythmes, nous allons les adapter à la même phrase, en nous servant des signes de la musique.

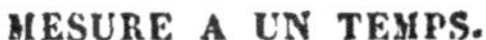
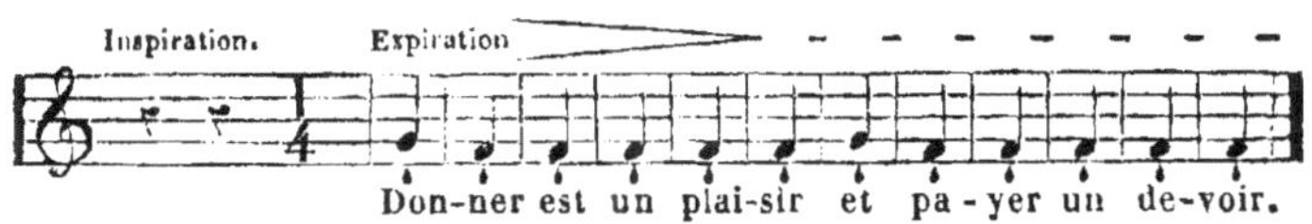

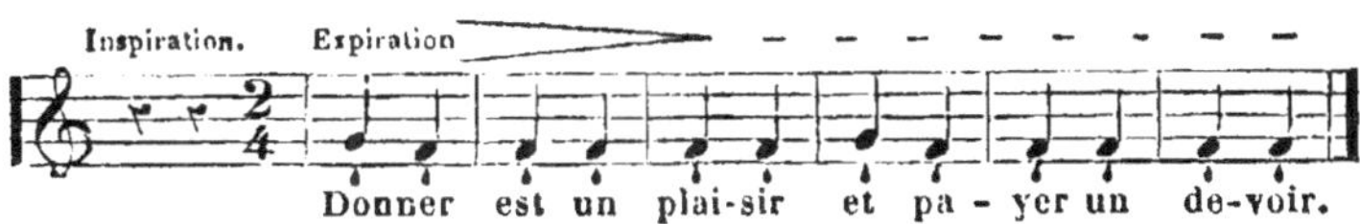

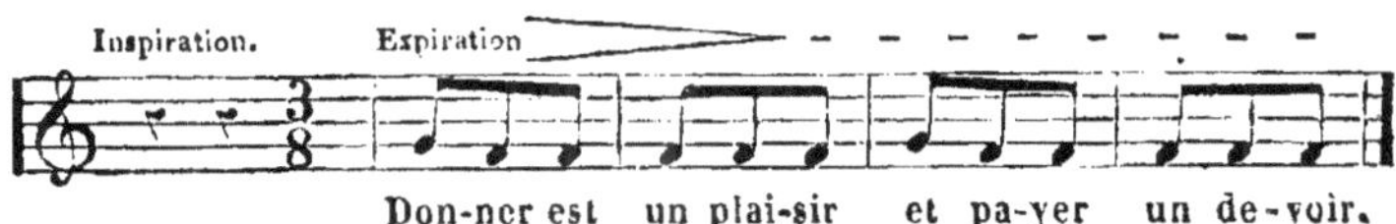

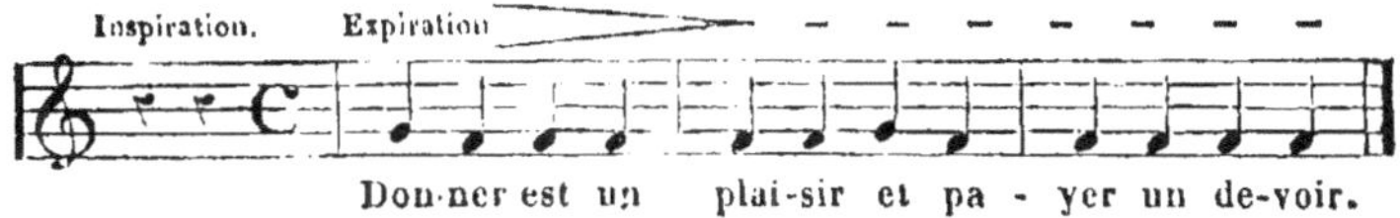

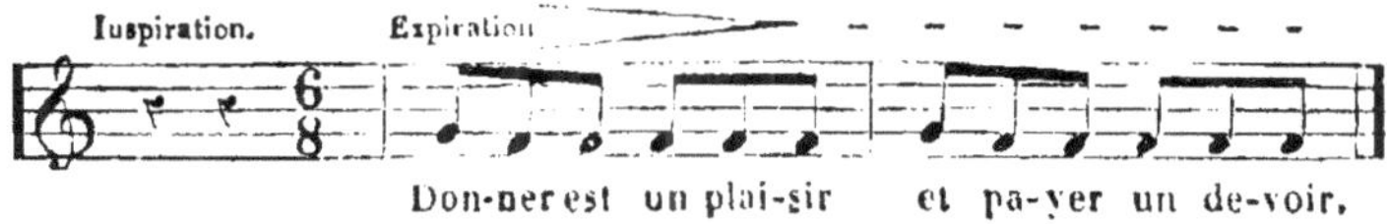

Afin de mieux faire sentir la mesure, et surtout pour indiquer d'une manière précise la lenteur et la vitesse des temps qui la compose, nous avons imaginé une sorte de *compteur* que nous appelons *muthonome* (1). Cet instrument mécanique, dont nous donnons la description, ainsi qu'un dessin à la fin de cet ouvrage, et dont nous faisons connaître les divers modes d'application, est d'un grand secours, et offre des avantages d'autant plus précieux, que l'on peut à volonté ralentir le rhythme, l'accélérer ou le conserver toujours égal, selon les indications qui résultent de l'époque du traitement, de la nature du mal ou de quelques autres circonstances. En général, pendant les premiers huit jours du traitement, nous faisons battre la mesure d'abord à raison de 60 oscillations du *muthonome* par minute, en augmentant tous les jours de 10 en 10 de ces dernières, pendant la première semaine. Nous augmentons ensuite graduellement de 10 oscillations par jour pendant la seconde semaine, pour arriver à 160 ou 170 jusqu'à la fin du traitement.

Si nous ne nous étendons pas ici plus longuement sur l'emploi de notre *muthonome*, c'est parce que nous devons le faire dans un autre chapitre, en in-

(1) Du grec μῦθος, *parole*, et νεμῶ, *je gouverne*. Cet instrument peut être remplacé par le métronome de *Maëlzel*, mais ce dernier a le grand inconvénient de ne marcher que quelques minutes, et d'avoir besoin d'être remonté si souvent, qu'il ne faut que peu de temps pour le déranger, quand on s'en sert pendant plusieurs heures par jour. Notre *muthonome* dont le mécanisme est différent, marche pendant toute une journée.

diquant avec plus de détails la manière de se servir de cet instrument mécanique.

Nous ne saurions trop répéter que c'est surtout sur la mesure que les bègues doivent insister et apporter le plus spécialement leur attention ; ils doivent également tâcher de parler lentement, et de laisser un intervalle égal entre chaque syllabe, en conservant les inflexions naturelles de la voix, afin d'éviter la monotonie d'un langage mesuré et toujours sur le même ton.

L'ensemble des moyens orthophoniques que nous venons de signaler constitue une gymnastique vocale qui a l'avantage d'agir tout à la fois physiquement et moralement. En effet, elle agit physiquement sur tous les muscles de la respiration, sur les poumons, sur le larynx et particulièrement sur la glotte, sur la langue, sur les lèvres, enfin sur tout l'appareil vocal. L'inspiration, faite comme nous l'indiquons, a pour but de faire cesser la constriction spasmodique des cordes vocales en ouvrant la glotte, en même temps qu'elle sert à distendre la poitrine par une grande quantité d'air, de manière à ce que ce fluide ne s'échappe des poumons que pendant une expiration lente, qui doit avoir lieu graduellement, et seulement pour fournir le son vocal. Ainsi que nous nous en sommes souvent assuré sur le cadavre, et comme tout le monde peut le vérifier sur soi-même, en portant un doigt sur la saillie dite *pomme d'Adam,* la position de la langue, retirée et refoulée dans le pharynx et sa pointe relevée, comme nous l'avons indiqué plus haut, fait cesser le resserrement de la glotte, laisse les cordes vocales dans le relâchement (1), et, par conséquent, permet à l'air de sortir facilement. Cette position de la langue est si favorable, qu'elle met les bègues qui hésitent sur les lettres *gutturales*, *dentales*, *palatales*, dans l'impossibilité de bégayer, même le voulant bien, parce que le bégaiement qui se fait remarquer le plus souvent sur ces lettres ne peut avoir lieu lorsque l'organe phonateur est placé ainsi que je le conseille; tandis que cette infirmité, imitée ou réelle, se manifeste de suite lorsque la langue est en bas. Pour se convaincre de cela, il suffit de remarquer que, pendant leur hésitation, les personnes qui bégaient ont toujours la pointe de la langue en bas ou en avant, et que, lorsque nous voulons les imiter, nous plaçons instinctivement le sommet de cet organe derrière les dents incisives inférieures. Enfin, la tension transversale des lèvres, faite comme nous l'indiquons, a pour but de faire cesser l'espèce de tremblement convul-

(1) Les cordes vocales sont dans le relâchement et l'ouverture glottale se trouve agrandie, parce que la rétraction de la langue dans le pharynx refoule inférieurement le larynx qui se trouve alors dans le plus grand abaissement possible. Pendant le bégaiement, cet organe est ordinairement très élevé, ce qui, comme on doit le concevoir, rétrécit la glotte dont les lèvres se rapprochent quelquefois au point de s'opposer à la sortie de l'air, comme cela a lieu dans certains bégaiements gutturo-tétaniques.

sif qui a lieu lorsque, pour articuler les lettres labiales, les lèvres forment une espèce de sphincter curviligne qui imite assez bien ce qu'on appelle vulgairement le *cul de poule*. D'ailleurs, comme des causes différentes ne produisent jamais les mêmes effets, il est facile de concevoir que les répétitions désagréables qui constituent le bégaiement et qui, pour se manifester, exigent certains mouvements et certaines positions *obligées* de la langue et des organes vocaux, ne peuvent se faire entendre lorsque le mécanisme qui leur donne naissance se trouve remplacé par un autre tout-à-fait inverse. On peut donc avancer qu'un des premiers principes dans la cure du bégaiement, c'est d'employer un mécanisme et des positions des organes aussi opposées que possible à celles où l'on remarque que sont les mêmes organes pendant l'hésitation.

Cette gymnastique vocale peut aussi agir moralement ; ainsi, la mesure, qui exerce si bien son heureuse influence sur tous nos organes en régularisant leurs mouvements, fixe l'attention des bègues conjointement avec toutes les autres parties de notre méthode curative, et devient par cela même une idée accessoire qui, jointe à l'idée principale qui fait le sujet dont on parle, doit nécessairement ralentir l'émission de cette dernière, et mettre l'influx nerveux qui suit la pensée plus en harmonie d'action avec la mobilité relative de tous les organes vocaux.

Lorsque les moyens généraux que nous venons d'indiquer sont insuffisants pour surmonter les difficultés que présentent certaines lettres et certaines syllabes, surtout au commencement des phrases, nous avons recours à différents artifices orthophoniques qui facilitent beaucoup l'articulation des combinaisons vocales qui offrent le plus d'obstacle. Lorsqu'on est parvenu à bien comprendre et à faire une application convenable de ces divers mécanismes artificiels, nous les combinons alors avec notre méthode générale, conjointement avec les autres moyens thérapeutiques qui sont plus spécialement propres à combattre chaque variété de bégaiement en particulier.

Un point capital sur lequel nous insistons d'autant plus que le succès du traitement en dépend, c'est que, pendant *au moins quinze jours*, les personnes sur lesquelles nous faisons l'application de nos moyens orthophoniques ne parlent qu'avec nous ou avec d'autres individus se faisant également traiter de la même infirmité. Sans cela, les préceptes sont bientôt oubliés, et l'heureuse influence de la méthode curative n'a qu'une influence éphémère.

MÉCANISME ARTIFICIEL DES LETTRES.

Les voyelles A , E, I, O, U, OU, ON, IN, AN, EU, UN, qui n'arrêtent les bègues que dans les variétés

gutturo-tétaniques, pourront être prononcées facilement par eux, si, après avoir fait une inspiration pour
ouvrir la glotte, ils ont soin de faire précéder d'un E
muet le son naturel qu'elles représentent. Ainsi, *a*,
e, *i*, *o*, *u*, *ou*, *on*, *an*, *in*, se prononcent en passant
légèrement et rapidement sur le son de l'E muet,
comme il suit : eA, eÉ, eI, eO, eU, eOU, eON,
eIN, eAn, eUn. Le son que représente l'E muet
étant celui que les bègues prononcent avec le plus de
facilité, et étant d'ailleurs le plus propre à se combiner avec les autres lettres, nous a paru, sous ces deux
rapports, l'artifice le plus convenable pour faciliter
l'articulation des voyelles; d'ailleurs, cette espèce
de son supplémentaire disparait peu à peu, et, en
quelques jours, les bègues n'ont plus besoin d'y avoir
recours, et perdent bientôt, sans s'en apercevoir,
l'habitude de l'employer.

B.

Cette consonne, qui arrête si souvent les bègues,
sera facilement articulée par eux, s'ils ont le soin de
laisser la langue immobile dans la cavité buccale, en
la fixant contre la face postérieure des dents incisives
supérieures; ils devront en même temps tendre les
lèvres dans leur sens horizontal, de manière à éloigner leurs commissures; enfin, ils ouvriront brusquement la bouche en articulant en même temps le

son de la voyelle qui suit le B. Le son décomposé de cette lettre est précédé d'une sorte de frémissement sonore qui part du fond de la cavité buccale, suit le palais, et sort ensuite vivement, après avoir été modifié par les lèvres. Les bègues devront, pour avoir plus de facilité, ne pas oublier de faire entendre ce frémissement guttural dont nous venons de parler. Ce frémissement doit avoir le son de l'E muet, et la consonne B doit s'articuler ainsi qu'il suit : eBe.

C.

L'articulation artificielle de cette lettre consiste seulement à adoucir le son qu'elle représente, et à diminuer les efforts et les contractions de tous les muscles de la poitrine, du larynx et du pharynx. On parviendra facilement à ce résultat en donnant au C le son suivant : *KcheA*. Ce moyen, employé convenablement, change peu le son du C, et n'exige que quelques jours pour qu'on puisse donner sans hésitation à cette consonne le son naturel qu'elle représente. Le C, avec ou sans cédille, se prononce comme S (*Voyez cette lettre*).

D.

Le D s'articule facilement en retirant fortement la langue au fond de la bouche, ayant soin ensuite de faire glisser la face inférieure de cet organe le long du palais, jusqu'à ce que son sommet aille frapper les dents incisives supérieures ; les bègues devront exagérer le mécanisme de cette lettre, en faisant précéder le son qu'elle représente d'une espèce de frémissement sonore qui les facilitera beaucoup : ce frémissement, qui imite le son de l'E muet, est d'autant plus important qu'il a lieu dans l'articulation naturelle du D ; si on ne l'aperçoit pas, c'est qu'il se fait trop rapidement. L'oubli de ce frémissement est souvent une des principales causes de l'hésitation non-seulement sur le D, mais encore sur les lettres B, G, J, L, M, N, V ; le D devra donc s'articuler ainsi : eDE, en même temps qu'on rapprochera les lèvres en éloignant leurs commissures, comme si on voulait rire.

F.

Pour la lettre F, il faudra exagérer son mécanisme naturel, en retirant fortement la mâchoire inférieure, qu'on élèvera ensuite aussi haut que possible vers l'arcade dentaire supérieure, de manière à ce que les dents aillent se fixer vers la base du menton comme pour mordre cet organe : l'air doit être chassé brusquement, et les lèvres doivent prendre rapidement leur position naturelle.

G doux.

Comme le J (*Voyez plus bas*).

G dur.

Cette consonne s'articule comme le C dur, mais il faut joindre à son mécanisme le frémissement sonore dont nous avons déjà parlé. Le G représente le son eGUE.

J.

Cette lettre s'articule en chassant l'air avec force, après avoir porté la pointe de la langue au palais, et avancé les lèvres comme pour faire la moue : ce mécanisme doit être précédé du frémissement sonore de la glotte ; ce qui donnera à cette lettre le son de eJE.

L.

Pour cette lettre, il faut d'abord élever la langue vers le palais, et la renverser le plus qu'on pourra, ayant soin de lui faire exécuter un mouvement brusque, qui, en frappant la voûte palatine, imite à peu près le mouvement de la langue d'un chat quand il boit ; les lèvres, tendues transversalement, devront rester aussi immobiles que possible : le son de L, qui est également précédé d'un frémissement sonore, fait eLE.

M.

Cette consonne, également précédée du frémissement sonore, sur lequel on ne saurait trop insister, s'articulera facilement en fixant le sommet de la langue au-dessus des alvéoles de la mâchoire supérieure, afin de chasser l'air en partie par le nez; on aura soin ensuite d'agrandir horizontalement l'orifice buccal en éloignant les commissures des lèvres, qui devront à peine se toucher légèrement, en même temps que la mâchoire inférieure fera un mouvement rapide d'abaissement pour articuler eME.

N.

Pour articuler cette lettre, il faudra porter la plus grande attention à laisser les lèvres et la mâchoire inférieure dans l'inaction la plus absolue; la pointe de la langue devra être portée vers le voile du palais, de manière à chasser l'air dans les fosses nasales, et à faire glisser le sommet de l'organe phonateur jusqu'à ce qu'il parvienne à la face postérieure des dents incisives supérieures; l'abaissement de la langue devra également être précédé du frémissement des cordes vocales, qui imite l'E muet, et qui donnera à l'N le son de eNE.

P.

Le P est plus explosif que le B, et n'est pas précédé, comme ce dernier, d'un frémissement sonore; pour l'articuler facilement, il suffit de reutrer la lèvre supérieure dans la cavité buccale, et de la placer comme si on voulait la mordre : l'air sera chassé brusquement en abaissant vivement la mâchoire inférieure.

Q.

Le Q et le K s'articulent comme le C dur (*Voyez cette lettre*).

R.

Cette consonne, que les bègues devront articuler eRE, à cause du frémissement de la glotte, se prononce en repliant supérieurement la langue de manière à ce que sa face dorsale soit concave, et sa pointe portée vers le palais, le plus en arrière possible ; l'air sera chassé avec force, et l'organe phonateur mis en mouvement devra céder avec une sorte d'élasticité qui fera revenir la langue rapidement sur elle-même, aussi long-temps que l'on voudra prolonger l'espèce de roulement que cette lettre représente ; il faudra de plus avoir soin, pour éviter le grasseyement, de laisser dans l'inaction la plus complète la base de la langue, et de faire en sorte que les lèvres et la mâchoire restent tout-à-fait immobiles.

S.

L'S s'articule en plaçant la pointe de la langue contre les dents incisives supérieures, de manière à ne laisser qu'une petite issue à l'air, qui doit être chassé avec force, mais s'échapper en petits filets qui doivent produire le sifflement SE.

T.

Cette consonne, qui est plus explosive que le D, n'étant pas, comme lui, précédée d'un frémissement de la glotte, s'articule facilement si on frappe fortement avec la langue renversée le milieu de la voûte palatine, et si en même temps on abaisse brusquement la mâchoire inférieure.

V.

Le V sera articulé facilement par les bègues, s'ils ont soin de retirer en arrière la mâchoire inférieure, sur laquelle devront appuyer les dents incisives supérieures, de manière à ne laisser échapper de l'air que par les commissures des lèvres ; alors, en chassant ce fluide avec force, il en résultera un sifflement qui devra, comme dans beaucoup d'autres consonnes, être précédé d'un frémissement sonore de la glotte ; une sorte d'explosion complétera l'articulation du V, aussitôt que les mâchoires seront écartées. Le son de cette lettre doit être représenté ainsi : eVe.

Z.

Le Z s'articule en portant le bout de la langue au niveau de la base des dents incisives de la mâchoire supérieure, et en faisant précéder cette articulation du frémissement sonore de la glotte, comme dans le V.

MOYENS ARTIFICIELS POUR ARTICULER LES COMBINAISONS DES VOYELLES ET DES CONSONNES.

Articulations naturelles.	*Articul. orthophoniques* (1).
Ba, bo, bi, bu; bla, blé, bli, blo, blu; blan, blin, blon, blou ; bra, bré, bri, bro, bru, bran, brin, bron, brou.	eBeA, eBeO, eBeI, eBeU : eBeLA, eBeLE, eBeLI, eBeLO, eBeLU ; eBeLAN , eBeLIN , eBeLON, eBeLOU ; eBeRA , eBeRE, eBeRI, eBeRO, eBeRU, eBeRAN, eBeRIN, eBeRON, eBeROU.
Ca, ké, ki, quo, cu; cla, clé, cli, clo, clu, clan, clin, clou; cra, cré, cri, cro, cru, cran, crin, cron, creu, crou.	KcheA , KcheÉ , KcheI , KcheO , KcheU; QueLA , QueLÉ , QueLI , QueLO , QueLU , QueLAN , QueLIN, QueLOU; QueRAN , QueRÉ, QueRI , QueRO , QueRU ; QueRAN, QueRIN, QueRON, QueREU, QueROU.
Da, dé, di, do, du ; dia, dis, dra, dro.	eDeA . eDeE, eDeI , eDeO, eDeU ; eDeIA, eDeRA, eDeRO.
Fa, fé, fi, fo, fu ; fla, flé, fli, flo, flu, flou ; fra, fré, fri, fro, fru, fron, frou.	FeA, FeÉ; FeI, FeO, FeU, FeLA , FeLÉ , FeLI, FeLO, FeLU, FeLOU; FeRA, FeRÉ, FeRI, FeRO, FeRU, FeRON, FeROU.

(1) Il faut passer *légèrement* sur toutes les lettres supplémentaires de chaque articulation artificielle, et n'appuyer *fortement* que sur celles qui entrent réellement dans la composition des mots ; lorsque cette manière artificielle d'articuler est employée convenablement, elle ne change presque pas le son naturel des lettres et des syllabes. D'ailleurs on n'y a recours que pendant les premiers jours du traitement, et pour surmonter les premières difficultés.

Articulations naturelles.	*Articul. orthophoniques.*
Ga, go, gla, gli, glo, glu, glou, gra, gré, glé, gri, gru, grou.	eGueA, eGueO, eGueLA, eGueLE, eGueLI, eGueLO, eGueLU, eGueLOU; eGueRA, eGueRÉ, eGueRI, eGueRO, eGueRU, eGueROU.
La, le, li, lo, lu, lan, lin, lon, leu, lou.	eLeA, eLeÉ, eLeI, eLeO, eLeU; eLeAN, eLeIN, eLeON, eLeEU, eLeOU.
Ma, mé, mi, mo, mu, man, min, mon, mou.	eMeA, eMeE, eMeI, eMeO, eMeU; eMeAN, eMeIN, eMeON, eMeOU.
Na, né, ni, no, nu, nan, nin, non, nou.	eNeA, eNeÉ, eNeI, eNeO, eNeU; eNeAN, eNeIN, eNeON, eNeOU.
Pa, pé, pi, po, pu; pan, pin, pon, peu, peu; pis, pla, plé, pli, plo, plu, plan, plin, plon; pra, pré, pri, pro, pru, pran, prin, prou; psa, psé, psi, pso, psu.	PfA, PfE, PfI, PfO, PfU; PfIN, PfON, PfOU, PfEU, PfIS; PeLA, PeIE, PeLI, PeLO, PeLU, PeLAN, PeLIN, PeLOU; PeRA, PeRE, PeRI, PeRO, PeRU, PeRAN, PeRIN, PeROU; PesSA, PesSE, PesSI, PesSO, PesSU.
Ra, ré, ri, ro, ru, ran, rin, ron, rou.	eReA, eReÉ, eReI, eReO, eReU, eReAN, eReIN, eReON, eReOU.
Sa, sé, si, so, su; sca, sco, scu; sclé, scri, scro, scru.	SeA, SeÉ, SeI, SeO, SeU; SeCA, SeCO, SeCU; SeKeLE, SeKeRI, SeKeRO, SeKeRU.
Ta, té, ti, to, tu; tan, tin, ton, tou; tra, tré, tri, tro, tru, tran, trin, tron, trou, troi.	TeA, TeÉ, TeI, TeO, TeU, TeAN, TeIN, TeON, TeOU, TeRA, TeRÉ, TeRI, TeRO, TeRU, TeRAN, TeRIN, TeRON, TeROU, TeROI
Va, vé, vi, vo, vu, van, vin, voi; vrai, vri.	eVeA, eVeÉ, eVeI, eVeO, eVeU, eVeAN, eVeIN, eVeOI; eVeRAI, eVeRI.
Cha, che, chi, cho, chu, chan, chin, chon, chou; ja, je, ji, jo, ju, jan, jar, jour.	CHeA, CHeE, CHeI, CHeO, CHeU, CHeAN, CHeIN, CHeON, CHeOU, eJeA, eJeI, eJeO, eJeU, eJeAN, eJeAR, eJeOUR.

Ces exercices, qui sont aussi efficaces que faciles à comprendre et à mettre en pratique, paraîtront d'abord défigurer le son des syllabes; mais s'ils sont faits convenablement, il n'en sera pas ainsi, et en peu de jours on n'aura plus besoin d'y avoir recours pour articuler facilement; on se contentera alors de mettre en pratique soit les moyens généraux que nous avons déjà indiqués, soit ceux que nous allons bientôt faire connaître comme devant être plus spécialement employés pour certaines variétés de bégaiement dont nous avons parlé plus haut. Cette manière d'articuler les sons difficiles est si simple, qu'elle consiste seulement à ajouter à certaine syllabe des **V**, des **F**, des **E** muets, des **CH**, et de faire précéder l'articulation de certaines lettres d'un frémissement de la glotte qui est assez bien exprimé par le son d'un **E** muet, etc.

MOYENS ORTHOPHONIQUES QUI CONVIENNENT PLUS PARTICULIÈREMENT A CHAQUE VARIÉTÉ DE BÉGAIEMENT.

Genre labio-choréique.

PREMIÈRE VARIÉTÉ.

AVEC BREDOUILLEMENT.

Employer la mesure comme elle est indiquée dans la méthode générale, principalement celle à un temps, dont la vitesse sera pendant toute la durée du traitement de 100 à 110 oscillations de notre *muthonome* ou du métronome de *Maëlzel*, qui est à peu près gradué d'après les mêmes proportions, et qui peut jusqu'à un certain point le remplacer.

DEUXIÈME VARIÉTÉ.

LABIO-CHORÉIQUE DIFFORME.

Agrandir la bouche transversalement en éloignant les commissures des lèvres, faire une inspiration en relevant la langue ; rester sur la première syllabe qui suit l'inspiration, et mettre un intervalle entre cette première syllabe et les autres, comme, par exemple, dans cette phrase : Donnez-moi de vos nouvelles.

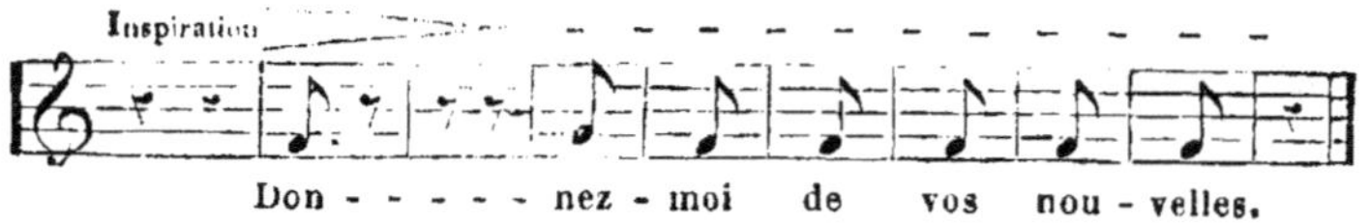

TROISIÈME VARIÉTÉ.

LABIO-CHORÉIQUE APHONE, OU BÉGAIEMENT DES FEMMES.

Faire parler, les mâchoires rapprochées, au moyen d'une petite plaque d'ivoire placée entre les dents molaires qui devront la serrer et s'opposer à ce qu'elle tombe ; faire remplir la poitrine d'air avant de parler, et *surtout* syncoper toutes les syllabes, en employant de préférence la mesure à deux temps, comme par exemple, dans le vers suivant :

Dieu peut tout embrasser, tout voir et tout régir,

qu'il faudrait articuler ainsi :

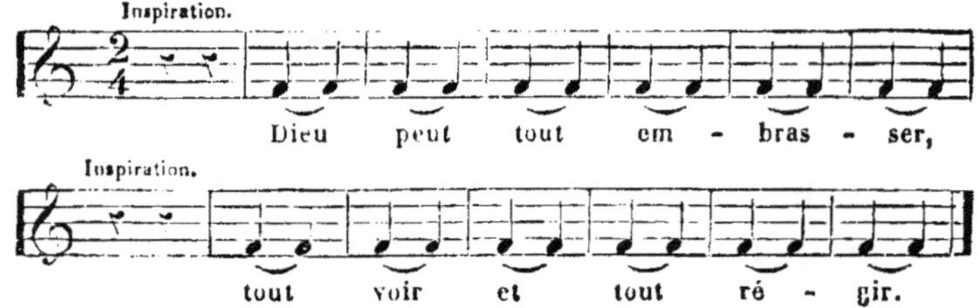

QUATRIÈME VARIÉTÉ.

LABIO-CHORÉIQUE LINGUAL.

Faire remplir la poitrine d'air, et articuler en abaissant fortement la mâchoire inférieure et en fixant la pointe de la langue contre la voûte palatine, un peu au-dessus des dents incisives supérieures ; employer dans quelques cas notre refoule-langue, ou tout simplement une tige de bois dur ou d'ivoire, tenue sous la langue et placée transversalement dans la bouche d'un côté à l'autre des dents molaires. La bride linguale, que nous avons imaginée pour relever la langue et écarter les commissures des lèvres, est de tous les instruments celui qui remplit le mieux l'indication (Voyez les planches à la fin de l'ouvrage).

Genre gutturo-tétanique.

PREMIÈRE VARIÉTÉ.

BÉGAIEMENT GUTTURO-TÉTANIQUE MUET.

Empêcher que l'air ne sorte des fosses nasales par les moyens indiqués à la quatrième variété *labio-choréique*, insister *surtout* sur l'inspiration, augmenter la capacité de la poitrine et la dilater en portant son somme en avant et les épaules en arrière ; chanter la première syllabe qui suit l'inspiration, comme dans la phrase suivante : Bonjour, monsieur, comment vous portez-vous ?

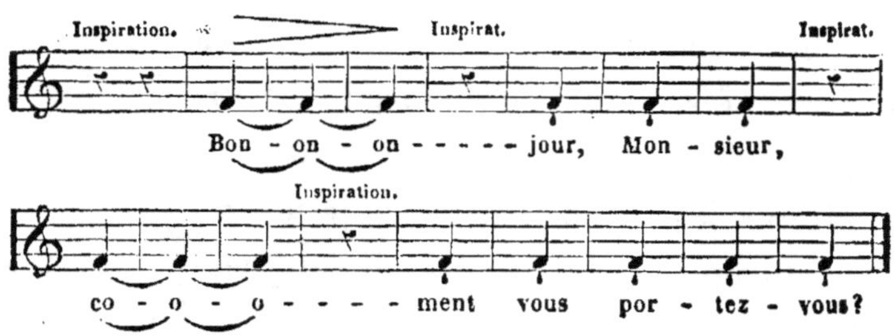

DEUXIÈME VARIÉTÉ.

GUTTURO-TÉTANIQUE INTERMITTENT.

Avoir soin de ne jamais parler sans avoir la poitrine pleine d'air et sentir les muscles pectoraux toujours contractés, comme quand on veut se grossir ; employer les moyens de la première variété, rester un peu moins sur la première syllabe.

TROISIÈME VARIÉTÉ.

GUTTURO-TÉTANIQUE CHORÉIFORME.

La mesure, l'inspiration, porter la pointe de la langue renversée vers la luette ; employer la méthode

générale, qui est constamment efficace, et qui suffit
seule, s'il n'y a pas de complication.

QUATRIÈME VARIÉTÉ.

GUTTURO-TÉTANIQUE CANIN.

Inspirer avant de parler ; chanter toutes les syllabes, de manière à ce que le son de chacune d'elles
change et passe alternativement d'une note à l'autre,
en laissant entre elles l'intervalle d'une seconde ou
encore mieux d'une tierce, par exemple le *fa* et le *la*.
Pour empêcher que l'air ne sorte tout à la fois à la
première syllabe, il faudra l'articuler rapidement,
et laisser un intervalle d'une mesure entre. elle et
les autres, qui devront être coulées et unies ensemble. La phrase suivante en donnera une idée :

A vaincre sans péril on triomphe sans gloire.

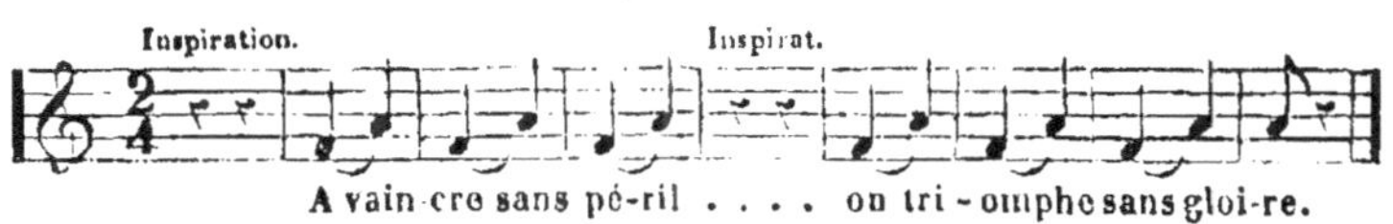

CINQUIÈME VARIÉTÉ.

GUTTURO-TÉTANIQUE ÉPILEPTIFORME.

Pour combattre cette variété de bégaiement, il
suffit d'employer notre méthode générale, et surtout
la mesure.

SIXIÈME VARIÉTÉ.

AVEC BALBUTIEMENT.

Très difficile à guérir, et souvent incurable, parce qu'elle se trouve compliquée avec une affection du cerveau. Ceux qui en sont affligés ont l'intelligence peu développée et manquent de mémoire.

Lorsque, en imitant nous-même l'articulation artificielle des lettres et de leurs diverses combinaisons, et en joignant *toujours* le précepte à l'exemple, nous sommes parvenu à bien faire comprendre notre méthode générale, surtout les moyens qui conviennent plus particulièrement à chaque espèce de bégaiement, nous les faisons mettre en pratique, d'abord sur des exercices simples et faciles, pour passer successivement à d'autres de plus en plus difficiles, que nous avons choisis ou faits *ad hoc,* et que l'on trouvera dans les chapitres suivants : enfin, dans les derniers jours du traitement, nous faisons improviser ou répéter de mémoire, après les avoir racontées ou lues, des anecdotes, devant un petit comité, pour arriver à le faire devant une plus nombreuse société.

Il faut, et c'est de la plus haute importance pour ne pas craindre une récidive, que les bègues, lors même qu'ils croiraient n'en avoir plus besoin, mettent en pratique pendant quelque temps, et le plus souvent possible, sinon tous les moyens que nous venons d'exposer, du moins notre méthode générale. La nouvelle habitude de parler qu'ils auront contractée leur en fera bientôt faire instinctivement l'application, et l'irrégularité des mouvements de leurs organes vocaux, ainsi que leur hésitation et les grimaces qui en sont le résultat, feront place à des articulations sonores et à un langage facile, qui avait été long-temps perverti par une habitude vicieuse. Nous devons dire aussi que de fréquentes lectures à haute voix, ainsi que l'étude d'une langue étrangère, ne pourront qu'être utiles pour rendre la cure plus parfaite et plus radicale. Nous ajouterons encore que ces moyens, qui paraissent si simples, demandent une grande expérience pour être employés convenablement. C'est pour cette raison que notre méthode orthophonique ne sera suivie que très rarement d'heureux résultats, si son application n'est pas dirigée par nous ou par un autre médecin qui ait une certaine expérience, un certain *modus faciendi*, pour bien apprécier toutes les nuances des différents vices de la parole, afin d'établir un diagnostic sur lequel on doit toujours baser ou modifier les agents thérapeutiques qui conviennent plus particulièrement à chaque variété.

Si nous sommes assez heureux pour atteindre le

but que nous nous sommes proposé, nous nous en applaudirons en répétant avec *Baglivi : Si veritati consonat nostra sententia, gaudeo!*

CHAPITRE XVIII.

APPLICATION DE LA MÉTHODE ORTHOPHONIQUE DE L'AUTEUR.

Sommaire. Examen préliminaire des organes de l'articulation. — Exercices orthophoniques sur les *voyelles* ou lettres *glottales*, — sur les consonnes *labiales*, — sur les *linguales*, — sur les *gutturales*.

Absque labore gravi non venit ulla seges.
HORACE.

Avant de faire l'application de nos moyens orthophoniques, nous explorons d'abord la cavité buccale, afin de nous assurer si elle n'est point le siége de quelques lésions organiques. Nous engageons ensuite les personnes dont nous devons entreprendre la cure, à tirer la langue et à la faire saillir le plus possible hors de la bouche ; et pour avoir la certitude que l'organe phonateur exécute avec facilité tous les mouvements dont il est susceptible, nous le faisons porter en haut, en bas, à droite et à gauche.

Après cet examen préliminaire, nous regardons si le filet, par son trop grand développement et sa longueur, ne peut être un obstacle (ce qui a lieu quelquefois) qui s'oppose à l'application parfaite de notre gymnastique vocale. Dans ce dernier cas, nous faisons la section de cette membrane sub-linguale d'après le procédé et les instruments qui sont représentés et décrits à la fin de cet ouvrage, et nous attendons deux ou trois jours pour commencer les premiers exercices.

Nous nous informons ensuite si les personnes *chantent sans bégayer*, et leur réponse affirmative est la pierre de touche qui nous assure que le bégaiement est susceptible d'être combattu victorieusement par notre méthode curative (1).

Après avoir fait parler les bègues, nous les prions de lire entièrement notre premier exercice sur les lettres *labiales*, *linguales* et *gutturales*; cet examen préparatoire nous fait établir notre diagnostic et distinguer *a priori* le genre et la variété de bégaiement que nous avons à traiter, et par conséquent nous indique si, conjointement avec nos moyens généraux, nous devons avoir recours aux moyens mécaniques et à l'articulation artificielle des lettres et des syllabes qui présentent le plus de difficulté : enfin, après nous être bien fixé sur les moyens à employer, nous commençons par les exercices suivants, que

(1) Cette règle présente des exceptions : car nous avons traité avec succès plusieurs bègues qui bégayaient en chantant, entre autres un jeune homme nommé *Dubening* qui a été examiné par MM. *Flourens* et *Dulong*, et un autre jeune homme, M. *Émile d'Eglise*, encore en traitement (janvier 1840), qui nous a été adressé par l'Académie de l'industrie française.

nous varions selon les circonstances et les facultés intellectuelles des personnes. Nous devons dire aussi qu'avant tout, nous avons le soin d'indiquer et de bien faire comprendre, en l'imitant nous-même, l'articulation naturelle et artificielle de toutes les lettres, ainsi que nous l'avons indiquée pages 384—387, en suivant l'ordre dans lequel elles sont classées dans notre alphabet.

PREMIER EXERCICE SUR LES VOYELLES OU LETTRES GLOTTALES REPRÉSENTANT DES SONS PRODUITS PAR UNE SIMPLE SITUATION DES ORGANES VOCAUX (1).

A. :: A-lé-xandre, A-dé-mar, ar-ri-va-à-A-vran-che :: a-vant-A-dri-en-Al-ma-sor.

E. :: É-mi-lius El-zé-vir é-lé-gant é-pi-cu-rien :: é-clip-sa-à-É-phè-se É-dou-ard-E-ros-tra-te.

I. :: I-si-do-re I-va-no-é-il-lus-tre ir-lan-dais :: i-mi-ta-i-nu-ti-le-ment-I-rè-ne I-va-noff.

O. :: Oc-ta-ve O-li-vier-o-sa-op-pri-mer :: Os-car-O-ri-gè-ne or-fè-vre-or-lé-anais.

U. :: Ur-bain-Ul-ric-Ulen-dorff, ul-tra-mon-tain-u-to-pis-te :: u-ti-li-sa l'u-ra-no-gra-phie- à l'u-ni-ver-si-té-d'U-trecht.

(1) Le signe : :, que l'on trouve dans les exercices que nous allons donner, est pour indiquer les temps de repos et ceux où l'on devra de préférence faire une inspiration comme nous l'avons dit dans le chapitre précédent.

EXERCICES SUR LES CONSONNES LABIALES

B. F. M. P. V.

B.

: : Bé-ne-dict-Ber-vil-le-bre-douil-lait-beau-coup, : : Ba-zi-le-Bour-mont-bot-tier-bru-xel-lois-bal-bu-ti-ait-bê-te-ment.

: : Ben-ja-min-Bé-clard-beau-blon-din-bour-gui-gnon : : bril-lait-au-bois-de-Bou-lo-gne , sur-un-bi-det-bai-brun.

: : Ba-si-lio-Bar-tho-lo-bon-bour-geois-bar-ce-lon-nais : : bâ-tis-sait-beau-coup-de-bel-les bou-ti-ques.

: : Bar-na-bé-Bé-li-saire bé-né-dic-tin-bouf-fi-, bu-veur-et-bavard-: : bâil-lait-et-blêmis-sait-sur-son-bre-vi-ai-re.

: : Be-noît Bo-nard, bar-bier-bi-zan-tin, : : fai-sait-la-bar-be dans-un-bas-sin-de-bois.

: : Bar-be-rous-se,-bom-bar-dant-bru-ta-le-ment-Bil-ba-o,- : : bou-le-ver-sa-les-bam-bins-qui-ba-di-naient-sur-le-bou-le-vard.

: : Bon-jour,-beau-père-Bi-bal;-bu-vez-vous-beau-coup-de-bon-vin-de-Bor-deaux ?

: : Bos-sus-, bor-gnes,-boiteux-ne-sont-ni-bons,-ni-bêtes.

F.

: : Fran-çois-Fré-ron-fit-for-tu-ne, : : et fut-fait-fi-nan-cier de-Fer-di-nand-Fi-li-dor.

:: Fa-bien-Feu-trier,-fa-shio-na-ble-fran-çais, :: fé-li-ci-ta-fai-ble-ment-Fré-dé-ric Fon-ta-nelle.

:: Flo-re-de-Fon-tan-ge,-fille-de-Fé-lix-Fou-cault,-:: fut-la-fem-me fa-vo-ri-te-de-Fé-ré-ol-For-bin.

:: Fran-çis-que-Fus-tem-berg-pour-fê-ter-sa-fa-mil-le,:: fit-feu sur-un-fai-san-fran-chis-sant-la-fo-rêt-de-Fon-tai-ne-bleau.

:: Frantz-Fal-ken-berg-fan-tas-sin-flam-mand-, :: fon-dit-sur-un-filou-fu-yant-dans-la-fou-le-fré-mi-ssan-te et-fu-rieu-se.

:: Flo-re-Fé-li-cie-Foulk,-fem-me-d'un-fi- nan - cier - fa - meux-de-Fri-bourg :: fut-fi-an-cée-à-Fa-bien-Fi-scher-de-Franc-fort.

:: Fi-ez-vous-à-la-fran-chi-se-des-fai-bles-d'es-prit; :: les flat-teurs-sont-faux-et-les-fous-sont-francs.

M.

:: Ma-man-m'a-man-dé-chez-mon-sieur-Ma-moux,:: man-da-rin-de-sa-ma-jes-té-mu-sul-ma-ne.

:: Mon-sieur-Man-sard-mon-mé-de-cin :: a-mal-heu-reu-se-ment-mé-con-nu-ma-ma-la-die.

:: Mo-men-ta-né-ment,-ma-dame, :: ma-mi-grai-ne-me-mar-que-du-mieux.

: Mon-mei-lleur-a-mi,-Mi-chel-Mo-rin, :: mou-rut-mi-sé-ra-ble-ment-à-Mar-seille.

:: Mé-fi-ez-vous-mi-lord-Mac-ma-hon, :: Mi-la-dy-Mu-ler-est-mau-ssa-de et-mé-chan-te.

. : Ma-xi-mi-llien-Mar-mont,-mar-quis-de-Mel-vil, : : m'a-
me-ne mar-di ma-tin-à-Mar-man-de.

P.

: : Pau-vre-plai-deur-prends-pa-tien-ce, : : à-la-por-te-de-
Pier-re-Pons, : : pre-mier pré-si-dent-du-par-le-ment
pa-ri-sien.

: : Pour-ras-tu-pa-yer-pour-Paul-Pi-chon , : : plu-sieurs-
pis-to-les-pé-ru-vien-nes.

: : Py-tha-go-re,-Plu-tar-que et Pa-la-mè-de : : pri-rent
part-pui-ssam-ment – aux   pro-grès-de-la-pa-lé-o-gra-
phie.

: : Pour-quoi-pré-le-ver-un-pré-ci-put : : sur-le-prin-ci-
pal-pa-tri-moi-ne-de-Po-ly-do-re-Po-pe-lin.

: : Pros-per-Po-li-gnac,-prin-ce-pro-ven-cal, : :per-dit-un-
pro-cès-qui-le-pri-va-de-sa-pension.

V.

: : Vin-cent-Va-lé-ri-us-de-Ver-vins-: : vou-lut-vi-vre-a-
vec-la-veu-ve-Vau-ban,-de-Ve-soul.

: : Vo-tre-ver-tu-vous-ven-gea-vic-to-ri-eu-se-ment : : de-
vos-vi-eux-vas-saux vou-lant-se-ré-vol-ter.

: : Wil-li-am-Va-len-tin-Vol-vic- : : vint-voir-ven-dre-di-
Vic-to-ri-ne-Vi-vien-de-Véro-ne.

: : Vo-tre-va-leur-vou-drait-vai-ne-ment-vain-cre- : : les-
vé-né-ra-bles-Ven-dé-ens-qui-sont-ve-nus-vi-si-ter-Va-
tel-à-Vin-cen-nes.

EXERCICES SUR LES CONSONNES LINGUALES.

D, J, G doux, CH, L, N, R, T, S et C doux.

D.

:: Du-don di-na, dit-on, :: du-dos-d'un-do-du-din-don.

:: Do-mi-ni-que-Di de-rot ,-di-tes-donc-à-De-nis-Du-pont :: d'ap-por-ter-des-dat-tes-du-dé-sert-de-Da-miet-te.

:: D'a-bord-don-nez-des-do-cu-ments-dé-sin-té-res-sés- :: au-doc-teur-da-nois-Dio-do-re-Dan-do-lo.

: : Dans-la-di-li-gen-ce-de-Dô-le-à-Dun-ker-que, : : deux-di-rec-teurs-des-dou-a-nes-dé-ro-bè-rent-des-den-tel-les.

: : Le-doc-teur - Dia-foi-rus - don-ne -des-dro-gues-dé-tes-ta-bles - et - dan-ge-reu-ses : : dont- il - de-vra-ren-dre-comp-te-de-vant-Dieu.

: : D'a-près-Dé-mé-trius-d'A-thè-nes, : : Dé-mos-thè-nes-de-vint-un-o-ra-teur-dis-tin-gué.

J et G doux.

Cet exercice convient surtout dans la blésité.

: : Jus-qu'à-ce-jour,-gen-til-le-jou-ven-cel-le, : : j'ai-été-ja-loux-de-Jé-rô-me-Gé-rard.

: : Ju-lie-Jou-bert, -jeu-ne-et-jo-lie-gé-ne-voi-se, : : jou-ait-jour-nel-le-ment-a-vec-un-jou-jou.

: : Ja-dis-Jean-Jac-ques-Join-vil-le,-ju-ge-de-Ju-mié-ge, : : ju-rait-de-je-ter-aux-gé-mo-nies-les-jeu-nes-gens-jus-ti-cia-bles.

: : Ja-mais-je-n'ai-en-ten-du-gé-mir-le-gi-bier-au-gi-te, : : dans-le-jar-din-de-Jo-seph-Ju-liac.

: : Gé-né-ra-le-ment-les-jar-re-tiè-res-de-jais : : gê-nent-la-jam-be-et-le-ge-nou.

: : Ja-dis-un-gen-til-hom-me-ja-loux-de-sa-gé-né-a-lo-gie : : é-tait-ju-gé-au-ju-ry-de-Jer-sey.

CH, SCH.

Cet exercice est surtout bon pour la blésité.

: : Char-les-Schil-ler-chan-gea-son-chien : : con-tre-un-cha-meau-a-che-té-au-mar-ché-de-Che-chi-keff.

: : Shé-this-chong,-chi-mis-te-co-chin-chi-nois, : : cher-chait-de-la-ché-li-doi-ne-sous-un-chê-ne.

: : Chons-ki,-char-la-tan-de-Cher-bourg,: : ar-ra-cha-cun chi-cot-au-shé-rif-de-Ches-ter.

: : Un-char-mant-che-va-lier-de-Chin-chy-na : : che-vau-chait-che-min-fai-sant-sur-un-che-val-cha-touil-leux.

: : Che-vil-lot,-chi-rur-gien-de-Chi-che-ri, : : chas-sait-à-Char-le-roi-et-cher-chait-un-che-vreuil.

: : La-char-man-te-du-ches-se-de-Choi-seul-chu-cho-tait chau-de-ment-chez-le-che-va-lier-de-Char-le-pont.

L.

: : Lu-dows-ki,-lan-cier-li-thu-a-nien, : : lais-sa-l'u-ni-
for-me-et-la-lan-ce.

: : L'a-mi-ral-Li-ches-ter,-de-Li-ver-pool, :: li-cen-cia-len-
te-ment-l'ar-til-le-rie-de-Lis-bon-ne.

: : Le-Land-gra-ve-Lu-len-dorff :: est-long,-lent,-lourd,-
laid-et-lan-guis-sant.

: : Lau-rent-Lé-o-pold-Lan-ci-val-se-la-men-tait,-loin-de-
la-vil-le,-sur-le-lar-ge-lac-de-Lu-cer-ne.

: : Loui-se-Lau-re-Lé-o-nie-La-lan-de : : lan-çait-l'eau-
loin-de-la-Loire.

: : Les-lon-gues-lec-tu-res-li-cen-cieu-ses : : las-sent-l'es-
prit-et-le-lais-sent-lan-guis-sant.

: : L'Of-fi-cier-La-val-li-vra-là-che-ment-lord-Li-tel-
man-à-l'en-ne-mi.

N.

: : Né-an-moins-nos-né-go-ci-ants-ni-ver-nais :: ne-
nous-nui-si-rent nul-le-ment.

: : No-tre-na-vi-re-na-po-li-tain : : n'est-ni-nau-li-sé,-
ni-nau-fra-gé.

: : Nos-né-gril-lons-nou-vel-le-ment-nés na-geant-na-
tu-rel-le-ment.

: : Ni-co-las-Nes-tor,-nau-ton-nier-nan-tais, :: no-mmm-
nos-nom-breux-no-vi-ces.

: : No-tre-ne-veu-Ni-co-las-Nec-ker : : net-to-ya-no-tre-nou-vel-le-na-cel-le.

R.

Cet exercice est surtout bon pour le grasseyement.

: : Ré-gis-Ri-vou-lon,-ren-tier-rou-en-nais, : : ré-tor-qua-Ra-mon-Ré-gim-beau-de-Remiremont.

: : Ri-va-rol,-ro-tu-rier-ro-y-a-lis-te, : : ra-con-te-ro-man-ti-que-ment-et-ri-pos-te-ra-pi-de-ment.

: : Rou-sseau,-ra-bâ-cheur-ri-di-cu-le, : : rai-son-nait-ra-re-ment-sans-ri-ca-ner.

: : Ri-chard,-ra-bin-ri-go-ris-te,::ré-gen-ta-ru-de-ment-Ro-ger-de-Ru-mi-lly.

: : Rol-land, Ru-bens, Ra-oul et Ri-en-zi : : re-vin-rent-de-Ro-me-pour-re-voir Ri-gny-de-Ro-han.

S.

Cet exercice est surtout convenable pour la blésité.

: : Si-ce-ci-se-sait-ce-soir, : : ses-soins-sont-sans-suc-cès.

: : Ce-sont-ces-cinq-cents-ser-pents-sif-flant-sur-son-sein.

: : Sept-cent-six-Sui-sses-se-sont-sai-sis : : de-cinq-cent sei-ze-Sa-xons.

: : Ce-sei-gneur-sor-tant-seul,-sans-soup-çon, : : ses-su-jets-sé-di-tieux s'é-lan-cè-rent-sur-sa-sui-te.

: : Si-son-seul-suc-ces-seur-ce-ssait-ses-soins, : : sa-sœur-Cé-ci-le-se-rait-sans-sou-ci.

: : Ce-Sui-sse,-sai-si-ssant-son-sa-bre, : : s'est-sui-ci-dé-
ce-soir-à-Soi-ssons.

T.

: : Ton-thé-t'a-t-il-ta-ri-ta-toux ?

: : Ton-tu-teur-te-ten-ta, tu-ten-tas-ton-tu-teur, : : tous-
tes-traits-ten-ta-tifs ten-tent-ton-ten-ta-teur.

: : Tes–Tar-ta-res-trou-vant-tous-tes-tré-sors ; : : ten-te-
ront-de-te-tuer-tôt-ou-tard.

: : Ta-trom-pet-te-t'é-tour-dit-tant, : : que-tu-te-trou-
vas-tout-é-ton-né.

: : Ta-tan-te-t'a-tan-tôt-tu-to-yé;::ten-te-à-ton-tour-de-
tâ-ter-ta-ton-ti-ne.

EXERCICE SUR LES CONSONNES GUTTURALES.

C dur, K, Q et G dur.

C.

: : Ca-pi-tai-ne, com-bien-comp-tez-vous – de – ca – non-
niers-con-si-gnés, : : dans-le-camp-de-Ké-ro-ko?

: : Cons-ta-mment-quel-ques-Co-sa-ques-cou – chent : :
pen-dant-la-ca-ni-cu-le-près-du-ca-nal-de-Ka-co-po-
lis.

: : Qua-tre-ca-ra-bi-niers-qui-cam-pent-à-Car-ca-sson-ne
: : ca-ra-co-lent-con-ti-nu-el-le-ment-sur-des-cour-
siers-ca-pa-ra-çon-nés.

: : Ka-kos-ki,-co-lo-nel-des-Kal-mouks, : : a-com-man-dé-le-corps-des-cui-ras-siers-de-Cra-co-vie-et-de- Ka-ra-ka-kou-a.

: : Qua-tre-ca-pu-cins, con-vain-cus-d'a-voir-ca-ché : : dans-leur-ca-pu-chon-qua-tor-ze-ca-nards-et-quin-ze-coqs, : : ont-été-con-dam-nés-au-car-can.

: : Qui-con-nait-le-can-ton-de-Kar-kof : : con-vient-dra-que-com-me-à-Kol-birk : : la-ca-nail-le y-qué-te cons-tam-ment.

G dur.

: : Gar-dez-vous,-gre-na-diers-de-la-gar-de,: :de-gâ-ter-le-ga-zon-et-de-ga-lo-per-sur-le-gra-vier.

: : Grands-gar-çons-gre-no-blois-qui-vous-gri-sez - dans-les-guin-guet-tes, : : ne-so-yez-plus-gri-vois-et-gron-deurs.

: : Go-de-lu-reaux-gas-pi-llant-tout-à-go-go, : : gam-ba-dez-dans-la-ga-ren-ne-et-grim-pez-sur-les-grands-gro-seill-iers.

: : Un - gros - grou-pe-de-gre-noui-lles - groui -llaient-gro-tes-que-ment-dans-la-gar-goui-lle.

: : Gru-geant-du-grain,-une-gri-ve : : grin-got-tait-et-gri-gno-tait-a-vec-un-gros-gri-llon.

: : Gui-gnez-Gui-llau-me-Gui-llot::ce-grand-gre-din-vous-gui-gne-ra-pour-vous-gro-gner.

Comme, pour nos premiers exercices, nous avons eu besoin d'un grand nombre de mots difficiles à prononcer, le lecteur ne sera pas étonné que nous les ayons composés de phrases ne présentant le plus souvent aucun sens raisonnable, mais formées par des mots commençant par des lettres et des articulations qui offrent le plus de difficulté aux personnes qui bégaient ; nous faisons répéter ces exercices d'après les règles indiquées dans le chapitre précédent, jusqu'à ce que l'hésitation ait entièrement disparu, ce qui arrive le plus ordinairement après huit ou dix jours d'exercices non interrompus.

Puisqu'il s'agit de détruire une habitude presque toujours congéniale, pour la remplacer par une nouvelle, qui agissant comme le chant, est, comme lui, capable de rétablir l'harmonie et la régularité des mouvements des organes de la parole, il ne faut pas trop vite perdre de vue nos moyens orthophoniques, mais bien les appliquer constamment, soit que l'on se trouve avec ses parents ou d'autres personnes avec lesquelles on est dans l'intimité, soit enfin que l'on ait à parler dans un cercle nombreux et devant des auditeurs que l'on connaît peu ou qui inspirent un certain respect. Quoique une timidité excessive vienne, dans cette dernière circonstance, enchaîner la langue de tous les bègues, ils pourront le plus souvent même, dans les premiers jours du traitement, s'exprimer sans hésitation, et sans qu'il reste aucune trace de leur infirmité, s'ils ont soin de ne pas perdre de vue la manière de parler que nous leur avons indiquée, et si surtout ils font une inspiration au lieu de faire des efforts lorsqu'une syllabe malencontreuse vient enchaîner leur langue.

Un bègue aurait tort de se croire guéri, si, après quelques jours d'exercice, il pouvait s'exprimer sans bégayer. Lorsqu'il en est ainsi, il ne cesse pas d'être bègue, mais seulement il cesse de bégayer, c'est-à-dire que son bégaiement est momentanément suspendu, ce qui est bien différent; il doit donc continuer plusieurs mois l'emploi des principes que nous lui avons donnés, et ce n'est qu'après un certain temps qu'il cessera tout-à-fait d'être bègue, et que, sans y penser, il s'exprimera avec facilité, ayant contracté l'habitude de parler selon notre méthode, dont alors seulement il fera en quelque sorte instinctivement l'application.

Les bègues ne doivent pas craindre les mauvais effets de l'espèce de monotonie qui résulte de leurs syllabes mesurées; ils doivent être convaincus que leur nouvelle manière de parler ne sera pas de longue durée, et que, dans tous le cas, elle est beaucoup moins ridicule que les grimaces et les efforts pénibles qu'ils sont obligés de faire pour pouvoir articuler certains mots.

Pendant quelques jours ils s'en tiendront aux exercices orthophoniques qui précèdent, pour passer ensuite à d'autres plus simples et plus faciles, dans le genre de ceux que nous avons choisis pour modèles, et qui se trouvent dans le chapitre suivant.

CHAPITRE XIX.

DEUXIÈME EXERCICE.

Sommaire. Exercices en vers de sept pieds, — de douze pieds ; — exercices en prose.

> Les chagrins de l'homme qui bégaie sont plus amers et plus profonds, car il ne peut les épancher dans le sein d'un être compatissant : il n'en est point pour lui : on plaint le muet, on rit du bègue.
>
> Madame la baronne de Carlowits.

Afin de nous assurer que le premier exercice a amené un changement marqué dans l'articulation des mots, nous faisons commencer le second par la lecture lente et mesurée de quelques vers de sept ou huit pieds, que nous choisissons de préférence aux vers alexandrins, parce que, comme on doit lire lentement, on serait souvent obligé de respirer au milieu de la lecture de ces derniers.

Comme il y a peu de morceaux de poésie de longue haleine composés de vers de sept ou huit pieds, et réunissant un grand nombre de substantifs difficiles à articuler, nous avons choisi, comme remplissant toutes ces conditions, un morceau de poésie qui est un tableau des eaux de Vichy, extrait d'une comédie que nous avons publiée sous l'anonyme, il y a douze ans (1). Cette pièce de vers, quoique longue, offre de plus l'avantage de pouvoir être chantée sur l'air bien connu de la *Lithographie*, et sert ainsi à nous assurer que le bégaiement n'a pas lieu en chantant, ce qui nous indique d'une manière certaine qu'il peut être combattu avec succès par nos moyens orthophoniques.

PREMIER EXERCICE EN VERS.

: : Grands-a-ma-teurs-de-spec-ta-cles,
Ve-nez,-ve-nez-donc-aux-eaux;
: : C'est-le-sé-jour-des-mi-ra-cles,
C'est-le-re-mè-de-à-tous-maux.
: : On-y-trou-ve-des-fié-vreux
Et-des-con-seil-lers-gout-teux,
: : Des-fous,-des-saints-simoniens,
Des-Turcs,-des-juifs,-des-chré-tiens.

(1) Cette comédie, qui est une critique de la phrénologie, et qui a pour titre : M. *Frontal*, ou *le Phrénologiste*, etc., s'est vendue au profit de la Maison de refuge, pour l'extinction de mendicité. Paris, 1830.

: : U-ne-fra-yeur-cho-lé-ri-que
   Ré-u-nit-seu-le-en-ce-lieu,
: : Les-chou-ans,-la-ré-pu-bli-que
   A-vec-le-jus-te-mi-lieu.
: : L'on-y-vient-pour-des-dou-leurs,
   Pour-le-sple-en-et-les-va-peurs ;
: : Le-pso-ra, les-ec-zé-mas
   Et-pour-le-mal-qu'on-n'a-pas.
: : U-ne-fem-me a-ban-don-née,
   Vient-y-cher-cher-un-a-mant,
: : Et-la-beau-té-sur-an-née
   Croit-ra-jeu-nir-en-bu-vant.
: : I-ci-l'on-voit-un-mi-lord,
   Qui-s'a-muse-com-me un-mort,
: : Pen-dant-que-sa-mi-la-dy,
   Fo-lâ-tre-a-vec-un-dan-dy.
: : Là... c'est-un-vieux-per-son-na-ge
   De-ses-mem-bres-tout-per-clus,
: : Qui-mau-dit,-cou-vant-sa-ra-ge,
   Tous-les-plai-sirs-qu'il-n'a-plus.
: : Plus-loin-c'est-un-dé-pu-té
   Dont-l'é-nor-me-o-bé-si-té
: : Est-un-in-di-ce-cer-tain
   Qu'il-di-gè-re et-vo-te-bien.
: : Grands-a-ma-teurs-des-spec-ta-cles,
   Ve-nez-ve-nez-donc-aux-eaux ;
: : C'est-le-sé-jour-des-mi-ra-cles,
   C'est-le-re-mè-de-à-tous-maux.
: : Il-s'y-rend-des-jour-na-lis-tes,

Des-pairs,-des-ducs,-des-pré-lats,
: : Des-sa-vants-et-des-ar-tis-tes
Et-de-gra-ves-ma-gis-trats.
. : On-y-trou-ve-des-es-pions,
Des-jou-eurs-et-des-fri-pons ;
: : Des-prin-ces-et-des-ban-quiers,
Des-bour-geois-et-des-ren-tiers.
: : Jo-ckeys-grooms-et-sou-bret-tes,
Nè-gres,-blancs-jeu-nes,-et-vieux,
: : Fem-mes-pru-des-et-co-que-ttes,
En-sem-ble-sont-en-ces-lieux.
: : Il-y-vient-des-mer-veil-leux,
Des-poè-tes-en-nu-yeux,
: : Des-ba-dauds,-de-beaux-es-prits,
Et-des-*li-ons*-de-Pa-ris.
: : Un-pau-vre-sur-nu-mé-rai-re,
Qui-n'a-qu'un-mo-des-te-en-jeu,
: : Vient-con-tre-un-mil-lio-nnaire
Ten-ter-la-chan-ce-du-jeu.
: : On-y-voit-des-in-tri-gants,
Et-des-sei-gneurs-ar-ro-gants,
: : Des-moi-nes-et-des-sol-dats ;
En-fin-que-n'y-voit-on-pas !...
: : Que-de-fi-gu-res-nou-vel-les,
Si-dans-ce-char-mant-pays,
: : Pour-nos-vieil-les-de-moi-sel-les,
Il-se-trou-vait-des-ma-ris.
: : Bals,-ca-fés,-res-tau-ra-teurs,
Co-mé-diens,-es-ca-mo-teurs,

: : Om-ni-bus,-à-nes,-che-vaux,
Tout-ce-la-se-trou-ve-aux-eaux.

: : Si,-com-me- une-au-tre-Jou-ven-ce,
Les-eaux-ren-daient-la-beauté,

: : Vi-chy-se-rait-de-la-France
Le-lieu-le-plus-fré-quen-té.

: Grands-a-ma-teurs-de-spec-ta-cles,
Ve-nez,-ve-nez-donc-aux-eaux ;

: : C'est-le-sé-jour-des-mi-ra-cles,
C'est-le-re-mè-de-à-tous-maux.

COLOMBAT DE L'ISÈRE, *Le phrénologiste*, scène V.

Après la lecture de cette pièce de vers, nous passons à celle d'autres morceaux de poésie composés de vers alexandrins, qui, étant plus longs, sont par cela même plus difficiles, parce qu'ils exigent souvent que l'on conserve un peu plus longtemps de l'air dans la poitrine et que l'on ménage mieux la sortie de ce fluide pendant l'expiration, afin de n'avoir pas besoin de respirer au milieu d'un mot ou d'un membre de phrase. Nous avons indiqué également au moyen de quatre points : : le moment où l'on doit inspirer en retirant la langue dans le pharynx et en relevant la pointe de cet organe vers la luette.

DEUXIÈME EXERCICE EN VERS.

: Pour-con-ju-rer-l'en-fer,::d'e-xé-cra-bles-sor-ciè-res
:: Font-bouil-lir-tout-vi-vants,:: dans-d'im-men-des-chau-
diè-res

: : Des–scor–pions,–des–lé–zards–et–des–serpents–af- freux

:· Ap–por–tés–dans–le–nord·par·des–vau–tours–hi–deux.

: : U–ne–lu–eur–de–sang,–une–si–nis–tre é–toi–le

: : Dé–chi–rent–de–la–nuit::l'im–men–se–et–som–bre·voi–le.

: : Les–vents–en–tre–cho–qués–sou–fflent–a–vec–fu–reur,

: : La–char–pen–te–qui–cra–que aug–men–te–la–ter–reur :

: : Et–le–feu–des–é–clairs–et–le–bruit–du–ton–ner–re

Se–con–fon–dant–a–lors : : é–pou–van–tent–la–ter–re.

: : Au–va–car–me–in–fer–nal–de–ce–tte hor–ri–ble–nuit

: : A–près–un–cri–d'ef–froi, la–ci–go–gne–s'en–fuit,

: : Et–des·hi–boux·ni–chés–dans–le–tronc–des–vieux–hê–tres

: : Bri–sent–a–vec–fra–cas–les–vi–tres–des–fe–nê–tres;

: : É–cha–ppé–de–l'en–fer,–un–é–nor–me–chat–noir

É–tin–ce–lant–de–feu, : : sur–l'â–tre–va–s'as–seoir;

: : Près–de–lui–des–as–pics,::com·me–d'un–af–freux–gou·ffre

Ex–ha–lent–de–leur–gorge–u- ne–va–peur–de–sou–fre.

: : Enfin, : : les–cris–dis–cords–de–noc–tur–nes–oi–seaux,

: : Com–plè–tent–ce–sab–bat–des–es–prits–in–fer–naux

: : Dont–plu–sieurs–ba·tai–llons·d'u–ne–cou–leur–rou–geâ–tre

: : Dan–sent–en–ri–ca–nant,: :dans–la–flam–me–bleu–â–tre.

: : Ra–ssu–rez–vous,–ma–sœur,::tant–que–le–dra–gon–vert

N'au–ra–pas–par–cinq–fois : : cri–é–le–nom–d'Al–bert.

COLOMBAT DE L'ISÈRE, *Minuit*, ou *les Remords*, act. I, sc. 2. (1)

(1) Extrait d'un drame en trois actes et en vers, faisant partie d'un volume de poésie publié en 1833 et vendu au profit des orphelins par suite du choléra.

La lecture de ces deux morceaux de poésie qui nous a mis à même de bien juger des progrès de la personne, est suivie d'autres exercices que nous avons choisis *ad hoc*, et qui, selon nous, sont préférables, parce que, étant composés de maximes et de pensées détachées en prose ou en vers, on a en peu de mots un sens facile à retenir et à répéter par cœur et sans aucun effort de mémoire, après une première lecture.

Pour passer à cet exercice, nous procédons de la manière suivante :

D'abord, nous lisons nous-même une maxime, une sentence ou un proverbe, que nous faisons aussitôt répéter après nous et de la même manière que nous l'avons fait, c'est-à-dire en appliquant *toujours* notre méthode combinée selon les cas avec les autres moyens orthophoniques.

: : Le‑vé‑ri‑ta‑ble‑u‑sa‑ge‑de‑la‑pa‑ro‑le est‑de‑ser‑vir‑la‑vé‑ri‑té.

: : Ne‑vous‑pres‑sez‑pas‑de‑par‑ler, : : c'est‑u‑ne‑mar‑que‑de‑fo‑lie.

: : La‑fa·cul‑té‑de‑par‑ler : est‑le‑don‑le‑plus‑pré‑cieux‑que‑nous‑ait‑fait‑le‑cré‑a‑teur.

: : La‑ma‑gie‑de‑la‑pa‑ro‑le est‑cer‑tai‑ne‑ment‑la‑plus‑for‑te‑des‑sé‑duc‑tions.

: : Les‑jou‑eurs‑qui‑per‑dent‑sont‑com‑me‑les‑gens‑qui‑se‑no‑yent ; : : ils‑sai‑si‑ssent‑dans‑le‑mo‑ment‑tout‑ce‑qu'on‑leur‑pré‑sen‑te.

: : Le-temps-qu'un-grand-fait-per-dre-à-l'at-ten-dre, : : est-presque tou-jours-em-plo-yé-à-par-ler-mal-de-lui.

: : Ram-pants-d'a-bord,-im-per-ti-nents-a-près, : : voi-là-le-ca-rac-tè-re-des-gens-mé-dio-cres.

: : Moins-il-y-a-de-dis-tan-ce-en-tr e-les hom-mes, : : plus-ils-sont-poin-til-leux-pour-la-fai-re-re-mar-quer.

: : Le-ren-ver-se-ment-de-la-for-tu-ne : : est-la-cho-se-la-plus-dif-fi-ci-le-à-sup-por-ter.

: : Ai-mez-vos-a-mis-a-vec-dis-cré-tion ; : : son-gez-qu'ils-peu-vent-de-ve-nir-vos-en-ne-mis.

: : La-co-lè-re-et-la-pré-ci-pi-ta-tion-sont-deux-cho-ses-fort-op-po-sées-à-la-pru-den-ce.

: : La-crain-te-gou-ver-ne-le-mon-de, : : et-l'es-pé-ran-ce-le-con-so-le.

: : Don-ner-est-un-plai-sir,-et-pa-yer-un-de-voir; : : il-n'y-a-donc-de-mé-ri-te-à-don-ner-que-lors-qu'on-se-pri-ve.

: : Les-grands-tra-vail-leurs-ne-va-lent-rien-pour-les-gran-des-pla-ces; : : ils-ne-sont-bons-que-pour-les-dé-tails.

: : Les-gran-deurs-sont-comme-les-parfums : : ceux-qui-les-por-tent-ne-les-sen-tent-pres-que-pas.

: : Pa-raî-tre-sa-voir-ce-qu'on-ne-sait-pas : : est-un-a-che-mi-ne-ment-vers-la-faus-se-té.

: : Com-bien-de-ser-vi-ces-ren-dus-à-l'É-tat : : pour-un-
bout-de-ru-ban-et-un-vain-ti-tre !

: : La-plu-part-des-pei-nes-n'ar-ri-vent-que-par-ce-que-
nous-fai-sons-la-moi-tié-du-che-min.

: : Con-dui-sez-vous-a-vec-la-for-tu-ne-com-me-a-vec-
les-mau-vais-pa-yeurs; : : ne-dé-dai-gnez-pas-les-plus-
fai-bles-à-comp-tes.

: : L'hon-neur-des-fem-mes-est-mal-gar-dé-lors-que-la-
re-li-gion-n'est-point-aux-a-vant-pos-tes.

: : Les-con-teurs-d'his-toi-res-res-sem-blent-aux-gens-
qui-vi-vent-d'em-prunts, : : leur-cré-dit-ne-du-re-pas.

: : Le-si-len-ce est-le-par-ti-le-plus-sûr, : : pour-ce-lui-
qui-se-dé-fie-de-soi-mê-me.

: : Ceux-qui-s'ap-pli-quent-trop-aux-pe-ti-tes-cho-ses : :
de-vien-nent-or-di-nai-re-ment-in-ca - pa - bles - des-
gran-des.

: : La-soif-de-do-mi-ner-s'é-teint-la-der-niè-re-dans-le-
cœur-de-l'hom-me; : car-en-fai-sant-son-tes-ta-ment,
il-com-man-de-en-co-re-a-près-sa-mort.

: : La-beau-té-sans-grâ-ce-est-un - hame - çon - sans - ap-
pàt.

: : Le-seul-se-cret-qu'une-fem-me-gar-de-in-vio-la-ble-
ment, : : c'est-ce-lui-de-son-à-ge.

: : Les-lon-gues-es-pé-ran-ces-u-sent-la-joie, : : com-me-
les-lon-gues-ma-la-dies-u-sent-la-dou-leur.

: : La-vé-ri-té, quoi-qu'é-tant-très-na-tu-rel-le , : : est-ce-pen-dant-ce-qu'il-y-a-de-plus-su-bli-me, : : de-plus-sim-ple-et-de-plus-dif-fi-ci-le.

: : La-plus-no-ble-ven-gean-ce-qu'on-puis-se-ti-rer-de-ses-ri-vaux, : : est-de-les-sur-pas-ser-en-ta-lents-et-en-ver-tus.

: : La-rai-son-sup-por-te-les-dis-grâ-ces, : : le-cou-ra-ge-les-com-bat, : : la-pa-tien-ce-et-la-re-li-gion-les-surmontent.

: : Le-vrai-mo-yen-d'a-dou-cir-ses-pei-nes-est-de-sou-la-ger-cel-les-d'au-trui.

: : Ceux-qui-croient-que-l'a-mi-tié-n'est-pas-u-ne-pas-sion : : ne-la-con-nai-ssent-pas.

: : L'homme-sans-re-li-gion-est-un-au-to-ma-te-qui-mar-che-vers-le-bon-heur, : : et-qui-se-bri-se-a-vant-d'y-ar-ri-ver.

: : L'es-pé-ran-ce-nous-crie-sans-ces-se en-a-vant, : : et-nous-at-ti-re ain-si-jus-qu'au-tom-beau.

: : C'est-ê-tre-bien-a-van-cé-dans-la-scien-ce-de-la-vie : : que-de-sa-voir-souf-frir.

: : On-cal-cu-le-pres-que-tou-jours-mal, : : quand-on-comp-te a-vec-la-crain-te et-l'es-pé-ran-ce.

: : Les-par-ve-nus-sont-dans-les-di-gni-tés-com-me-les-car-pes-dans-l'eau-clai-re ; : : les-uns-y-dé-gor-gent, les-au-tres-y-re-gret-tent-leur-boue.

: : L'es-prit,-sans-l'ins-truc-tion-et-le-ju-ge-ment, : : ne-don-ne-com-me-la-ro-sée-que-de-l'eau-clai-re.

: : La-phi-lo-so-phie-met-l'hom-me au-de-ssus-des-gran-deurs, : : mais – rien – ne-le-met-au-de-ssus- de - l'en-nui-qu'elles-cau-sent.

: : Il-ne-faut-croi-re-le-mal-que-lors-qu'on-ne-peut-pas-fai-re au-tre-ment.

: : Que - de - gens-res-te-raient - muets, · : s'il - leur - é-tait-dé-fen-du-de-di-re – du-bien-d'eux -mê – mes - et-du-mal-d'au-trui.

: : Pour-les-fem·mes,-la-dou·ceur : : est-le-mei-lleur mo-yen-d'a-voir-rai-son.

: : Le-pas-sé-nous-don-ne-des-re-grets, : : le - pré-sent-des-cha-grins-et-l'a-ve-nir-des-crain-tes.

: : La-nai-ssan-ce-fait -moins-d'hon-neur- qu'elle - n'en or-don-ne: :van-ter-sa-ra-ce,: :c'est-louer-le-mé-ri-te-d'au-trui.

: : Il-ne-faut-pas-tou-jours-di-re-ce-que-l'on-pen-se, : : mais-il-faut-tou-jours-pen-ser-ce-que-l'on-dit.

: : Per-son-ne-ne-souf-fre-plus-dou-ce-ment-d'ê-tre-re-pris,: :que-ceux-qui-mé-ri-tent-le-plus-d'ê-tre-loués.

: : On-ne-doit-am-bi-tion-ner-les-é-lo-ges : : que-de-ceux-dont-le-suf-fra-ge est-é-clai-ré.

: : La-vie-res-sem-ble à-u-ne-cou-pe-d'eau - lim-pi-de, : : qui-se-trou-ble à-me-su-re-qu'on-la-boit.

: : Le-mon-de, -la-cour-et-l'a-ve-nir-sont-com-me-les-
nua-ges, : : on-y-voit-tout-ce-que-l'on-veut.

: : Les-ri-ches-se-per-sua-dent-que-les-ta-lents-s'a-chè-
tent-com-me-u-ne-é-toffe.

: : Il-faut-a-voir-du-mé-ri-te-pour-sa-voir-le-dis-cer-ner-
dans-les-au-tres.

: : Nos-an-nées, -nos-det-tes-et-nos-en-ne-mis : : sont-
tou-jours-en-plus-grand-nom-bre-que-nous-ne-cro-
yons.

: : Le-fa-na-tis-me fait-bien-di-re-des-ab-sur-di-tés, : :
quand-il-ne-fait-pas-com-met-tre-des-cri-mes.

: : Les-con-so-la-tions-sont-pour-les-ma-la-dies-de-l'a-
me : : ce-que-les-mé-di-ca-ments-sont-pour-celles-du-
corps.

: : Tout-es-prit-qui-n'a-pas-pour-ba-se-le-sens-com-
mun-est-bien-tôt-fa-ti-gant-et-en-nuy-eux.

: : Tou-tes-vé-ri-tés-ne-sont-pas-bon-nes-à-di-re, : :
mais-tou-tes-sont-bon-nes-à-en-ten-dre.

: : Il-y-a-trois-cho-ses-que-la-plu-part-des-fem-mes-jet-
tent-par-la-fe-nè-tre, : : leur-temps, -leur-san-té-et-
leur-ar-gent.

: : Il-est-rare-d'ins-pi-rer-de-la-con-fi-an-ce : : quand-on-
n'en-mon-tre-point.

: : On-n'a-pas-plus-de-rai-son-de-se-glo-ri-fier-de-sanai-ssance,: : que-d'a-voir-pris un-bon-bil-let-à-la-lo-te-rie.

: : Nous-cro--yons-plus-vo-lon-tiers-les-men-son-ges-qui-nous-plai-sent : : que-les-vé-ri-tés-qui-nous-dé-plai-sent.

: : Les-pa-ro-les-d'un-vé-ri-ta-ble-a-mi . sont-un-bau-me-a-dou-cis-sant-pour-les-bles-su-res-de-l'â-me.

: : U-ne-fem-me-au-teur-n'a-rien-à-es-pé-rer, : : que-la-hai-ne-de-son-se-xe et-la-crain-te-du-nô-tre.

: : Pour-sa-voir-com-ment-il-faut-don-ner, : : il-faut-se-met-tre-à-la-pla-ce-de-ceux-à-qui-l'on-don-ne.

: : On-n'ob-tient-ja-mais-de-con-si-dé-ra-tion-dans-le-mon-de,: : si-l'on-n'y-dé-bu-te-par-ac-qué-rir-de-l'es-ti-me.

: : Les-fem-mes-en-gé-né-ral-va-lent-mieux-que-nous,: : elles-sont-plus-por-tées-à-se-dé-vou-er-au-bon-heur-d'au-trui.

: : Il-est-plus-ai-sé-de-fai-re-for-tu-ne : : que-d'en-bien-u-ser-lors-qu'on-y-est-par-ve-nu.

: : La-fem-me-la-mieux-louée-est-cel-le-dont-on-ne-par-le-pas.

: : Il-y-a-beau-coup-d'es-prit-à-n'en-pas-mon-trer-quel-que-fois, : : et-sur-tout-à-ne-pas-voir-que-les-au-tres-en-man-quent.

: : Il-faut-en-ten-dre-de-ses-o-rei-lles-et-voir-de-ses-

yeux, : : quand-il-s'a-git-de-dé-ci-der-sur-la-ré-pu-
ta-tion-de-quel-qu'un.

: : Sou-vent-les-gens-d'es-prit-don-nent,-par-leur-in-
dis-cré-tion, : : tout-l'a-van-ta-ge-aux-sots.

: : Les-hom-mes-cé-lè-bres-con-vien-nent-tous : : que-
la-re-nom-mée-ne-fait-pas-le-bon-heur.

: : La-ca-lom-nie-s'é-tend-com-me-une-ta-che-d'hui-le ;
: : on-s'ef-for-ce-de-l'ô-ter,-mais-la-mar-que-reste.

: : Les-sots-sont-né-ces-sai-re-ment-en-tê-tés ; : : car-
moins-on-a-d'i-dées-plus-on-y-tient.

: : Il-faut-que-les-é-lo-ges-soient-bien-mal-as-sai-son-
nés : : pour-que-nous-les-trou-vions-in-si-pi-des.

: : Les-pla-ces-é-mi-nen-tes-sont-com-me-les-ci-mes-
des-ro-chers ; : : les-ai-gles-et-les-rep-ti-les-peu-vent-
seuls-y-at-tein-dre.

: : La-bien-veil-lan-ce-s'é-teint-dans-le-grand-mon-de ::
com-me-l'hos-pi-ta-li-té-dans-les-gran-des-vil-les.

: : Le-ta-lent-de-par-ler-et-d'é-cri-re : : est-u-ne-pui-
ssan-ce,-sur-tout-dans-un-état-li-bre.

: : Il-faut-des-con-nai-ssan-ces-u-ni-ver-sel-les, : : pour
être-su-pé-rieur-dans-u-ne-par-tie-quel-con-que.

: : Les-fla-tteurs-sont-com-me-les-ser-pents, : : qui-lè-
chent-long-temps-leur-proie-a-vant-de-l'a-va-ler.

: : La-vie-la-plus-dou-ce-est-com-me-la-sur-fa-ce-d'u-

ne-on-de-pai-si-ble, : : que-la-chu-te-d'u-ne-fleur-fait-
os-cil-ler.

: : Les-limi-tes-des-scien-ces-sont-com-me-l'ho–ri–zon ;
plus-on-en-ap-pro-che,-et-plus-el-les-re-cu-lent.

: : Le–fai-ble-trem-ble-de-vant-l'o-pi-nion : : le-fou-la-
bra-ve,-le-sa-ge-la-ju-ge, : : l'hom-me ha-bi-le-la-di-
ri-ge.

EXERCICES EN VERS.

Un rapport clandestin n'est pas d'un honnête homme.
Quant j'accuse quelqu'un, je le dois, et me nomme.

GRESSET. Le Méchant.

Quant aux amis, crois-moi, ce vain nom qu'on te donne
Se prend chez tout le monde et n'est vrai chez personne.

LE MÊME.

Heureux qui, peu séduit d'un dangereux honneur,
Des caprices du sort n'attend pas son bonheur.

BLIN DE SAINMAUR.

Les rois, pour effrayer, ont la toute-puissance ;
Mais, pour gagner les cœurs, ils n'ont que la clémence.

LANOUE. Mahomet II.

Rarement à prier un grand cœur se résigne.
Le coupable supplie et l'innocent s'indigne.

LA HARPE. Coriolan, acte II.

Des succès de l'ami, l'ami sait être heureux ;
Oui, le plaisir de l'un est celui de tous deux.

BARTHE. L'Homme personnel, acte IV.

Le riche qui tarit les pleurs de l'indigent

Au plus haut intérêt a placé son argent.

BARTHE. ibid.

Il est bon quelquefois de s'aveugler soi-même ;
Et bien souvent l'erreur est le bonheur suprême.

DESTOUCHE. Le Glorieux, acte II.

On dit à tout moment qu'on n'a point de mémoire,
Et l'on ne dit jamais que l'on n'a point d'esprit.

BOURSAULT. Ésope à la cour, acte I.

Tel donne à pleines mains qui n'oblige personne.
La façon de donner vaut mieux que ce qu'on donne.

CORNEILLE. Le Menteur, acte I.

Un long temps se consume à détruire un méchant.
Pour perdre un honnête homme il ne faut qu'un instant.

DORAT. Le Célibataire, acte I.

J'aime fort la vertu ; mais pour les gens sensés
Quiconque en parle trop, n'en eut jamais assez.

VOLTAIRE. Le Dépositaire, acte I.

Souvent un vilain corps loge un noble courage ;
Et c'est un grand menteur souvent que le visage.

SCARRON. Jodelet, acte II.

Un roi, quoi qu'un sujet ait fait pour l'outrager ,
Doit savoir le punir et non point se venger.

DUCHÉ.

Ah ! tout homme à son gré peut défier le sort,
Quand il voit d'un même œil et la vie et la mort.

LE MÊME.

Les méchants bruits surtout ont cela de mauvais,

Que les taches qu'ils font ne s'effacent jamais.

> QUINAULT. *La Mère coquette*, acte IV.

La faveur populaire est un flux et reflux ;
Tantôt blâme excessif, tantôt louange outrée.

> DUFRESNY. *Le Mariage fait et rompu*, acte III.

Ah ! qui verse des pleurs tremble d'en voir couler,
Et plus on a souffert, mieux on sait consoler.

> DEBELLOI. *Gaston et Bayard*, acte II.

Ce qui paraît prouvé peut n'être qu'un mensonge,
Et tout ce qu'on croit voir quelquefois n'est qu'un songe.

> COLOMBAT DE L'ISÈRE. *Le Comte Albert* ou *l'Anniversaire*,
> [acte II.]

Qui meurt pour sa patrie et pour la liberté,
Est digne comme Dieu de l'immortalité.

> LE MÊME, acte III.

Être franc, ce n'est pas dire tout ce qu'on pense ;
C'est ne dire jamais ce qu'on ne pense pas.

> DUFRESNY. *Le Faux sincère*, acte III.

Bien souvent l'apparence est à la vérité,
Comme un être idéal par l'onde reflété.

> COLOMBAT DE L'ISÈRE. *Le Comte Albert*, acte III.

Nous mourons à toute heure, et dans le plus doux sort
Chaque instant de la vie est un pas vers la mort.

> CORNEILLE. *Tite et Bérénice*, acte V.

Sans foule et sans témoins, pour expier mon crime,
Je veux être à la fois, le bourreau... la victime.

> COLOMBAT DE L'ISÈRE. *Le Comte Albert*, acte III.

On méprise les gens qui, lents à s'exprimer,

Hésitant sur un mot qui dans leur bouche expire,
Font souffrir l'auditeur de ce qu'ils veulent dire.

BOISSY. Le Babillard, scène 5.

Soyez plutôt maçon, si c'est votre talent,
Ouvrier estimé dans un art nécessaire,
Qu'écrivain du commun et poëte vulgaire.

BOILEAU.

La mort . . . .
Le coupable la craint, le malheureux l'appelle ;
Le brave la défie et marche au-devant d'elle,
Le sage qui l'attend la reçoit à regret.

VOLTAIRE. L'Orphelin de la Chine, acte I.

Un pur hasard, sans nom, règle notre naissance ;
Mais, comme le mérite est en notre puissance,
La honte d'un destin qu'on vit mal assorti,
Fait d'autant plus d'honneur, quand on en est sorti.

P. CORNEILLE. Othon, acte II.

Nul pouvoir n'a le droit de commander le crime.
Quand le maître au sujet prescrit des attentats,
On présente sa tête, et l'on n'obéit pas.

LA HARPE. Jeanne de Naples, acte IV.

Le grand homme partout rencontre une patrie,
Fait le sort d'un empire en lui prêtant son bras ;
Il apporte la gloire et ne la reçoit pas.

LE MÊME.

CHAPITRE XX.

TROISIÈME EXERCICE.

Sommaire. Lecture littérale et reproduction en d'autres termes. — Exercices dans les langues latine, anglaise, allemande, italienne, espagnole.

> . . . . . Nil sine magno
> Vita labore dedit mortalibus.
> Horace.

Cette exercice diffère du précédent, en ce sens que, au lieu de répéter littéralement des phrases en prose ou en vers, il faut traduire ou plutôt reproduire en d'autres termes des pensées détachées, des maximes ou des anecdotes qu'on a lues ou entendues lire, de manière à se rapprocher autant que possible de la conversation ordinaire. Pour donner une idée de cette espèce de traduction, à laquelle on ne doit avoir recours que dans les derniers jours du traitement, nous allons donner ici et reproduire en d'autres termes, et au moyen d'inversions, une pensée détachée, un proverbe, une définition, et une anecdote.

Lecture littérale.	*Reproduction en d'autres termes.*
: : Rien-n'est-plus-com-mun-dans-le-mon-de : : que-l'i-gno-ran-ce et-les-grands-parleurs	: : L'i-gno-ran-ce et-les-grands-par-leurs : : sont-les-deux-cho-ses-que-l'on-ren-con-tre : : le-plus-com-mu-né-ment-dans-le-mon-de.
: : Il-n'y-a-rien-de-plus-or-gueil-leux-qu'un-ri-che-qui-a-été-gueux.	: : Ceux-que-la-for-tu-ne a-été-cher-cher-dans-la-lie-du-peu-ple : : sont-pres-que-tou-jours-fiers-et-in-so-lents.
: : La-mé-de-ci-ne est-u-ne-sci-en-ce qui-a-pour-but- : : la-gué-ri-son-des-ma-la-dies-et-la-con-ser-va-tion-de-la-san-té.	: : Gué-rir-les-ma-la-dies-et-con-ser-ver-la-san-té, : : tel-est-le-but-de-la-scien-ce-du-mé-de-cin.
: : U-ne-viei-lle-bo-hé-mien-ne-pré-dit-à-Six-te-Quint, : : lors-qu'à-sept-ou-huit-ans-il-gar-dait-les-chè-vres-dans-les a-ri-des-cam-pa-gnes-de-la-Pouil-le, : : qu'il-mon-te-rait-un-jour-sur-le-trô-ne-pon-ti-fi-cal.	: : Pen-dant-que-Six-te-Quint,-à-gé-de-sept-ou huit-ans, : : gar-dait-les-chè-vres-dans-les-cam-pa-gnes-a-ri-des-de-la-Pouil-le, : : u-ne-vieil-le-bo-hé-mien-ne-lui-pré-dit-qu'un-jour-il-por-te-rait-la-ti-a-re, : : c'est-à-di-re-qu'il-se-rait-Pape.

On continuera à traduire de la même manière, et à reproduire de mémoire et d'après la même méthode les autres exercices qui font partie de ce chapitre.

PENSÉES ET RÉFLEXIONS DIVERSES.

Exercice.

: : Plus un homme est bon, plus il est facile de le tromper, : : parce qu'il juge d'après lui de tous ceux qui l'environnent.　　　　　*Colombat de l'Isère.*

: : Il est aussi difficile de se garantir des importuns et des oisifs, : : que de se dispenser des visites qui ne mènent à rien. *L'auteur.*

: : On est toujours maître de se soustraire à l'ennui que l'on a par sa faute, : : puisque l'occupation en est le remède le plus efficace. *Le même.*

: : C'est se voir mourir en détail, : : que de souffrir avec la certitude que les douleurs qu'on endure : : n'ont de terme et de remède que la mort. *Le même.*

: : La mode est un tyran capricieux auquel les gens sensés sont forcés de se soumettre, : : s'ils ne veulent pas paraître ridicules. *Le même.*

: : Le peuple est comme un lion enchaîné qui se laisse conduire par un enfant; : : mais, fût-il un géant, celui qui le conduit s'expose au plus grand danger quand il l'irrite. *Le même.*

: : Être toujours pressé, avoir l'air distrait, enfin ne jamais rien répondre de positif, : : tel est le moyen qu'emploient certaines gens pour paraître des hommes importants et en crédit. *Le même.*

: : L'autorité que nous avons sur nos enfants et la dépendance dans laquelle à notre insu nous les tenons une partie de leur vie : : nous attache à eux et les détache de nous. *Le même.*

: : Les passions font naître des besoins si multipliés, que l'homme le plus riche qui les écoute : : a toujours une fortune insuffisante pour les satisfaire. *Le même.*

: : Si les passions vivifient souvent le monde moral, : : plus souvent encore elles agitent la vie , la remplissent d'orages et en raccourcissent le terme. *L'auteur.*

: : De toutes les passions, l'envie est la plus mauvaise dans son principe et dans ses effets, : : car elle est l'enfant de l'orgueil, de la faiblesse et de la lâcheté. *Le même.*

: : Après l'amour divin, l'amour de la patrie éclairé par la prudence : : est la première, la plus utile, la plus nécessaire des passions. *Le même.*

: : Les hommes vraiment dignes d'être appelés philosophes sont ceux qui consacrent leur vie : : à éclairer et à instruire leurs semblables, et à préparer de loin la réforme des abus. *Le même.*

: : En général, ceux qui désirent une révolution cherchent à capter et à séduire la populace par les promesses, les espérances et par les plus basses adulations : : ceux au contraire qui redoutent les secousses violentes préparent la réforme par le raisonnement et la persuasion. *Le même.*

: : Les uns égarent le peuple par de grossiers mensonges : : les autres veulent l'éclairer, le défendre et le servir par la vérité. *Le même.*

: : On ne peut bien reconnaître la véritable amitié : : sans la triple épreuve du temps, du malheur et de l'expérience. *Le même.*

: : L'avarice est un gouffre impur qui engloutit tout : : et qui, ennemie des hommes, est mère de tous les

crimes, n'ouvre jamais la main que pour prendre et
entasser. *L'auteur.*

: : Les gens en place ont presque tous la sotte manie de
n'accorder qu'à titre de faveur : : ce qu'ils doivent
accorder par état et souvent même par reconnaissance.

Le même.

MAXIMES ET RÉFLEXIONS DE DIVERS AUTEURS.

: : Si les hommes savaient parler et les femmes se taire,
: : les courtisans dire ce qu'ils pensent et les domestiques le cacher, : : tout l'univers serait en paix.

Proverbe chinois.

: : Le bonheur est un rayon de soleil que la moindre
ombre vient intercepter, : : l'adversité est quelquefois
la pluie bienfaisante du printemps.

Ibidem.

: : L'ivresse ne produit point les défauts, elle les décèle ;
: : la fortune ne change point les mœurs, elle les dé-
couvre. *Idem.*

: : Le trop grand nombre de bergers nuit au troupeau ;
: : il est moins exposé à s'égarer lorsqu'un seul le conduit.

Idem.

: : La vertu est entre deux extrèmes, : : celui qui a passé
le milieu n'a pas mieux fait que celui qui l'a atteint.

Confucius.

: : Le chagrin est toujours inutile, parce qu'il ne remédie
à rien, : : et que la raison doit être notre seule règle
dans tous les états.

Marivaux.

28

: : Un homme ne doit jamais rougir d'avouer qu'il a eu tort; : : car, en faisant cet aveu, il prouve qu'il est plus sage aujourd'hui qu'il n'était hier.

POPE.

: : Toute la science humaine consiste à savoir distinguer ce que l'on ne sait pas, : : et à vouloir apprendre tout ce qu'on ignore.

SOCRATE.

: : Le malheur suit le vice, et le bonheur la vertu, : : comme l'écho suit la voix, et l'ombre celui qui marche.

CHOU-KING.

: : Une des plus grandes preuves de médiocrité, : : c'est de ne pas savoir reconnaître la supériorité où elle se trouve réellement.

SAY.

: : L'exagération dans les discours révèle la faiblesse, : : comme le charlatanisme décèle l'ignorance.

LE MÊME.

: : N'est-il pas bizarre que, dans tous les pays, l'art de guérir les hommes : : soit moins honoré que celui qui apprend à les détruire?

LA ROCHEFOUCAULD.

: : Au milieu des hommes libres, la nature repousse l'égalité, : : et la relègue parmi les esclaves.

LE MÊME.

: : L'égalité, fille de la médiocrité et de l'envie, : : cherche en vain à s'introduire sous le manteau de la justice.

LE MÊME.

: : L'or, semblable au soleil, qui fond la cire et durcit la boue, : : développe les grandes âmes et rétrécit les mauvais cœurs.

RIVAROL.

: : Le peuple ne goûte de la liberté, comme des liqueurs violentes, : : que pour s'enivrer et devenir furieux.

LE MÊME.

: : La plupart des incrédules sont des gens qui ferment les yeux pour ne pas voir la lumière.

Mme LAURE COLOMBAT DE L'ISÈRE.

: : Une femme sans religion et sans mœurs est une musique sans rhythme et sans harmonie.

LA MÊME.

: : Les plantes et les fleurs qui croissent autour des tombeaux : : nous offrent tout à la fois l'image de la vie et de la mort.

LA MÊME.

: : L'habitude est pour nous comme ces faibles araignées : : qui prennent de grosses mouches dans des filets imperceptibles.

Mme DE SÉVIGNÉ.

: : La cour paraît dans le lointain comme un faisceau de fleurs; : : de près, ce n'est plus qu'un buisson d'épines.

Mme DE MAINTENON.

: : Les préceptes de morale disséminés sont comme les bons grains, : : quelque part qu'ils tombent, il y en a toujours quelques-uns qui germent.

LA MÊME.

: : Il est des visages sur lesquels la méchanceté, la friponnerie et la duplicité sont écrits en si gros caractères, : : qu'il est étonnant qu'on ne les y lise pas tout d'abord.

M. D'ÉPINAY.

: : Le contentement voyage rarement avec la fortune, : : mais il suit la vertu jusque dans le malheur.

Mme DE TENCIN.

: : La douleur, à quelque degré qu'elle soit, peut encore angmenter ; : : il n'en est pas de même des plaisirs, leurs bornes sont prescrites.

Mme DE GRAFIGNY.

: : Nous buvons tous à la source du bonheur dans un vase percé ; : : lorsqu'il arrive à nos lèvres, il n'y a presque plus rien.

Mme DU DEFFANT.

: : L'enfance aspire à la vie, l'adolescence la savoure, la jeunesse s'enivre d'elle, l'âge mûr la goûte, la vieillesse dit : C'est assez ! la caducité s'y accoutume.

Mme DE PUIZIEUX.

: : Le nom de vertu, dans la bouche de certaines personnes, fait tressaillir, comme le grelot du serpent à sonnettes.

Mme NECKER.

: : Celui qui se jette dans la mêlée des partis, tenant d'une main le flambeau de la raison : : et de l'autre le miroir de la vérité, sera maltraité par tous.

Mme ROLLAND.

: : Il y a quelque chose d'aérien dans la gloire ; : : elle se forme pour ainsi dire de la nuance entre les pensées du ciel et celles de la terre.

Mme DE STAEL.

: : Si l'homme à son berceau pouvait pressentir ce qu'est l'existence, : : quel est celui qui, pour échapper à ce présent fatal , ne se rejetterait pas dans le néant?

Mme COTTIN.

: : Il n'y a en ce monde que deux partis à prendre, faire son devoir ou y manquer; : : pour passer entre deux, il n'y a pas de chemin.

Mme GUIZOT.

: : L'homme généreux ne perd jamais la mémoire des bienfaits qu'il a reçus, : : mais il oublie aisément ceux que sa main répand.

CHILON.

: : Il faut faire du bien à ses amis et à ses ennemis, : : afin de conserver les uns et de gagner les autres.

CLÉOBULE.

: : Le premier châtiment du crime est de l'avoir commis ; : : la conscience est toujours prête à prononcer et à appliquer la peine.

SÉNÈQUE.

: : Pour s'élever à une grande réputation, : : il faut dire de belles choses et faire de grandes actions.

PLUTARQUE.

: : Sans gouvernement, une maison, une ville, une nation, : : le genre humain, la nature, le monde entier ne peuvent subsister.

CICÉRON.

: : Les fautes dans les grands personnages sont comme les éclipses dans le soleil, : : qui brille par les côtés voilés à la vue.

MONTAIGNE.

: : Quelques auteurs traitent la morale comme on traite la nouvelle architecture, : : où l'on cherche avant toutes choses la commodité.

VAUVENARGUES.

: : Ceux qui gouvernent sont comme les corps célestes,
: : qui ont beaucoup d'éclat et qui n'ont point de repos.

BACON.

: : Le monde aujourd'hui est plein de ces larrons de noblesse, de ces imposteurs qui tirent avantage de leur
obscurité, : : et s'habillent insolemment du premier
nom illustre qu'ils s'avisent de prendre.

MOLIÈRE.

: : Un grand parleur ne manque jamais d'ennemis, : : un
homme de bon sens parle peu et écoute beaucoup.

Proverbe chinois.

Nous varions à l'infini les exercices orthophoniques, non-seulement en faisant reproduire en
d'autres termes et comme nous l'avons indiqué des
pensées détachées toujours faciles à retenir, mais
encore en faisant traduire en français des phrases
du même genre, soit du latin, soit des langues anglaise, allemande, italienne ou espagnole, dont
actuellement on exige l'étude dans tous les colléges
royaux de France. Comme des exercices dans ces
différentes langues peuvent tout à la fois être utiles
aux Français et aux étrangers, nous avons cru devoir en donner ici quelques-uns, en prévenant nos
lecteurs que les personnes bègues, qui, à la fin de
leur traitement, parviendront à les traduire sans bégayer, pourront se regarder comme étant parfaitement délivrées de leur infirmité, car cette épreuve

est une des plus difficiles et par conséquent des plus concluantes (1).

EXERCICES DANS LA LANGUE LATINE.

Lauda parcè et vitupera parciùs.

Soyez sobre à louer et plus sobre encore à blâmer.

Subitò qui sapit, non tutò sapit.

Science trop promptement acquise, est facilement oubliée.

Præstat serò quam nunquam.

Il vaut mieux tard que jamais.

Verba volant, scripta manent.

Les paroles s'enfuient, les écrits restent.

Satiùs est equo labi quam linguâ.

Il vaut mieux tomber de cheval que de la langue, c'est-à-dire être indiscret.

Discernit sapiens res quas confundit asellus.

Un homme sage sait distinguer la valeur des choses, un sot s'y méprend.

Gravissimum est imperium consuetudinis.

L'empire de l'habitude est si puissant, qu'il est souvent tyrannique.

(1) Comme la traduction doit, autant que possible, être faite mot à mot, nous avons mis le sens en français qui d'ailleurs servira d'exercice pour ceux qui ne connaissent pas les langues dont il est la traduction. Les étrangers feront bien de lire chaque phrase en sens inverse des Français, c'est-à-dire qu'ils devront commencer par les lire dans cette dernière langue, pour les traduire ensuite dans la leur.

Vulgus vult decipi, decipiatur.

Puisque le vulgaire veut être trompé, qu'il le soit.

Lupus pilos, non animum, mutat.

Le loup change de poil, mais non de caractère.

Avarus, nisi cum moritur, nil rectè facit.

Un avare ne fait du bien qu'après sa mort.

Fratrum inter se iræ sunt acerbissimæ.

La haine entre frères est la plus acerbe.

Bis dat qui citò dat.

C'est donner deux fois que de donner promptement.

Semper inops, quicumque cupit.

Celui qui désire toujours est toujours pauvre.

Jejunus rarò stomachus vulgaria temnit.

On trouve tout bon quand on a faim.

Pauper enim non est cui rerum suppetit usus.

N'est pas pauvre qui sait se contenter de peu.

Intolerabilis nihil est quam fœmina dives. (JUVÉNAL.)

Rien n'est plus insupportable qu'une femme riche.

Nulla unquam de morte hominis cunctatio longa est. (HORACE.)

Quand il s'agit de la mort d'un homme, on ne saurait trop différer.

Nihil habet infelix paupertas durius in se,
Quam quod ridiculos homines facit. (JUVÉNAL.)

Ce qu'il y a de plus fâcheux dans la pauvreté, c'est d'être l'objet du mépris.

Dat veniam corvis, vexat censura columbas. (JUVÉNAL.)
Les lois épargnent les puissants et écrasent ceux qui sont faibles.

Cantabit vacuus coram latrone viator. *(Idem.)*
Le pauvre qui voyage ne craint pas les voleurs ; il chante même en leur présence.

Infantes sumus, et senes videmur ;
Non est vivere, sed valere, vita. (MARTIAL.)
Nous sommes des enfants et nous paraissons des vieillards
La vie ne consiste pas à vivre, mais à se bien porter.

Ille dolet verè qui sine teste dolet. *(Idem.)*
Celui qui pleure sans témoin éprouve une véritable douleur.

Vive memor lethi, fugit hora, hoc quod loquor, indè est.
(Idem.)
Sois ménager du temps qui s'écoule et s'enfuit ;
Précipitant nos jours dans l'éternelle nuit. (PRÉ-NICOLE.)
Le moment où je parle est déjà loin de moi. (BOILEAU.)

Dis proximus ille est
Quem ratio, non ira movet. (CLAUDIEN.)
Céder à la raison et non à la colère,
C'est s'égaler aux dieux, les maîtres de la terre.

Tranquillas etiam naufragus horret aquas. (OVIDE.)

Celui qui a fait naufrage craint même les eaux tranquilles.

Ad malum multa se mala agglutinant. (OVIDE.)
Un malheur ne vient jamais seul.

Stultus ab obliquo qui cum descendere possit,
Pugnat in adversas ire natator aquas. *(Idem.)*
Un nageur qui pourrait se retirer du péril en biaisant un peu, est fou de vouloir le faire en remontant le fil de l'eau.

Pecuniam in loco negligere maximum interdum est lucrum, (TÉRENCE.)
Il y a des circonstances où c'est un grand profit que de savoir dépenser son argent à propos.

Qui nucem esse vult, frangit nucem. (PLAUTE.)
Celui qui veut manger une noix doit la casser.

Feliciter natus qui non est invidus. *(Idem.)*
Celui qui est exempt d'envie est heureusement né.

Navita de ventis, de bobus narrat arator ;
Enumerat miles vulnera, pastor oves. (PROPERCE.)
Le marin parle de vents, le laboureur de ses bœufs ; le soldat compte ses blessures, et le berger ses brebis.

EXERCICES DANS LA LANGUE ANGLAISE.

The young cock crows after the old one.
Le jeune corbeau croasse à l'exemple du vieux.

You dance in a net, and think nobody sees you.

Vous dansez dans un filet, et vous croyez que personne ne vous voit.

A tradesman who cannot lie, may shut up his shop.

Un marchand qui ne sait pas mentir doit fermer boutique.

An ounce of discretion is worth a pound of wit.

Une once de discrétion vaut une livre d'esprit.

The first blow is half the battle.

Le premier coup vaut la moitié de la bataille.

The friendship of great men is the shadow of a bush, which is presently gone.

L'amitié des grands est comme l'ombre d'un buisson, elle disparaît bien vite.

A man of words and not of deeds is like a garden full of weeds.

Un homme qui promet beaucoup et qui ne tient rien, ressemble à un jardin où il ne croît que de mauvaises herbes.

Keep yourself employed, and the devil will have no power over you.

L'occupation est un excellent moyen de ne point donner prise sur soi au diable.

He that marries a widow has often a death head thrown in his dish.

Celui qui épouse une veuve doit s'attendre qu'elle lui rappellera souvent l'exemple de son premier mari.

He that marries a widow with two daughters has three back doors to his house.

Épouser une veuve qui a trois filles, c'est se fournir à la fois trois moyens de se ruiner.

A bad excuse is better than none.

Il vaut mieux une mauvaise excuse que de n'en pas donner.

An ass may ask more questions in an hour, than a wise man can answer in a year.

Un sot peut faire plus de questions en une heure, qu'un homme de sens n'en peut résoudre dans un an.

Better out of the world, than out of the fashion.

Quand on ne veut pas suivre la mode, on ne doit pas fréquenter le monde.

It is a good horse that never stumbles.

Il n'y a pas de si bon cheval qui ne bronche.

Bad men like collier's sacks make one another more filthy.

Les méchants sont comme les sacs des charbonniers, qui se noircissent les uns les autres.

No man has too much wisdom, money or honesty, for himself.

Il n'est personne qui ait trop de sens, d'argent et de probité.

Is there any thing more impertinent than to laugh at every turn?

Est-il rien de plus impertinent que de rire à tout propos ?

Play robs us of three good things, our money, our time and our conscience.

Le jeu nous dérobe souvent trois choses précieuses : l'argent, le temps et la conscience.

A muffled cat is no good mouser.

Un chat emmitouflé n'est pas un bon preneur de souris.

The covetous man like a dog in a wheel, roasts meat for others.

L'avare est comme un chien dans une roue, qui tourne la broche pour les autres.

Industry is fortune's right hand, and frugality her left.

L'industrie est la main droite de la fortune, et la frugalité sa main gauche.

An ill servant will never be a good master.

Un mauvais serviteur ne sera jamais un bon maître.

She's a villainous bird that befouls her own nest.

C'est un vilain oiseau, celui qui souille son propre nid.

A man is a lion in his own cause.

Un homme est un lion dans sa propre cause.

The greatest talkers are always the least doers.

Les grands diseurs ne sont pas toujours les grands faiseurs.

It is folly to live poor to die rich.

C'est une folie de vivre pauvrement pour mourir riche.

The master's eye makes the horse fat.

L'œil du maitre engraisse le cheval.

The best physicians are doctor Diet, doctor Merry-man, and doctor Quiet.

Les meilleurs médecins sont le docteur Diète, le docteur Gai et le docteur Tranquille.

Desperate diseases must have desperate cures.

Les grands maux réclament de grands remèdes.

Nous terminerons ces exercices anglais en y joignant quelques phrases qui ne présentent aucun sens raisonnable, mais qui sont composées de mots commençant pour la plupart par des articulations difficiles pour les bègues.

B. :: Be beneficent and bountiful, you will thus before long begin to become better.

:: That black beaver bit Benjamen Brace because he baulled bitterly.

C et K. :: Christopher Colman the cook is gone to catch the colt and carry the cat and the canarybird to cork.

:: The coachman who kicked the kitten kidnaped the kitchen boy and kept him completely concealed in the kennel.

D. :: Decide the dispute between Duck and Drake who desire to dissolve their differences by duel.

:: Daddy doats on Denis and Dan ; but Diodore draws down his dislike.

F. :: Frank Freron fought famously for Ferdinand Filidor and the fame of his feats flew far.

:: Few favourites find fault with the freaks of the flattered which a friend would forbid.

L. :: Little lads like looking about, lazy lads like loitering, clever lads love long lessons.

:: Lord Leonard Lansdown loved long the landlady of Lalis who latterly lived lovelorn at Lyons.

M. :: Many men of many minds admire the mighty misled by mundane fame.

:: A merchant's mismanagement makes much mischief to the mercantile machine.

N. :: Neither nick nor neddy know the names of their nearest neighbours.

:: A Napoleon is named nine thousand nine hundred and ninety nine times ; a numscull never.

P. :: Peter and Paul procured their parents the pleasure of passing peacefully before the people.

:: The prospect of pleasure propels the play-boy to profess pernicious practices.

S. :: Stephen, stand steady and swallow the Stuff, I shall show you something, or cease selling scissars shears and swords.

: : Samuel Sampson shoeblack stuck Simpson's spade into Several shooting Shrubs and Smothered their stalks.

T. : : The Thames tunnel takes much time to terminate, the tourists throng to it to admire it.

: : Three times ten makes thirty; take fifteen from thirty and fifteen remain.

EXERCICES DANS LA LANGUE ALLEMANDE.

Fremdes Pferd und eigene Sporen machen kurze Meilen.
Un cheval emprunté et des éperons à soi rendent les lieues courtes.

Was man in der Jugend lernt, bleibt im Alter.
Ce qu'on apprend au berceau demeure jusqu'au tombeau.

Müssiggang ist des Teufels Ruhebank.
L'oisiveté est l'oreiller du diable.

Was man nicht halten kann, muss man laufen lassen.
Ce qu'on ne peut pas tenir il faut le laisser courir.

In der Welt sind wir nicht alle Tage glücklich.
Il faut du haut et du bas dans la vie.

Mit Wenigen sey gemein, mit Allen aber freundlich.
Soyez familier avec peu d'hommes et ami avec tous.

Was im Verborgenen geschieht, kommt endlich doch
an den Tag.

Ce qui se fait la nuit finit par paraître le jour.

Ein Habe Dank, füllet den Beutel nicht.

Un grand merci ne remplit pas la bourse.

Für eine Gefælligkeit erwartet man eine andere dagegen.

Celui qui fait plaisir, en attend.

Dieser Artzt hat viel Leute unter die Erde gebracht.

Ce médecin a fait le cimetière bossu ; c'est-à-dire a mis
beaucoup de gens en terre.

Ein gutes Wort und bœses Spiel,
Betrügt der Jungen und Alten viel.

Belles paroles et mauvais jeu trompent les jeunes et les
vieux.

Die gebratenen Tauben,
Das wollest du mir glauben,
Fliegen Keinem in das Maul,
Darum sey doch nur nicht faul.

Les allouettes rôties ne se trouvent point sur les haies.

Jedermann beklagt sich über die Kürze des Lebens ,
und kein Mensch hælt dasselbe zu Rath ; man bringt seine
Jugendzeit hin ohne daran zu denken und wenn si vorbei
ist , so denkt man vergebens daran.

Tout le monde se plaint de la brièveté de la vie, et personne n'en est ménager ; l'on passe sa jeunesse sans y

penser, et quand elle est passée, on y pense toujours inutilement.

Umsicht leite dich bei Freunden, denn sie kœnnten
Feinde werden.

Aimez vos amis avec discrétion, songez qu'ils peuvent
devenir vos ennemis.

Zorn und Vorschnelligkeit stehen der Klugheit sehr
entgegen.

La - co-lè-re-et-la-pré-ci-pi-ta-tion-sont-deux-cho-ses-
fort-op-po-sées-à-la-pru-den-ce.

Furcht beherrscht, Hoffnung trœstet die Leute.

La-crain-te-gou-ver-ne-le-mon-de,-et-l'es-pé-ran-ce-le-
con-so-le.

Die Folgen der Handlung sollen als Prüfstein der Ab-
sicht dienen.

Les-con-sé - quen-ces-sont-la-pier-re-de-tou-che - des-
prin-ci-pes.

Geben ist Lust. Bezahlen ist Schuldigkeit. Verdienst-
lichkeit ist nur, wo man das Gegebene entbehrt.

Don-ner-est-un-plai-sir,-et-pa-yer-un-de-voir ; -il-n'y-
a-donc-de-mé-ri-te-à-don-ner-que-lors-qu'on-se-pri-ve.

Wer nie zufrieden ist, macht Andere nie zufrieden.

Ce-lui-qui-n'est-ja - mais-con-tent-ne-con -ten - te - jamais.

Was ist Erziehung sonst, als stets anhaltende vernunft-
gemæsse Uebung ?

L'é-du-ca-tion-n'est-pas-au-tre-cho-se-que-l'ex-er-ci-
ce-rai-son-né-et-sui-vi.

Dem Sittenverbesserer darf nicht eigene Tugend fehlen.

Ré-for-mez-les-mœurs,-vous-aurez-be-soin-de-vos-ver-
tus.

Wer, was er nicht weiss, zu wissen scheinen will, tritt
auf Betrügerwege.

Pa-raî-tre-sa-voir-ce-qu'on-ne-sait-pas ,-est-un-a-che-
mi-ne-ment-vers-la-faus-se-té.

Eine junge Frau kann ohne Gefahr nur ihren Mann
und Vater zum Freund haben.

U-ne-jeune-fem-me-ne-peut-sans-dan-ger-a-voir-pour
a-mi-que-son-pè-re-ou-son-ma-ri.

Erst wenn die Schœnheit schwand, urtheilt man frei
vom Werthe.

Il-faut-at-ten-dre-qu'-une-fem-me-ces-se-d'ê-tre-jo-
lie,-pour-ju-ger-de-son-mé-ri-te.

Des Volkes Verzweiflung ist das Schwert über dem
Haupte des Tyrannen.

Le-dé-ses-poir-des-peu-ples-est-l'é-pée-de-Da-mo-clès
sus-pen-due-sur-la-tê-te-des-ty-rans.

Die meiste Mühe hat, wer auf halbem Wege stehen
bleibt.

La-plu-part-des-pei-nes-n'ar-rivent-que-par-ce-que-
nous-fai-sons-la-moi-tié-du-che-min.

Des Weibes Ehre ist schlecht bewacht, wenn Religion
und Liebe nicht an der Thüre stehen.

L'hon–neur–des–fem–mes–est–mal–gar–dé,–lors–que–l'a–mour–ou–la–re–li–gion–ne–sont–point–aux–a–vant–pos–tes.

Erzæhler von Geschichtchen sind, wie wer vom Borg lebt, nicht lange bei Kredit.

Les–con–teurs–d'histoires–res–semblent–aux–gens - qui–vi–vent–d'em–prunts,–leur–cré–dit–ne–du–re–pas.

Schweigen ist das Beste, wenn der Muth fehlt.

Le–si–len–ce–est–le–par–ti–le–plus–sûr–pour–ce–lui - qui–se–dé–fie–de–soi–mê–me.

Wer zu viel Kleines treibt, wird leicht unbrauchbar für's Grosse.

Ceux–qui–s'ap - pli–quent- trop–aux–pe–ti–tes - cho–ses - de–vien–nent–or–di–nai–re–ment–in–ca–pa–bles - des–gran–des.

Halte Ordnung, Zeit und Mass in Allem, nach Kleobul's Rath !

Clé–o–bu–le–di–sait - qu'il–fal–lait–gar–der–l'or–dre, –le–temps–et–la–me–su–re–en–tou–tes–cho–ses.

Bald bedeckt bræutlicher Blumenschmuck die Erde im Balsamdufte blühender Bæume.

Bæume bieten den Bienen Blumenstaub und Blüthen–seim, und im bejahrten Stamme beherbergenden Raum für Brut und Bau.

Biber, belehrt durch Bautrieb, benagen die Birke zu Palken und Bohlen für den Wunderbau.

Abendroth goss Gold auf die Gletscher; glænzenden

Gürteln von glühenden Garben vergleichbar, glitt Wellen-
gegaukel über den Genfersee.

Kriegsgeschrei, Kanonenknall, Kartætschengerassel,
Kleingewehrkugelngeklapper, kehret zum Orkus.

Dresden drohte der Durchzüge Drang und der Druck
der Gefahren.

Fessellos fliegt mit Geflacker die Flamme durch Fichten
und Fœhren des fernhin feuerfangenden Forstes.

Flimmerlicht des Phosphors, Flamme des Feueropals,
Funkelglanz und Farbenstrahl des Demants.

Meisterzüge mahlen den Mærtyrer, mahnend zur Nach-
folge, muthig, wie Mucius, milder wie er.

Mehr als das Maal von Marmor und Metall lohnt Mne-
schenveredler der Mitwelt und Nachwelt Liebe.

Præge die Polizeigesetze des Landes Dir ein, plaudere
nicht über Politik, persifflre Plattsprechen nie !

Patriotismus, probehaltend am Prüfsteine der Pflicht,
Palme Preussens.

Plutarch's prunklose Parallelen ; Plin's prangender Pa-
negyrikus.

Thatendrang treibt den Tüchtigen zur That, nicht zur
Tæuschung und Tand hin.

Triumph der Tugend über Tücke der Treulosigkeit,
Trotz der Thorheit und Taumel der Lust.

« Rœmerwort ! » rief Roma. Regulus, der Redliche,
den Ruf ehrend, riss sich der Rache Kartago's entgegen.

Racheschwert, trifft rasende Ræuberrotten, die ruhende Dœrfer durch Mortbrand verheeren.

Sechshundert sechsundsechszigtausend , sechshundert sechsundsechszigmal sechshundert sechszigtausend, sechshundert sechsundsechszig.

Stürme scheuchen Wetterwolken, Segensstrœme sinken, Schwüle schwindet.

Schrecken des Krieges , entweiche ; Sanftmuth siege ; Schwerter, seid Sicheln !

Zahlreich ziehen Zugvœgel zurück zu mildern Zonen.

Zœgere nicht, Zinsen zu zahlen dem Zauderer zürnenden Zwingherrn.

Wellchen wiegen sich auf dem Wasserspiegel , wallen zum Wirbel des Wasserfalles, werden zu Wellen des Stromes und wachsen zu Wogen des Meeres.

Laue Lüfte, leichte Wolken, labendes Licht. Lerchenlieder, leuchtenden Laubes Gelispel, lieblicher Lenz !

Liebend und geliebt der Landesfürst ; Landesfest für das Land der Landtag.

Nachtumhüllt nahten des Nebels Sœhne der nachbarlichen Niederungen.

Nicht in des Lasters Nacht nahe uns der Tod.

EXERCICES DANS LA LANGUE ITALIENNE.

Gli amici falsi sono come l'ombra d'ell' oriuolo chi, se il tempo è sereno apparisce, se nebuloso, s'asconde.

Les faux amis sont comme l'ombre d'un cadran solaire, elle paraît si le ciel est serein, elle se cache s'il est nébuleux.

A nave rotta ogni vento è contrario.

A navire brisé tout vent est contraire.

Chi compra ha bisogno di cent' occhi, chi vende n'ha assai d'uno.

Celui qui achète a besoin de cent yeux, celui qui vend n'en a besoin que d'un.

Il primo grado di pazzia è il tenersi savio, il secondo farne professione, il terzo sprezzar il consiglio.

Le premier degré de la folie est de se croire sage, le second est de le proclamer, le troisième est de mépriser les conseils.

Le vesti degli avvocati son foderate delle ostinazioni dei litiganti.

Les robes des avocats sont doublées de l'entêtement des plaideurs.

Chi lascia il poco per haver l'assai ne l'uno ne l'altro havra mai.

Qui laisse le peu pour avoir le plus n'a souvent ni l'un ni l'autre.

Le buone parole ungono, le male pungono.
Les bonnes paroles adoucissent, les mauvaises irritent.

Servo d'altrui si fa, chi dice 'l suo secreto a chi n'ol sa.
Celui qui dit son secret à qui ne le sait pas, se fait esclave d'autrui.

Chi fa bene quel che ha da fare, non è mai tardo.
On fait toujours assez vite ce que l'on fait bien.

A ben si appiglia, chi ben si consiglia.
Qui suit un bon conseil, s'applique au bien.

I rispetti, i dispetti, gli sospetti guastano il mondo.
Les respects, les mépris et les soupçons gâtent tout le monde.

Non far ciò che tu puoi, non ispender ciò che tu hai, non creder ciò che tu odi, e non dir ciò che tu sai.
Ne fais pas tout ce que tu peux, ne dépense pas tout que tu as, ne crois pas tout ce que tu entends, ne dis pas tout ce que tu sais.

Più ombra que frutto fanno gli alberi grandi.
Les grands arbres donnent plus d'ombre que de fruit.

Chi ha sanità, è ricco e non lo sa.
Celui qui joint de la santé est riche sans le savoir.

mondo è fatto a scale, chi le scende, chi le sale.

Le monde est fait en degrés : l'un y monte, l'autre en descend.

Serrar la stalla quando se han perduti buoi.
Fermer l'étable quand les bœufs sont volés.

L'usanza della cunna difficilmente s'annula.
L'habitude contractée dès l'enfance se perd difficilement.

Doglia di marito morto dura fin alla sepoltura, doglia di moglie morta dura fin à la porta.
Le deuil d'un mari mort dure jusqu'à la sépulture, celui d'une femme morte ne dure que jusqu'à la porte.

Non v'è peggior ladro d'un cattivo libro.
Il n'y a pas de plus grand voleur qu'un mauvais livre.

Se vuoi che stia secreto, nollo dire; e se non vuoi che si sappia, nollo fare.
Si tu veux qu'une chose soit secrète, ne la dis pas; et si tu ne veux pas qu'on la sache, ne la fais pas.

Cento hore di fastidio non pagano un quadrino di debito.
Cent heures de chagrin ne payent pas un sou de dettes.

Tanto ne va a chi ruba, quanto a chi tienne il sacco.
Il en revient autant à celui qui tient le sac qu'à celui qui vole pour le remplir.

Si possono creder tre cose, se non vere, almeno non sono troppo discoste dalla verita; quando uno dice : Son povero, son ammalato, son matto.

On peut croire trois choses, qui, si elles ne sont pas

toujours entièrement vraies, ne sont pas trop éloignées de la vérité. C'est lorsqu'on nous dit : Je suis pauvre, je suis malade, je suis fou.

Traduttore , traditore.
Le traducteur fidèle à la lettre d'un ouvrage est souvent infidèle à son esprit.

Il giuoco è paragon dell' uomo.
Le jeu est la pierre de touche de l'homme.

Chi non ha vergogna, tutto il mondo è suo.
Celui qui ne sait pas rougir se rend maître de monde.

Bandiera vecchia onor di capitano.
Un vieux drapeau fait la gloire du Capitaine.

Ricchezza fa superbia, superbia fa poverta, poverta fa umilta, umilta fa richezza, richezza fa superbia.

EXERCICES DANS LA LANGUE ESPAGNOLE.

El prudente quita las occasiones de ira.
L'homme prudent évite les occasions de se mettre en colère.

La lengua del mal amigo mas corta que cuchillo.
La langue d'un mauvais ami tranche plus qu'un couteau.

Con una cantela otra se quiebra.
Par une ruse une autre ruse se déjoue.

La pintura y la pelea desde lejos me le otea.

Une peinture et une bataille sont deux choses qu'il ne faut voir que de loin.

Los años no passan en valde.
Les années ne passent point en vain.

Cobra buena fama, y echa te à dormir.
Acquérez une bonne réputation, et vous dormirez tranquille.

Las virtudes sin prudencia son hermosure sin ojos.
Les vertus sans prudence sont des beautés sans yeux.

En la casa donde falta el pan todos enen, y todos tienen razon.
Quand le pain manque à la maison, chacun querelle et chacun a raison.

Al buen consejo, no se halla precio.
Les diamants ont leur prix, mais un bon conseil n'en a pas.

Deve algo para Pasqua, y haceste ha corta la quaresima.
Ayez une dette à payer à Pâques, vous trouverez le carême court.

Al fin loa la vita y a la tarde loa el dia.
Louez la vie à l'heure de la mort et le beau jour lorsque le soir est venu.

Al hombre osado la fortuna le damano.
A l'homme hardi la fortune tend la main.

A la burla, dexarla quando mas agrada.

Abstiens-toi de la raillerie, même quand elle te plait le plus.

Quien à veinte no es galan, ni à treinta tiene fuerca, ni à quarenta riqueza, ni à cinqüenta esperiencia, ni sera galan, ni fuerte, ni rico, ni prudente.

Celui qui n'est ni poli à vingt ans, ni fort à trente, ni riche à quarante, ni prudent à cinquante, ne sera jamais ni poli, ni fort, ni riche, ni prudent.

Humo, gotera, y muger parlera echan el hombre fuera de su casa.

Fumée, pluie et femme bavarde chassent l'homme de sa maison.

En el mejor paño hay major engaño.

C'est au meilleur drap qu'on est le plus trompé.

Mas puede maña que fuerza.

L'adresse peut plus que la force.

Una pared blanca sirve al loco de carta.

Une muraille blanche sert de papier à un fou.

Tras hacerlo que devemos, haga fortuna lo que quisieres.

Lorsque nous avons fait ce que nous devons, fasse la fortune ce qu'elle voudra.

En caso de los bienes mejor es el acto que la potencia, y en los males mejor la potencia que el acto.

Dans le bien vaut mieux le fait que l'intention, dans le mal mieux vaut l'intention que le fait.

Mas vale a quien Dios ayuda que quien mucho madruga.

Celui que Dieu aide est plus avancé que celui qui se lève matin.

De las cosas mas seguras, la mas segura es dudar.

Dans les expériences les plus positives, le meilleur parti est de douter.

Los muchos ofrecimientos han de ser para los estranòs, y las buenas obras para los verdaderos amigos.

Les grandes offres doivent être pour les étrangers, et les bonnes œuvres pour les vrais amis.

Mas honrado es el que merece la honra y no la tiene, que el que la tiene y no la merece.

Il est plus honorable de mériter les honneurs et de ne pas les avoir, que de les avoir sans les mériter.

No hay harina sin salvado, ni nuez sin cascara, ni arbol sin corteza, ni grano sin paja, ni aun hombre sin mancha.

Il n'y a ni farine sans son, ni noix sans coquille, ni arbre sans écorce, ni grain sans paille, ni homme sans tache.

Quarda te ira de señor, y del alboroto de pueblo, de locos en lugar estrecho, de persona senalada, y de pinda tres veses casada, de viento que entre per agujero, y de enemigo reconciliado.

Gardez-vous de la colère d'un homme puissant, d'une sédition populaire, des fous dans un défilé, d'une personne notée d'infamie, d'une veuve mariée trois fois, du vent qui entre par une ouverture étroite, et d'un ennemi réconcilié.

Las culpas nuestras miramos con espejos que hacem las cosas minores, y las faltas agenas contemplamos en el agua donde las cosas parecen mayores.

Nous regardons nos fautes avec des miroirs qui rapetissent les objets, et nous voyons celles des autres dans l'eau, où les objets paraissent plus gros.

Con mal está la casa donde la rueca manda al espada.

Une maison est mal dirigée, lorsque la quenouille commande à l'épée.

Dexemos padres y abuelos, y por nosotros seamos buenos.

Soyons fils de nos œuvres, tirons notre valeur de nous-mêmes.

CHAPITRE XXI.

QUATRIÈME ET DERNIER EXERCICE.

Sommaire. Exercices sur des récits divers, — Exercices en vers. — Moyens d'acquérir un bel organe et de surmonter la timidité. — Préceptes de *Cicéron,* de l'abbé *Dinouard,* de *Quintilien* et de l'auteur.

> Atque hæc ut certis possimus discere signis.
> Virgile.

Lorsque, par l'application méthodique de notre gymnastique vocale, on est parvenu à reproduire en d'autres termes les divers exercices qui précèdent, ou à traduire en français, sans bégayer, les phrases détachées que nous avons données dans plusieurs langues, nous consacrons les derniers jours du traitement à faire raconter de petites anecdotes et réciter littéralement des morceaux de poésie et de prose. Si nous rapportons encore ici quelques exercices de ce genre, c'est moins pour servir d'exemple, que pour offrir aux personnes qui se trouvent en même temps dans l'institut orthophonique le double avantage d'avoir les mêmes exercices, et de les trouver tout choisis et très propres à remplir le but que nous nous proposons, c'est-à-dire de faire contracter l'habitude d'appliquer notre méthode en racontant et en récitant de mémoire.

EXERCICES SUR DES RÉCITS DIVERS.

Molière, revenant d'Auteuil, fut accosté par un pauvre qui lui demanda l'aumône ; notre grand poëte comique, ayant donné par mégarde un louis d'or à ce malheureux, ce dernier lui fit sentir sa méprise. «Où la vertu va-t-elle se nicher! s'écria Molière; tiens, mon ami, en voilà un second.»

Dans un repas où se trouvait Voltaire, la conversation tomba sur l'antiquité du monde. On lui demanda là-dessus son avis : « Moi, dit-il, je crois que le monde ressemble à une vieille coquette qui déguise son âge. »

Diogène voyant un jour un jeune débauché qui jetait des pierres contre une potence : « Courage, s'écria le philosophe, tu l'attraperas. »

Fontenelle avait un frère abbé. Quelqu'un lui ayant demandé ce que faisait son frère : « Mon frère ? il dit la messe le matin, et le reste du jour il ne sait ce qu'il dit. »

A la dernière exposition du Salon, un plaisant, passant devant un tableau de Brascassat qui représentait deux chiens, dit en parlant de ces animaux : « Ils ne mourront pas de faim, car ils sont environnés de *croûtes.* »

Une dame de province demandait à Fontenelle :« Qu'est-ce donc, Monsieur, que ce fauteuil académique dont j'ai tant entendu parler? Madame, c'est un lit de repos où le bel esprit sommeille. »

Un galant homme s'était fait un principe de ne jamais convenir du tort de ses amis; quelqu'un lui en demanda la raison : « Si j'avouais, répondit-il, que mes amis sont borgnes, on les croirait aveugles. »

Pendant la campagne de France, en 1814, Napoléon étant entré subitement chez un curé d'un village de la Champagne, trouva ce dernier brûlant du café : « Comment, lui dit l'empereur, vous faites usage d'une marchandise prohibée? Sire, répondit le curé, c'est pour cette raison que je la brûle. »

Le grand Frédéric, roi de Prusse, voyant venir son premier médecin, lui dit : «Parlons franchement, docteur; combien avez-vous tué d'hommes dans votre vie? Sire, répondit le médecin, à peu près trois cent mille de moins que votre majesté. »

Le père du célèbre danseur Vestris, pour vanter la force et la légèreté de ce dernier, disait fort sérieusement : « C'est uniquement par égard pour ses camarades, que mon fils retombe sur les planches, et ne reste pas toujours en l'air. »

Un grand seigneur qui avait le nez très court, ayant refusé l'aumône à un pauvre : « Dieu vous conserve la vue, lui dit ce malheureux. — Pourquoi fais-tu cette prière? Eh ! monseigneur, si votre vue s'affaiblissait, comment pourriez-vous porter des lunettes? »

Piron disait en parlant de l'Académie française : « C'est

un corps où l'on reçoit des gens titrés, des gens d'église, des gens de robe et même des gens de lettres. »

Mirabeau disait que dans toute l'Angleterre il n'y avait de poli que l'acier, et de fruits mûrs que les pommes cuites.

Un capitaine suisse faisait enterrer pêle-mêle, sur le champ de bataille, les morts et les mourants. On lui représenta que plusieurs respiraient encore et ne demandaient qu'à vivre : « Bon, bon! dit-il; si l'on voulait les écouter, il n'y en aurait pas un seul de mort. »

Un paysan se plaignait à un bon bourgeois de Paris de ce que les taupes lui ravagaient un pré : « Vous êtes bien bon de vous en inquiéter, répondit le citadin, faites le paver. »

L'abbé Sénieu, voulant assister à une assemblée de l'Académie française, où l'on recevait un sujet médiocre, et ne pouvant percer la foule, s'écria : « Il est plus difficile d'entrer ici que d'y être reçu. »

On écrivait un jour à Voltaire que le Parlement de Paris venait de condamner un de ses ouvrages à être brûlé; il répondit : « Tant mieux ! c'est comme les marrons de Lyon : plus ils sont rôtis, plus ils sont bons. »

Un paysan dauphinois, venu à Paris, entra dans la boutique d'un changeur et lui demanda ce qu'il vendait : « Des têtes d'ânes, mon ami. — Ah! parbleu, vous en avez donc un grand débit, car il ne vous en reste plus qu'une. »

Le célèbre médecin Chirac, entendant parler du Lazare

ressuscité, dit d'un air sournois : « S'il était mort de ma façon ! . . . . »

Un Gascon se trouvant dans un embarras de voitures, quelqu'un lui dit : « Faites reculer votre cheval. — Il est du pays, répondit-il : il ne recule jamais. »

Un député ministériel disait à l'un de ses collègues de l'opposition qu'il n'avait pas ouvert la bouche pendant toute la session : « Pardonnez-moi, lui répondit ce dernier; vos discours m'y ont fait bâiller très souvent. »

C'est à Saunderson, célèbre mathématicien anglais, et aveugle de naissance, qu'appartient la division du cube en six pyramides égales, qui ont leurs sommets au centre, et leur base sur chacune des faces de ce corps solide appelé aussi *hexaèdre*. Saunderson avait aussi inventé pour son usage une arithmétique *palpable*, c'est-à-dire une manière de faire les opérations de cette science par le sens du toucher.

Duclos disait que les ministres et tous les hommes puissants n'aimaient pas les gens de lettres, parce qu'ils les craignaient comme les voleurs craignent les réverbères.

L'émétique, qui avait guéri le roi Louis XIV dangereusement malade à Calais, causa la mort au cardinal Mazarin ; c'est pour cette raison que l'on dit alors que ce médicament avait sauvé deux fois la France.

Un peintre, dont le talent était fort médiocre, embrassa la profession de médecin. Comme on lui en demandait la raison, il répondit : « Dans la peinture, toutes les fautes sont exposées à la vue ; mais dans la médecine, elles sont enterrées avec le malade. »

Un des rois de Sardaigne voulant railler un baron autrichien, à qui il ne restait pour tout bien que des titres de noblesse, lui demanda dans quel pays était sa baronnie ? « Sire, lui répondit le gentilhomme, dans votre royaume de Chypre et de Jérusalem. »

Aménides se promenait sur le bord de la mer avec ses disciples ; ceux-ci lui demandèrent ce qu'il pensait de l'origine du monde. Le philosophe traça sur le sable un serpent qui se mordait la queue.

Un brave soldat français disait gaiment à son colonel : « Ordonnez qu'on cache nos drapeaux, car si l'ennemi les voit, il fuira longtemps avant que nous puissions le joindre. »

Au siége d'Anvers, un canonnier ayant eu le bras droit emporté par un boulet dans le moment où il allait faire feu, ramassa la mèche de la main gauche, se reporta sur son canon et dit en faisant feu : « Les Hollandais croient donc que je n'ai qu'un bras. »

DERNIERS EXERCICES.

Lorsqu'on est parvenu à articuler sans aucune hésitation les exercices qui précèdent, ou tous autres du même genre, nous terminons le traitement en faisant apprendre et réciter de mémoire quelques morceaux de poésie que nous avons joints à cet ouvrage, parce qu'il est avantageux et en quelque sorte indispensable que toutes les personnes bègues qui suivent en même temps nos cours d'orthophonie se servent des mêmes exercices, dont nous faisons faire l'application par une sorte d'enseignement mutuel.

Les deux premiers morceaux de poésie que nous donnons pour exercice sont encore inédits : l'un est de notre parent, M. de *Pongerville*, de l'Académie française, et l'autre est extrait d'un poëme sur la vie future dont s'occupe notre savant ami et collègue à la Société philotechnique M. *Villenave* père.

LE SAGE.

Oui, l'homme dévoré par la soif de la vie
Vers ses premiers beaux jours tourne un regard d'envie;
Il frémit à l'aspect de ce gouffre sans fond,
Ce néant où tout meurt, s'abime et se confond.
Malheureux, il gémit en esclave indocile,
D'abandonner les lieux dont le destin l'exile!
Sans regretter le soir les plaisirs du matin,
Convive satisfait, qu'il sorte du festin!...
Ce festin après tout n'est point exempt d'alarmes;
Qui n'a vu le bonheur expirer dans les larmes?
Aux plaisirs les plus vifs succèdent les douleurs,

Et l'épine surgit du sein brillant des fleurs.
Dût le sort t'accorder la durée éternelle,
Tu ne peux recueillir de volupté nouvelle;
A tes sens fatigués s'offrirait constamment
Ce cercle de travaux, de joie et de tourment.
Ingrat, sèche tes pleurs, et rends donc sans murmure,
Ces biens, pour un instant prêtés par la nature;
Vers ton premier asile à sa voix rappelé.
Tu trouves un repos que la vie a troublé.
Mais l'homme entier, dis-tu, doit s'éteindre avec elle?
Eh bien! sois vertueux, la gloire est immortelle.
Le sage à son déclin, calme, ferme les yeux;
S'il s'endort sur la terre il se réveille aux cieux.

DE PONGERVILLE (1840).

DIEU.

Créateur incréé, père de la nature,
Axe des cieux qui sont sa grande architecture ;
Seul être qui n'ait point d'êtres préexistants,
Et seul qui fut, et doit être après tous les temps;
Océan sans rivage, espace sans distance,
Cercle, centre partout et sans circonférence ;
Principe remplissant mille mondes divers;
Seul pouvoir absolu qui soit dans l'univers :
Dieu seul est par lui seul; et Dieu seul a pu dire :
Je suis celui qui suis. Car, si rien ne respire,
Et si rien ne se meut que par sa volonté,
Dieu seul est dans le temps et dans l'éternité.

Agent universel, suprême intelligence,

Dans la création éclate sa puissance.
Le temps, la mort, la vie, et les nuits et les jours
N'avaient point commencé : Dieu seul était toujours.
A sa voix, du chaos les éléments sortirent,
La terre s'arrondit, et les eaux s'étendirent ;
Soudain l'air et le feu, des mondes aliments,
S'unirent, combinés aux autres éléments.
Dieu dit : Que les cieux soient ! et les cieux s'élevèrent ;
Diadème à leur front, tous les astres brillèrent ;
Dans leur nombre infini sa main les balança :
Le mouvement naquit, et le temps commença.

Le prophète peint Dieu porté sur les nuages ;
Le tonnerre est sa voix dans la nuit des orages ;
Il brise sur l'écueil, ou sauve dans le port,
Conduit l'aile du Temps et la faux de la Mort.
Le jour est son regard, le soleil sa couronne,
Le ciel son pavillon, et l'univers son trône.
Monde, astres, soleil, dans l'espace lancés,
En un ordre éternel sous des lois balancés,
Des gloires du Seigneur magnifique harmonie,
Vous racontez sans fin sa puissance infinie.

Dieu, lorsque tout périt, est seul impérissable ;
Tout change et se transforme : il est seul immuable.
Par lui tout vit, tout meurt ; rien est tout, tout n'est rien.
Dans le mal apparent il n'a mis que le bien.
Est-ce à nous de juger, insensés que nous sommes,
Ce que doit faire Dieu par ce que font les hommes ?
Irons-nous condamner, par un triste travers,
Ne pouvant l'expliquer, l'œuvre de l'univers ?

Un ciron même échappe à notre intelligence !
Savoir que l'on ignore est toute la science.
Que sais-je ? a dit Montaigne ; un philosophe ancien
Disait : « Ce que je sais, c'est que je ne sais rien ; »
C'était le plus savant des Grecs, et le plus sage,
Socrate ; des grands dieux il cherche en vain l'ouvrage
Dans l'univers : il voit un seul Dieu créateur,
Un Dieu seul architecte, et seul conservateur :
Il jette son mépris sur le polythéisme,
Et meurt, premier martyr, près du christianisme.

De Dieu dans la nature est l'amour et la voix ;
L'homme et le ver rampant sont soumis à ses lois.
De la terre et des cieux maitre et moteur suprême,
Dans sa toute-puissance il veille sur moi-même :
Il peut tout embrasser, tout voir et tout régir.
Homme vain, comme toi ne le fais point agir.
En voulant dégager l'inconnu de l'immense
Tu bornes son pouvoir avec ton impuissance.
Devant l'Être éternel l'esprit doit s'abdiquer :
Tu ne peux le comprendre, et tu veux l'expliquer !
Expliquer Dieu !... Newton a vu tout son génie
Perdu dans les rayons de sa gloire infinie.
Descartes et Pascal n'ont pu l'approfondir,
Spinosa l'abaisser, Bossuet le grandir.
Devant lui des humains la gloire est un fantôme,
Leibnitz une monade, Épicure un atome ;
Et tu veux mesurer, d'un œil audacieux,
Dieu qui n'a point d'espace et déborde les cieux !
Car il est tout dans tout ; partout est sa présence :

Mais nul mortel ne peut connaître son essence,
Car il est sans mesure en son immensité,
Sans principe et sans fin dans son éternité.
Celui qui comprend tout reste incompréhensible
A nos sens ; mais il est à notre âme sensible.
Homme borné, tu veux pénétrer l'infini,
Qui ne peut être atteint, conçu, ni défini !
Renonce à l'expliquer, mais non pas à le croire :
Adore ! et laisse aux cieux à raconter sa gloire.

VILLENAVE (1840).

MONOLOGUE.

Elvire m'appartient.... criminelle... adultère.
L'enfer me l'a vendue au prix du sang d'un frère...
S'il ne laisse jamais rompre de tels marchés,
Il aurait dû tenir tous les crimes cachés...

. . . .

La vie est un éclair... c'est une ombre éphémère ;
Le bonheur à mes yeux n'est rien qu'une chimère...
La mort me semble un bien.... je la vois sans effroi...
Tout mortel doit subir cette commune loi...

. . . .

Jamais... toujours... que sais-je !... affreuse incertitude !...
Espoir,... regrets amers... remords ou quiétude,
Craintes et souvenirs... vous êtes superflus ;
Encor quelques instants je ne douterai plus.
Néant !.. sommeil sans fin !.. pourquoi te méconnaître ?
Et pourquoi du destin ne pas rester le maître ?
Mais Dieu...Dieu n'est rien... oui...mais ce rien seul est tout,

Lui seul n'est nulle part, et lui seul est partout.
Infini... tout-puissant et maître de la foudre
Il peut d'un seul regard réduire tout en poudre.
COLOMBAT DE L'ISÈRE. *Minuit ou les remords*, scène VI, act. III.

LE TOMBEAU DE NAPOLÉON (1).

Pour ravir à l'oubli quelque gloire éphémère,
Chaque jour on burine et le marbre et l'airain,
Tandis que sans honneur sur la terre étrangère
  Gît l'aigle souverain
  Dont la brûlante serre
  Portait un cimeterre
  Vainqueur du genre humain !
Il n'a point de tombeau, le maître de la terre,
Et l'Égypte éleva pour d'inutiles rois
  Ces trois géants triangulaires
  Dont les fronts séculaires
  Au bruit de ses exploits
Ont daigné s'incliner pour la première fois !...
  Mais que dis-je ! à ses funérailles
  Le ciel réservait plus d'honneur.
  Pour contenir le géant des batailles
La tombe humaine a trop peu de splendeur ;
  Et debout sur la plaine humide
  Sainte-Hélène est la pyramide
  Que lui dressa le créateur !... . LE MÊME.

(1) Ce morceau, qui fut inséré dans le journal de Vienne (Isère), a été fait il y a quelques années, lorsqu'il était question de transporter à Paris les cendres de Napoléon pour les placer sous la colonne de la place Vendôme.

Apologue. LE MOUTON ET LE BUISSON.

«Au loup !... au loup !... au loup !... s'écriait un mouton.
— Ami, rassure-toi, lui répond un buisson ;
    Sous mon épais feuillage
Mes rameaux épineux sauront te protéger.
    Tu pourras sans danger
Braver du loup cruel et la faim et la rage. »
    A ce conseil tout amical
    Se rend notre pauvre animal,
    Qui, sans plus réfléchir,
Au milieu du buisson va bientôt se blottir.
Quand l'ennemi fut loin, quand il fut dans la plaine,
De son étroit réduit le mouton veut sortir ;
Mais chaque épine arrache un flocon de sa laine,
    L'écorche en le tondant
    Et lui permet à peine
    De s'échapper vivant
    De ce vrai guet-à-pens.

Pauvres gens qui plaidez, votre histoire est la sienne ;
Dieu veuille que jamais elle ne soit la mienne ;
    Profitez de cette leçon :
    Votre procès... c'est le buisson.

COLOMBAT DE L'ISÈRE.

LE PRINTEMPS.

Traduction libre d'une ode d'Horace.

Solvitur acris hiems, *Ode* IV, lit I.

Enfin dans nos bosquets on entend Philomèle
Qui chante ses amours et la saison nouvelle,

Et déjà le zéphir, messager du printemps,
De son souffle embaumé vient enivrer nos sens.

La terre jusqu'alors couverte de gelée
De verdure et de fleurs se retrouve émaillée;
L'aubépine renaît... et le blanc liseron,
Par la sève poussé, se déploie en feston.

Du lilas, du muguet, l'odeur suave et douce
Invite les bergers à s'asseoir sur la mousse,
Et déjà le sureau, l'églantier et le thym
Fournissent à l'abeille un précieux butin.

Le cerf aux pieds légers, dans sa course rapide,
Ne craint plus désormais que la neige perfide
Ne décèle au chasseur, qui le guette et le suit,
L'épais taillis du bois qui lui sert de réduit.

Le pluvier reparaît... et l'hirondelle agile,
Se hâtant de bâtir sa demeure fragile,
Transporte avec son bec la fange des marais
Qu'elle fixe avec art sous le toit des chalets.

Les moutons sans regrets quittent la bergerie,
Et vont paître gaiment dans la plaine fleurie.
La génisse amoureuse, ornement du troupeau,
Sous le penchant d'un roc, broute près d'un taureau.

Là... c'est un nautonnier, aidé d'un long cordage,
Qui lance sa chaloupe à sec sur le rivage...
Ici... l'on voit des bœufs restés long-temps oisifs
Qui, malgré l'aiguillon, marchent à pas tardifs.

Plus loin... un laboureur, quittant enfin son âtre,
Mêle son chant rustique au chalumeau d'un pâtre.

La fauvette gazouille une chanson d'amour,
Que le fidèle écho lui répète à son tour.

Pour voler au combat, Mars a repris ses armes;
Le calme de l'hiver n'a pour lui plus de charmes :
Et déjà sur l'Etna, le noir, l'ardent Vulcain
Fait résonner le fer sur l'enclume d'airain.

Les nymphes de nos bois et les Grâces décentes
De leurs pas cadencés foulent les jeunes plantes,
Et cueillent à l'envi le tendres rejetons
Des verts rameaux d'un myrthe, enlacés en festons.

Profitons de ces jours de bonheur et de vie
Où la nature est fraiche et semble rajeunie,
Où chaque être vivant célèbre tour à tour
Le retour du printemps, la saison de l'amour.

Ne laissons pas s'enfuir un temps si favorable.
La mort... la pâle mort, pour tous inexorable,
Frappe du même pied, c'est pour elle une loi,
A la porte du pauvre, aux portiques du Roi.

Jouissons des plaisirs, de la saison prospère,
Car pour nous le bonheur est souvent éphémère ;
L'avenir est douteux, le présent est certain ;
Tel qui vit aujourd'hui peut bien mourir... demain.

COLOMBAT DE L'ISÈRE (1822).

Ode. LA MORT DE BYRON.

Liberté !... liberté !... divinité chérie !
Voile ton front de noirs cyprès,
Entends, du haut des cieux, les pleurs de ma patrie;

Partage en ce jour ses regrets !

Muses !... de votre ami, pleurez la destinée ;
Pleurez, vous n'avez pu l'arracher au cercueil ;
Et le bronze funèbre a compté ses années (*) ;
On triomphe à Byzance, et la Grèce est en deuil.

Oui, le pays d'Homère était bien ta patrie :
Tu fus digne, ô Byron ! de tes nouveaux liens,
Et les lieux où l'on sait rendre un culte au génie
Méritent bien aussi de pareils citoyens.

Dans son temple, ignoré de la foule importune,
La liberté te vit honorer ses autels ;
Tu lui donnas tes jours, tes chants et ta fortune ;
Ta gloire partagée eût fait trois immortels.

Le cruel musulman, te prodiguant l'injure,
Vers le ciel où tu vas, lève un front odieux ;
Le blasphème insensé sort de sa bouche impure,
Et dans ta mort il voit le juste arrêt des dieux.

La Grèce, pour combattre et chanter sa victoire,
De ton bras, de ta lyre espérait le secours ;
Tu meurs bien jeune encor, mais tu meurs plein de gloire.
Dans le pays d'Achille, on compte peu ses jours.

Ah ! puissent tes amis venger tes funérailles :
Que le sultan frémisse à ton nom redouté ;
Que ton ombre pour lui soit le dieu des batailles,
Qui le chasse en Asie, au cri de liberté !
Liberté !... liberté !... divinité chérie !

(*) La mort de Byron fut annoncée par trente-deux coups
de canon, nombre égal à celui de ses années.

    Voile ton front de noirs cyprès,
Entends, du haut des cieux, les pleurs de ma patrie ;
    Partage en ce jour ses regrets !

L'auteur (1824).

STANCES.

Dans un ancien manoir, éloigné de la ville,
Je vis indépendant, solitaire et tranquille,
Toujours sans embarras, sans soucis, sans désirs ;
Mes livres et les arts charment tous mes loisirs.

Là, je suis à l'abri des vengeances nouvelles,
Des ennemis cachés, des amis infidèles ;
Et simple dans mes goûts, sans luxe et sans fierté,
L'on ne me voit jamais narguer la pauvreté.

Je vais furtivement, dès l'aube matinale,
Respirer les parfums que chaque plante exhale,
Et du sommet d'un roc au lever du soleil,
De la nature en paix, j'esquisse le réveil.

J'essaie tour-à-tour de peindre sur la toile
Les beautés qu'à mes yeux la campagne dévoile,
Et de Flore imitant la verdure et les fleurs
Je trace du printemps les tableaux enchanteurs.

Quand l'air frais du matin ou le bruit des cascades
Guident loin du hameau, mes longues promenades,
Chez le pâtre voisin je dirige mes pas,
Heureux de partager son agreste repas.

Pendant les jours brumeux, je poursuis à la chasse
Le gibier dont mes chiens ont découvert la trace,

Et lorsqu'un animal est réduit aux abois,
Je sonne une fanfare avec l'écho des bois.

Quelquefois sous un saule, au bord d'une onde pure,
Je vais rêver tout seul ou faire une lecture,
Ou bien je suis de l'œil l'horizon vaporeux,
Qui semble être la base et le pôle des cieux.

Tantôt, de mon cheval essayant la vitesse,
A son pas vif ou lent j'imprime la souplesse ;
Tantôt, à son ardeur laissant la liberté,
Aussi vite qu'un trait je me trouve emporté.

D'autres fois, sur un lac, assis dans ma nacelle,
Je module les sons de ma flûte fidèle,
Où je pêche à l'envi le vorace poisson
Attiré par l'appât d'un perfide hameçon.

Enfin, loin des regards de la foule importune,
Je vais secrètement secourir l'infortune,
Car donner tous les jours est un bonheur pour moi,
Qui trouve qu'on n'a rien quand on n'a que pour soi.

COLOMBAT, DE L'ISÈRE (1822).

En récitant ces exercices, ou en faisant des lectures et des improvisations à haute voix, nous exigeons que l'on prononce toutes les syllabes distinctement, rigoureusement et sans précipitation ni lenteur. Nous conseillons également de ménager la voix, la respiration et toutes les inflexions vocales, de telle sorte que l'on fasse bien sentir chaque période d'une phrase, et les différentes parties d'une lecture, d'un récit ou d'un discours. Enfin, nous recommandons de tâcher d'acquérir un organe agréable, et un timbre pur, flexible, sonore et harmonieux, en essayant le plus souvent possible de parler devant une société nombreuse et imposante. C'est surtout par ce moyen que l'on peut parvenir à vaincre la timidité si naturelle aux bègues, qui par cette raison sont parfois jugés d'une manière défavorable.

Ces préceptes que tous les orateurs ne devraient jamais perdre de vue, seront de la plus grande utilité pour les personnes qui ont été guéries d'un vice de la parole par notre méthode orthophonique. Elles doivent également toujours se rappeler que le grand art de parler, surtout en public, consiste principalement à donner à sa voix une certaine mesure, et à ne jamais la forcer dans le but de se faire un organe factice. Dès qu'on cesse de parler avec la voix naturelle, il est impossible de *dire* avec vérité et de faire entendre des intonations justes. *Cicéron (de Orat.)* pense avec raison, « que c'est dans le *medium* de la voix que l'orateur doit commencer, pour s'élever ensuite ou s'abaisser, selon que le demandent l'accent de la nature et celui de la langue que l'on parle. » Enfin, l'abbé *Dinouart (éloquence du corps)* et quelques autres auteurs qui ont donné des règles sur le débit et la déclamation, veulent que la voix ne s'élève jamais au-dessus de la *quinte*. Il suffit qu'elle s'étende entre l'*ut* sous la portée et le *sol* sur la première ligne. L'*ut* est le ton qui convient dans l'exposition et l'application, le *re* dans l'élévation des voyelles, le *mi* dans les passions douces, le *fa* dans les mouvements de force, enfin le *sol* dans le grand pathétique. Nous terminerons en disant que s'il est impossible de donner à ce sujet des préceptes certains, nous pensons avec *Quintillien* que l'orateur doit prendre pour guide son bon sens, et diversifier ses inflexions suivant son organisation et le sentiment qu'il éprouve.

CHAPITRE XXII.

OPÉRATIONS CHIRURGICALES PROPRES A REMÉDIER A CERTAINS VICES DE CONFORMATION DES ORGANES DE LA PAROLE.

Sommaire. Nouvelle manière de pratiquer la section du freinde la langue chez les personnes affectées de bégaiement, de grasseyement, de blésité, etc.—Inconvénients et inefficacité des autres méthodes. — Adhérences de la langue et moyens d'y remédier. — Division du voile du palais. — Procédé de l'auteur pour pratiquer la staphyloraphie et remédier à la division de la luette et du voile du palais.—Description des instruments imaginés par l'auteur pour ces diverses opérations.

> La chirurgie ayant pour objet des maux accessibles à la vue, est la branche la plus efficace et la plus positive de l'art de guérir.
>
> Colombat, de l'Isère. *Dict. hist. des opér.* t. I p. 2.

Parmi les opérations qui sont du domaine de la chirurgie, il n'en est pas qui paraisse plus facile et plus simple que la section du frein de la langue. Cependant, selon nous, aucune d'elles n'est aussi souvent pratiquée sans atteindre le but qu'on s'est proposé en la faisant. Il y a donc certaines règles à suivre et certaines précautions à prendre, pour obtenir les avantages qui peuvent résulter de la section du filet, et éviter quelques inconvénients et même divers accidents fâcheux qui dépendent moins de l'habileté du chirurgien, que du procédé et des instruments plus ou moins convenables qu'il a employés. Nous ferons connaître nos idées à cet égard, après avoir signalé en peu de mots les moyens qui ont été proposés par les auteurs, et surtout le procédé vicieux et souvent inefficace que l'on met le plus généralement en pratique.

L'opération consistant à faire la section du repli fibro-muqueux qui fixe la portion libre de la langue à la face postérieure et médiane de la mâchoire inférieure, semble ne pas avoir été décrite avant *Celse*, qui conseille de soulever la langue avec des pinces, en recommandant d'éviter les vaisseaux de cet organe. *Paul d'Egine* et *Albucasis* se servaient d'une petite érigne pour saisir le filet ; *Avicène* traversait la base de ce repli sub-lingual avec une ligature, dans le but de se passer d'un instrument tranchant, et par conséquent d'éviter l'hémorrhagie. *Pierre de la Cerlata* soulevait la langue avec deux doigts, et divisait le frein de cet organe avec un instrument particulier. *Friederich* employait pour cette section des ciseaux pointus. *Fabrice de Hilden* pratiquait l'opération avec une sorte de spatule fendue et tranchante, qui servait à la fois de sécateur et de plaque pour relever l'organe phonateur. *Scullet* et *Solingen* employaient de grands ciseaux et une fourchette boutonnée. *Richter* et *Callisen* se servaient d'une

spatule fendue et de ciseaux mousses ; *G. Schmitt*
avait recours à des ciseaux courbés sur leur plat ;
Lanfranc à un bistouri rougi au feu ; M. *Montain* à
un instrument particulier qui n'était qu'un perfectionnement de celui de *Fabrice de Hilden* ; enfin
J.-L. Petit se servait d'un ankylotome à ressort qui
est oublié depuis long-temps, malgré l'éloge qu'en a
fait *Plater*(1).

Les circonstances qui réclament l'opération dont
il est question sont, selon nous, au nombre de deux ;
la plus commune se rencontre chez les enfants à la
mamelle dont le frein, trop long d'avant en arrière,
ou trop court de haut en bas, s'oppose à la succion
du lait ; et la seconde se remarque chez les adultes
qui sont affectés d'un vice de la parole, et qui ne
peuvent que difficilement porter la pointe de la langue vers la voûte palatine. Si, dans les cas de ce genre
nous pratiquons l'*extirpation complète* du filet, ce
n'est pas que nous regardions cette membrane comme
étant jamais la cause du bégaiement proprement
dit, mais bien parce que son existence peut être souvent un obstacle à l'application de notre méthode
orthophonique, et surtout à l'articulation facile des

____

(1) Jusqu'à une époque peu reculée de la nôtre, les sages-
femmes et les matrones avaient l'habitude d'arracher ou de
couper le filet avec un ongle qu'elles laissaient croître pour
cela. *Pierre de la Cerlata*, *J. Fabricio d'Aquapendente* et plusieurs autres auteurs se sont élevés avec raison contre cette
pratique aussi défectueuse que barbare.

lettres linguales, C doux, S, Z, D, G doux, J, L, N, R, T, X, CH.

La manière de faire la section du filet la plus généralement et presque la seule employée de nos jours, est celle de *Ledran*, qui consiste à engager ce repli fibro-muqueux de la langue dans la fente de la plaque d'une sonde cannelée tenue de la main gauche, pendant que la main droite pratique une incision sur cette membrane d'un coup de ciseaux, et dans une étendue convenable. Cette manière d'opérer, qui ne donne lieu qu'à la section pure et simple du filet, ne remplit que très imparfaitement le but qu'on se propose, et n'offre que des avantages d'une existence éphémère, parce que les deux surfaces sanglantes résultant d'une simple division se réunissent presque immédiatement, et mettent de nouveau la langue dans les conditions où elle se trouvait avant l'opération, si, comme cela arrive souvent, elles ne sont pas encore plus défavorables.

C'est dans le but d'éviter la réunion des deux parties divisées, et par conséquent pour profiter le plus possible de tout le bénéfice de l'opération, que nous avons imaginé une espèce de sécateur emporte-pièce, coupant seulement au centre de la courbure de ses lames, de manière à *exciser* d'un seul coup le frein, et à éviter *toujours* les artères ranines qui sont protégées par une plaque *ad hoc* fixée sur un manche coudé, dans la rainure de laquelle la membrane sub-linguale doit être logée. Cette dernière étant *excisée* complétement, et non pas simplement *divisée* ainsi que cela a lieu dans la méthode ordinaire, il n'y a pas de réunion possible, et la cicatrisation s'opère comme dans les plaies avec perte de substance. Cette manière d'opérer, employée par nous plus de quatre cent fois depuis douze ans, sur des personnes que nous avons eu à traiter de différents vices de l'articulation, nous a toujours parfaitement réussi, et n'a jamais été suivie d'aucun des accidents signalés par divers auteurs, entre autres *Fabrice de Hilden* (1) *Roonhuysen* (2), *Maurain* (3), *Dionis* (4), *J.-L. Petit* (5) et tout récemment M. *Cross* (6). Nous devons dire, il est vrai, que la plupart de ces accidents n'ont été observés que sur des enfants à la mamelle, tandis que nous n'avons presque toujours opéré que sur des sujets âgés de 10 à 60 ans.

Pour mettre en pratique l'excision du filet sur des personnes adultes, nous les faisons placer sur un

---

(1) *Observ. méd.* cent. III. observ. 28 (le tétanos).

(2) *Hist. helkur.* amn. Th. 1. p. 43 (hémorrhagie de l'artère ranine).

(3) *Hist. de l'Acad. de chirurg.* vol. 5, p. 407 (le même accident).

(4) *Cours de chirurg.* p. 623 (le même accident).

(5) *Trait. élém.* t. III, cap. 14 (il vit un enfant avaler sa langue et périr suffoqué).

(6) *Presse méd.* t. 1, p. 388 rédigée par le Dr *Amédée Latour* (le renversement de la langue suivi de suffocation).

siége en face d'une fenêtre bien éclairée, la bouche largement ouverte, et la langue relevée le plus possible vers la voûte palatine. Il est bon d'ajouter que nous saisissons le moment où le frein est le plus saillant, pour l'engager dans la rainure de la plaque (Voyez fig. 2 et 3, pl. 1re) dont les côtés larges de six lignes, protègent les vaisseaux qui ne peuvent être intéressés par notre sécateur, lors même que l'opération serait pratiquée par des mains peu exercées.

Le procédé que nous venons d'indiquer est également applicable chez les enfants nouveau-nés, et offre pour eux les mêmes avantages que pour les adultes. C'est surtout chez eux que notre plaque à manche courbé et tenu de côté est encore plus utile, parce qu'elle permet de mieux voir dans la cavité buccale que lorsqu'on emploie la plaque de la sonde cannelée ordinaire. Nous devons dire cependant qu'on ne doit avoir recours à cette opération chez les enfants que dans les cas très rares d'absolue nécessité, c'est-à-dire lorsque la longueur excessive, ou la briéveté du frein sont des obstacles à la succion, ou à la déglutition. Enfin, nous terminerons en ajoutant que si, malgré les précautions que nous avons signalées, il survenait une hémorrhagie un peu considérable, ce qui ne nous est jamais arrivé, on l'arrêterait facilement par le tamponnement, ou au moyen de la cautérisation avec le nitrate d'argent ou même le cautère actuel.

Telles sont en peu de mots les modifications que nous avons cru devoir proposer pour cette opération qui, lorsqu'elle est pratiquée par la méthode ordinaire, est souvent sans résultat, surtout chez les adultes, et atteint rarement, nous le répétons encore, le but qu'on s'est proposé, puisque la réunion des parties divisées par une simple section a lieu presque immédiatement après l'opération.

ANKYLOGLOSSE. — ADHÉRENCE DE LA LANGUE.

L'articulation est quelquefois rendue très difficile et même impossible dans certains cas, à cause des adhérences congénitales ou accidentelles de la langue avec les parois de la cavité buccale. Le seul moyen efficace à opposer à ces sortes d'adhérences, soit qu'elles résultent d'un vice de conformation ou d'une inflammation ancienne ou récente, est l'instrument tranchant, ainsi que nous avons eu l'occasion de l'employer plusieurs fois. Il suffit donc de séparer les parties unies anormalement, au moyen d'une dissection faite avec soin et précaution, et de s'opposer à leur recollement, en faisant exécuter très fréquemment des mouvements étendus de la langue, et mieux encore en maintenant entre les deux surfaces divisées une petite plaque mince d'ivoire ou d'argent, que l'on fixe aux dents voisines, lorsqu'on a opéré sur un adulte : si ces moyens ne pouvaient être mis en pratique, comme cela arrive lorsqu'on opère sur des enfants à la mamelle, il faudrait cautériser *une* des surfaces avec le nitrate d'argent, et glisser plusieurs fois par jour le bout d'un doigt ou d'un petit stylet boutonné sur *l'autre* surface laissée intacte. Nous devons dire aussi que, lorsque les adhérences sont de nature celluleuse et par conséquent très intimes, nous les détruisons également avec le bistouri; mais nous avons le soin de diriger obliquement le tranchant de cet instrument du côté de la paroi buccale, de manière à ménager autant que possible le tissu propre de la langue, que nous protégeons d'ailleurs en le refoulant du côté opposé, soit avec un doigt, soit avec une spatule de bois ou d'ivoire. Enfin, quand les brides sont peu étendues et sont fixées sur les côtés du frein, nous les divisons avec des ciseaux mousses, et nous arrêtons l'écoulement du sang en employant selon les cas les divers moyens hémostatiques que nous avons signalés en parlant de l'excision du filet.

DES DIVISIONS DU VOILE DU PALAIS.

Le voile du palais est comme les lèvres sujet à des divisions qui peuvent être congénitales et accidentelles. Les premières, qui sont les plus fréquentes, occupent la ligne médiane, parce qu'elles dépendent toujours de la même cause, c'est-à-dire qu'elles sont le résultat d'un défaut de réunion entre les parties placées de chaque côté de la ligne médiane du corps, par suite d'un développement incomplet pendant la vie intra-utérine; dans quelques cas, néanmoins, les divisions congéniales se trouvent un peu de côté, mais on n'en a jamais observé qui soient doubles.

Les divisions palatines accidentelles dépendent quelquefois de lésions traumatiques, mais le plus souvent d'ulcérations vénériennes ; elles peuvent avoir leur siége soit à droite soit à gauche, ou au milieu, de même que quelquefois elles sont multiples et se présentent sous les formes d'échancrures toujours limitées par la voûte osseuse, tandis que les divisions congéniales s'étendent souvent jusque vers l'arcade dentaire et se continuent avec le bec de lièvre simple ou double, si les malades en sont simultanément affectés.

La division du palais, bornée à la luette, lui donne une apparence bifurquée, qui a fait désigner cet appendice ainsi conformé par l'épithète de *bifide*. Quand la division est portée plus loin, sans se prolonger cependant au-delà des limites du voile du palais, les deux moitiés divisées sont séparées l'une de l'autre de manière à laisser entre elles un écartement ou intervalle triangulaire à sommet supérieur et par conséquent à base inférieure. Ces deux parties, plus ou moins écartées, et susceptibles de se rétracter et de se rétrécir par l'action des muscles péristaphylins, sont terminées chacune par la moitié de la luette qui leur appartient, et les lèvres de la solution de continuité qu'elles forment sont arrondies et recouvertes par une membrane muqueuse dont la couleur ne diffère pas ou du moins très peu de celle qui recouvre le palais.

Lorsque la division ne se borne pas à la luette et au voile, mais qu'elle se prolonge jusque sur les os palatins, l'écartement cesse d'être triangulaire et continue avec celui qui sépare les parties dures, qui peut être très considérable, et qui laisse toujours une large communication entre la bouche et les fosses nasales.

Les inconvénients qui sont le résultat constant des divisions du palais sont nécessairement proportionnés à la grandeur de la division. Lorsque cette dernière se borne à la luette, elle gêne toujours un peu la déglutition et altère constamment la parole et la voix ; mais elle a de plus grands inconvénients quand elle se prolonge dans toute la hauteur du voile du palais, et à plus forte raison des os palatins. Dans ce dernier cas, la parole est tout-à-fait impossible, et les malheureux affligés de ce vice de conformation sont condamnés à ne rendre que des sons inarticulés et même à être complétement inintelligibles, sur-

tout si, à la division des parties molles et osseuses
du palais, vient se joindre celle de la lèvre supérieure, ce qui constitue ce qu'on appelle *le bec de
lièvre*. Dans ce dernier cas, qui n'est pas aussi rare
qu'on le pense, toutes les incommodités qui résultent de la division palatine se font sentir au plus
haut degré (1). Grâce aux progrès de la chirurgie
moderne, les personnes affligées de cette infirmité
ne sont plus abandonnées à leur malheureux sort,
car le plus souvent on peut remédier à leur vice de
conformation au moyen d'une opération que M. *Roux*,
son véritable auteur, a désignée sous le nom de *staphyloraphie*, et à laquelle nous avons apporté quelques modifications que nous allons faire connaître.

DE LA STAPHYLORAPHIE.

Dans les recherches nombreuses que nous avons
été à même de faire sur l'histoire de la staphyloraphie, nous n'avons rien trouvé qui indique que les
anciens aient jamais tenté cette opération, quoique
quelques auteurs, entre autres *Roland*, *Harnemann*,
Tenon, etc., aient mentionné et observé le vice de
conformation qui en réclame l'application. Il faut
remonter jusqu'au milieu du siècle dernier, pour

(1) Nous nous sommes étendu longuement sur ce sujet dans
notre *Traité sur les maladies des organes de la voix* (Paris
1834), auquel nous renvoyons nos lecteurs pour y trouver de
plus longs détails.

trouver quelques traces de cette heureuse tentative chirurgicale ; car, dans les mémoires sur différents sujets de médecine publiés par *Robert* en 1764, on lit : « Un enfant avait le palais *fendu depuis le voile* » *jusqu'aux dents incisives.* M. *Lemonier,* très habile » dentiste, essaya, avec succès, de *réunir les deux* » *bords de la fente,* fit d'abord *plusieurs points de* » *suture* pour les tenir rapprochés, et les *rafraîchit* » ensuite avec l'instrument tranchant; il survint une » *inflammation* qui se termina par la suppuration » et fut suivie de la réunion des deux lèvres de la » plaie artificielle. L'enfant se trouva parfaitement » guéri. » Quoique les détails que donne *Robert* soient incomplets, il n'est pas permis de douter que le dentiste *Le Monnier* n'ait pratiqué sur cet enfant une véritable staphyloraphie. M. le docteur *Colombe* affirme avoir eu l'idée de cette opération en 1813, et l'avoir essayée sur le cadavre dans la même année; il ajoute de plus qu'en 1815 il avait voulu la pratiquer sur un malade qui ne put jamais s'y décider. Comme ces faits n'ont pas été publiés dans le temps, et que les priorités ne sont incontestables qu'autant qu'elles sont imprimées, et qu'elles ont une date certaine, on ne peut citer les essais de M. *Colombe* comme ayant une valeur historique, lui donnant la priorité de cette opération. La tentative de M. *Græfe,* et que cet habile chirurgien de Berlin a fait connaître en 1817, dans le Journal de Hufeland, n'ayant pas été suivie d'un résultat heureux, était aussi restée inaperçue et surtout ignorée, en France, lorsqu'en 1819, M. le professeur *Roux* eut l'honneur de fixer l'attention des médecins sur cette opération, en la pratiquant sur un jeune médecin américain, M. *Stephenson*, qui fit connaître sa guérison dans une thèse qu'il soutint à Londres en 1821. M. *Alcock* ne fut pas moins heureux l'année suivante, et depuis cette époque, cette opération a été pratiquée plus de cent fois par M. *Roux*, et une ou deux fois par d'autres chirurgiens, entre autres MM. *Baubien, Caillot,* le père *J. Cloquet, Velpeau, Morisseau, Bonfils, Philippart, Auguste Bérard, Thierry, Baraduc* et nous-même. Elle a été également mise en pratique en Belgique par M. *Jousselin,* de Liége, en Allemagne par MM. *Dieffenbach, Doniges, Ebel, Hruby, Krimer, Lesenenberg, Schwerdt, Wernecke,* enfin en Amérique par MM. *Hosack, Smith, Stevens* et *Waren.* Les succès obtenus par les chirurgiens que nous venons de citer sont plus que suffisants pour prouver que les divisions congéniales et accidentelles du voile du palais ne sont plus au-dessus des ressources de l'art, et que la staphyloraphie est une opération réglée qui a obtenu une place dans tous les traités de médecine opératoire qui doivent encore enrichir la science.

La plupart des chirurgiens que nous venons de citer, et quelques autres qu'il est inutile de rappeler ont cherché à modifier avec plus ou moins de succès la méthode de M. *Roux*, en employant de nouveaux instruments pour placer les ligatures et aviver les bords de la division palatine. Quelques autres ont vainement essayé de pratiquer cet avivement au moyen des acides concentrés, la potasse caustique, le nitrate d'argent, la teinture de cantharides, enfin le cautère actuel, proposé par MM. *Ebel, Wernake, Doniges*. Comme ces diverses modifications sont signalées dans tous les ouvrages modernes, et seront d'ailleurs appréciées dans la 3ᵉ édition de notre *Traité des maladies des organes de la voix*, nous allons nous borner à faire connaître les instruments que nous avons imaginés il y a déjà plus de douze ans (1), pour rendre plus facile et plus prompte l'opération dont il est question dans ce chapitre.

PROCÉDÉ DE L'AUTEUR.

Après avoir fait placer le malade comme pour pratiquer l'excision de la luette, ou du frein de la lan-

(1) Ces instruments sont décrits et dessinés dans la première édition de notre *Traité des maladies des organes de la voix*, publié en 1834 ; ils ont été aussi présentés à l'Académie des sciences en 1828, et à l'Académie de médecine en 1829. Depuis un an ou deux, M. *Soteau*, médecin belge, M. *Baumont* et quelques autres médecins ont proposé des pinces porte-aiguilles qui agissent comme les nôtres, et qui ont avec elles la plus grande ressemblance. Les instruments inventés il y a peu de temps par MM. *Foraytier* et *Bourgougnon*, agissent aussi à peu près comme notre pince, mais ils sont beaucoup plus compliqués.

gue, de manière à ce que la lumière pénètre facilement jusque dans le pharynx, et avoir tenu les mâchoires écartées et la langue abaissée au moyen des instruments représentés *fig.* 2, *planche* 1ᵉʳ et *fig.* 2, *planche* II, le chirurgien se place en face et un peu obliquement, assis sur un siége solide et convenablement élevé, afin de voir parfaitement dans la cavité buccale. Puis, après s'être assuré que tout est disposé pour l'opération, il y procède en avivant d'abord les lèvres de la division palatine, de manière à ce qu'elles deviennent le siége d'une inflammation adhésive. Nous sommes parvenus assez facilement à ce résultat en nous servant d'une pince, *fig.* 3, *planche* II, dont les branches sont terminées, l'une par une sorte de T et l'autre par une petite plaque disposée obliquement de manière à ramener un peu en avant la lèvre de la division qui doit être d'abord avivée. Après avoir saisi cette dernière vers son angle inférieur correspondant au bout de la luette, nous la mettons à même d'être excisée tout le long de son bord externe en exerçant sur elle une légère tension ; puis, avec des ciseaux dont les lames sont courbées et coudées, la pointe regardant les anneaux en sens inverse de tous les autres, nous excisons une mince bandelette, qu'il faut autant que possible éviter de lâcher avant d'avoir tout emporté. Lorsque la disposition des parties nous empêche d'employer nos ciseaux, nous pratiquons l'avivement avec les lames *fig.* 5 et *fig.* 6, qui se montent l'une et l'autre sur une tige à manche coudé (*Voyez planche* II). La résection du petit lambeau qui doit offrir environ une demi-ligne d'épaisseur, s'opère avec plus de facilité, de promptitude et de régularité au moyen des instruments que nous venons de faire connaître, qu'avec le secours des autres imaginés ou proposés pour remplir le même but. En agissant de la même manière sur la lèvre opposée de la division, nous faisons en sorte que les deux bords sanglants se joignent à angle aigu à la partie supérieure, et ne laissent dans cette partie et dans toute leur étendue aucun point qui ne soit saignant.

Après avoir attendu quelques minutes, pour laisser reposer le malade et étancher le sang, nous procédons au second temps de l'opération, qui consiste à placer les ligatures avec la pince porte-aiguille dont nous allons donner la description.

Notre pince porte-aiguille est composée de deux lames AB, semblables à celles des pinces à disséquer; mais ces deux lames sont coudées au milieu, au moyen d'une charnière CC, pour que la main, abaissée vers le menton, ne cache pas l'orifice externe de la bouche, comme quand on emploie le porte-aiguille droit. L'une des branches A est composée elle-même de deux lames minces EE, au milieu desquelles se trouve une petite tige G qui a pour but d'entrer dans le chas de l'aiguille H, de manière que

cette dernière, armée d'une ligature ayant traversé
les tissus, se retrouve retenue dans l'ouverture L par
l'extrémité de la petite tige G logée entre les lames
EE, que l'on fait avancer au moyen de l'un des boutons KK. La plaque M, qui est placée obliquement à
l'extrémité de la branche A que nous venons de décrire, est destinée à ramener un peu en avant la lèvre de la division, avant de la saisir et de la perforer
par l'aiguille. L'autre tige de l'instrument B est simple comme celles d'une pince ordinaire, et n'en diffère que par sa charnière C et son extrémité O, où se
trouve un chas carré et adapté parfaitement à la tête
de l'aiguille P, qui doit avoir quatre à cinq lignes de
longueur et offrir une pointe en fer de lance et une
ouverture longitudinale dans toute son étendue.

Pour nous servir de cet instrument, nous procédons de la manière suivante : Après avoir placé l'aiguille armée d'une ligature, dans le chas O de la
branche B, et l'avoir bien fixée sur la pince, nous
introduisons dans la bouche l'instrument ainsi pré-
paré et tenu de la main droite ; et après avoir porté
la plaque M qui termine la tige A, derrière l'un des
côtés de la division, en passant par l'espace libre
qu'elle forme, de manière à fixer la lèvre que nous
voulons perforer, nous rapprochons les tiges de la
pince, en pressant sur elles jusqu'à ce que l'aiguille
ait traversé les tissus compris entre sa pointe P et le
chas L de la branche A ; nous poussons alors d'a-

vant en arrière avec le doigt indicateur, l'un des boutons K qui fait avancer la petite lame G, cachée dans l'intérieur de la branche terminée par la plaque M ; l'extrémité de cette petite lame entrant dans la fente de l'aiguille, retient cette dernière, qui abandonne la branche B et qui se trouve libre dans la bouche, mais toujours armée d'une ligature, aussitôt que l'on cesse de presser sur la pince. Alors, en retirant l'instrument de la cavité buccale, l'une des extrémités du fil se trouve fixée à l'une des branches et l'autre à la branche correspondante, tandis que la partie moyenne de la ligature se trouve retenue par les tissus perforés. Enfin, après avoir dégagé en le coupant le bout du fil qui reste fixé à l'aiguille, nous opérons de la même manière du côté opposé, en ayant toujours la précaution d'introduire dans la solution de continuité la plaque qui termine la branche A, afin de soutenir les parties sur lesquelles nous devons agir, et pour enfoncer l'aiguille de dehors en dedans et d'avant en arrière. Il est bon d'ajouter, et cela est important, qu'il faut tâcher de faire tomber la pointe de l'aiguille, en traversant le palais, à trois lignes au moins en dehors et près de la partie inférieure et postérieure de la division du voile de cet organe. Nous préparons de nouveau la pince et l'aiguille, après avoir débarrassé la bouche de l'instrument destiné à maintenir les mâchoires écartées ; ce temps de l'opération a l'avantage de laisser reposer quelques instants le malade, qui a souvent besoin de cracher et de se remettre à même de laisser de nouveau agir le chirurgien. Lorsque nous avons placé la seconde ligature, nous saisissons les deux bouts qui sont dans la fente pour les tirer hors de la bouche et les nouer ensemble ; après cela , nous retirons les deux chefs libres de la ligature, jusqu'à ce que nous sentions une résistance produite par le nœud des chefs supérieurs, qui doit se trouver au-dessus de la fente du voile du palais. Alors, pour ne pas être gêné par les bouts de fil restés pendants, nous remontons chacun de ces fils le long des commissures labiales et des joues, et nous les fixons derrière les oreilles du côté correspondant. Nous nous conduisons ensuite, pour les autres ligatures, de la même manière ; d'abord pour la seconde, puis pour la troisième, si elle est jugée nécessaire, avec les mêmes précautions et en laissant entre elles à peu près un intervalle égal. Une seule aiguille peut servir pour placer tous les fils ; cependant, pour aller plus vite, il vaut mieux avoir autant d'aiguilles que de ligatures.

Cette seconde partie de l'opération étant terminée, nous faisons gargariser le malade, afin de nettoyer et de débarrasser les ligatures du sang en caillots qui les entoure et qui obstrue quelquefois le pharynx. Après quelques minutes de repos, nous reconnaissons les ligatures, et nous y parvenons d'autant plus facilement, que nous avons la précaution de mettre un fil blanc pour la première, un rouge ou d'une autre couleur tranchante pour celle du milieu, et enfin un noir pour la troisième : cette précaution, qui paraîtra peut-être puérile ou du moins inutile à plusieurs chirurgiens, abrége de beaucoup le temps que l'on met à reconnaître les chefs des ligatures. Cela fait, nous nouons les fils correspondants de la même couleur, en commençant par la première ligature qui est blanche, puis nous passons à celle du milieu et ensuite à la supérieure. Au lieu d'employer des nœuds ordinaires, nous nous servons d'un nœud coulant double, que nous avons imaginé, et dont les chefs doivent être disposés comme dans la *fig.* 9, *planche* II. Pour serrer ce nœud, nous engageons d'abord son chef A dans l'espéce de crochet en volute de notre porte-nœud simple et à manche, *fig.* 2, *planche* II, puis saisissant ce chef de la main gauche, nous portons le nœud jusqu'au niveau de la luette ; enfin, après avoir fait un nœud ordinaire, nous en engageons les deux chefs dans les deux crochets II de notre porte-nœuds à deux branches *fig.* 10, *planche* 2, et nous serrons autant que nous le voulons ce dernier nœud sur le premier, en faisant basculer au moyen d'une pression les deux manches OO de l'instrument. Pour terminer l'opération, nous coupons les chefs des fils tout près de chaque nœud.

Si l'écartement était très considérable, on ferait

bien, à l'exemple de M. *Roux*, de séparer chacune des lèvres du bord postérieur des os palatins, au moyen d'une incision transversale ; nous pensons également qu'une incision longitudinale, ainsi que l'a pratiquée M. *Diffenbach*, faite à quatre lignes en dehors de la division anormale, conviendrait peut-être encore mieux pour vaincre la rétraction des muscles du voile du palais.

L'opération terminée, le malade doit être placé de manière à observer la tranquillité la plus parfaite ; il doit également s'interdire tout mouvement capable de troubler le travail d'adhésion qui se fait, et garder par conséquent le silence le plus absolu, éviter même d'avaler sa salive, ne prendre aucun aliment ni boisson ; enfin on écartera de lui, autant que possible, toutes les causes qui pourraient exciter les mouvements du voile du palais et de l'isthme du gosier, telles que la toux, l'éternuement, le rire ; toutes ces précautions sont de la plus haute importance, car souvent d'elles seules peut dépendre le succès de l'opération. On fera bien, pour suppléer momentanément aux aliments et aux boissons, de prescrire des lavements de bouillons ou de lait et quelques bains de gélatine.

Lorsque rien ne vient troubler le travail de la réunion, on peut ôter le fil supérieur à la fin du quatrième jour, celui du milieu le jour suivant, pour ne couper le troisième que le sixième jour, ou plus tard , si l'agglutination semblait ne pas être assez complète à cette époque. Des ciseaux bien tranchants et à pointes mousses coupent les ligatures qu'il faut ensuite laisser tomber seules, ce qui se fait ordinairement avec facilité. On pourra permettre alors au malade quelques cuillerées de bouillon, puis des potages clairs, qu'il devra avaler avec beaucoup de précaution et par petites gorgées. A mesure que l'inflammation adhésive se dissipera, on prescrira des aliments plus solides et plus abondants ; on permettra d'articuler quelques sons, d'abord faibles, pour se livrer insensiblement et tous les jours de plus en plus à l'exercice de la parole.

Si, comme il arrive souvent, la réunion ne s'était opérée que du côté de la luette, il ne faudrait pas s'en inquiéter ; car en avivant les bords de l'ouverture avec le nitrate d'argent ou de mercure, ou tout autre caustique, comme l'ont pratiqué MM. *Roux* et *J. Cloquet*, les parties enflammées se rapprochent, et après un temps plus ou moins long, même quelquefois avec les seuls efforts de la nature, sans secours étrangers, l'ouverture disparaît, et l'obstruction est parfaite. Dans les cas les plus malheureux, s'il en était autrement, le malade porterait un obturateur, ou bien le chirurgien pourrait y remédier encore d'une autre manière, en employant la méthode de M. *Krimer* qui, dans un cas semblable, pour fermer l'ouverture, a fait à quelques lignes de ses bords, de chaque côté et d'arrière en avant, une incision comprenant toute l'épaisseur de la membrane palatine. Après avoir circonscrit les deux lambeaux des parties molles, il les a disséqués pour les renverser ensuite sur eux-mêmes, et les a réunis avec des points de suture lorsqu'ils ont été ramenés sur la ligne médiane. Après quatre ou cinq jours, l'adhésion a été parfaite, et le voile du palais s'est trouvé complétement restauré.

Au lieu d'une fente, s'il existait une véritable perte de substance, soit congéniale, soit accidentelle, on devrait, à l'exemple de M. *Bonfils* de Nancy, tailler sous la voûte palatine, un lambeau suffisamment large, disséqué et renversé d'avant en arrière, que l'on adapterait ensuite à la forme de l'échancrure, et que l'on maintiendrait en place au moyen de la suture. Les tentatives de MM. *Bonfils* et *Krimer*, corroborées de plus par le raisonnement et les principes de la chirurgie, militent en faveur de ce dernier moyen, que cependant, selon nous, on ne devrait employer qu'après avoir essayé, ainsi que l'ont fait avec succès MM. *Delpech* et *Velpeau*, la cautérisation, soit avec le fer rouge, soit avec le nitrate d'argent ou tout autre caustique.

Comme la staphyloraphie est une conquête de la chirurgie moderne, nous croyons qu'il doit être permis à tous ceux qui sont à même de la pratiquer de modifier cette opération d'après leurs idées particulières et l'état des parties à rapprocher, soit en employant des instruments nouveaux, soit en se servant, d'une autre manière, de ceux qui sont déjà connus.

C'est dans cette conviction, et surtout avec le désir d'être utile en généralisant davantage une opération aussi délicate que laborieuse, que nous avons imaginé des instruments plus commodes et qui exigent moins d'habileté et d'adresse de la part de l'opérateur. Les essais nombreux que nous avons faits sur le cadavre, et le succès que nous avons obtenu sur Mme *Lieutard* (1) en présence de MM. *Guérard, Lefeire, Bossan*, nous ont prouvé qu'avec le secours de nos instruments, la staphyloraphie est beaucoup plus facile que par tous les autres procédés.

Si la staphyloraphie exige beaucoup d'adresse de la part de l'opérateur, elle exige du malade beaucoup de patience, de courage et de docilité ; aussi ne doit-on la pratiquer que sur des sujets assez raisonnables pour se soumettre non-seulement aux privations momentanées qu'elle impose, mais encore aux manœuvres longues et pénibles qu'elle nécessite. On ne peut donc l'employer que sur des personnes adolescentes ou dans un âge plus avancé encore ; souvent, chez ces dernieres, il y a des contre-indica-

(1) Madame Lieutard avait une division de la luette qui s'étendait très avant sur le voile du palais ; nous avons réuni les parties avec trois points de suture. L'opération a complétement réussi.

tions, telles que les irritations du pharynx et de tous les organes de la respiration, qui, provoquant ordinairement la toux, font nécessairement avorter le travail de la réunion.

Nous terminerons ce que nous avions à dire à ce sujet en ajoutant encore que si la division anormale ne s'étendait pas jusqu'au voile du palais proprement dit, c'est-à-dire si la luette était bifide et seule divisée, au lieu de tâcher de réunir les deux parties flottantes, on devrait en pratiquer l'excision, ainsi que nous l'avons fait avec succès sur un jeune homme employé au *Journal des connaissances utiles*, qui nous fut adressé par M. *Emile de Girardin*. Ce jeune homme ainsi qu'une demoiselle de 15 ans sur laquelle nous avons employé le même moyen, ont retrouvé une parole distincte et une voix sonore dont ils étaient privés avant l'opération (1).

(1) Ces faits sont consignés avec plus de détails dans la deuxième édition de notre *Traité des maladies et de l'hygiène des organes de la voix*.

CHAPITRE XXIII.

OBSERVATIONS.

Ars medica tota in observationibus!
(BACON).

La première observation que nous rapportons ici est extraite de la *Clinique médicale* du 25 mai 1829, et du *Journal analytique de médecine* du mois de juin de la même année.

« M. *Colombat, de l'Isère,* que l'on peut distinguer
» parmi nos jeunes médecins qui cultivent la science
» avec le plus d'ardeur, s'est livré à des recherches
» suivies sur les causes, les variétés, les moyens pro-
» phylactiques et thérapeutiques des *difformités* de
» l'articulation des sons, connues sous les noms de *bé-*
» *gaiement, bredouillement, grasseyement,* etc. Il
» en a fait le sujet d'un travail dont il nous a com-
» muniqué le manuscrit, et qu'il se propose de
» publier incessamment, après l'avoir soumis à l'exa-
» men de l'Académie royale de médecine. Les résul-
» tats qu'il a obtenus dans le traitement du *bégaie-*
» *ment,* dont il s'est plus spécialement occupé, sont
» des plus satisfaisants, et lui donnent l'assurance
» d'un succès complet et très prompt dans tous les
» cas où cette infirmité aura pour cause un défaut de

» rapport entre l'irradiation cérébrale et la mobilité
» possible des organes de la parole, et ne dépendra pas
» de lésions organiques. Sa méthode nous a paru
» simple, rationnelle et parfaitement appropriée;
» elle n'est d'ailleurs que l'application de principes
» connus, et une combinaison de moyens physiques
» et moraux. Parmi les observations authentiques
» rapportées dans son Mémoire, M. *Colombat* nous
» signale la suivante prise parmi plusieurs autres :

« Un jeune homme, âgé de 18 ans, M. Félix
» Égasse, habitant de Paris, rue du Coq-Saint-Ho-
» noré, n° 6, affecté d'un bégaiement très pénible, et
» pouvant à peine articuler quelques mots, a été
» délivré de cette grave infirmité comme par enchan-
» tement après quelques jours de l'emploi de la nou-
» velle méthode de traitement. Cette cure remar-
» quable, qui a été faite en présence du docteur *Vi-*
» *net*, peut aussi être attestée par plusieurs prati-
» ciens, tels que MM. *Lisfranc* et *Dufrenois*. »

DEUXIÈME OBSERVATION. M. *Alexandre Gasquet,* âgé
de 22 ans, né dans le département du Var, demeurant alors à Paris, rue des Prouvaires, n° 33, affligé
dès son enfance d'un bégaiement gutturo-tétanique
choréiforme porté à l'excès, a été débarrassé de sa
pénible infirmité, après s'être soumis pendant vingt
jours à l'emploi non interrompu de notre méthode
curative. M. *Gasquet,* dont la cure remonte aujour-
d'hui à 12 ans, nous avait été adressé par M. le doc-

teur *Gérentet,* habile chirurgien herniaire et dentiste de Paris.

Troisième observation. M. *Lefébure,* étudiant en
droit, âgé de 19 ans, ayant été consulter M. *Itard,*
pour un bégaiement excessif dont il était affecté, nous
fut adressé par ce savant médecin pendant le mois
de décembre 1828 ; six semaines de traitement ont
suffi pour faire disparaître ce vice de la parole, auquel se joignaient encore des mouvements convulsifs
et une sorte de bredouillement qui rendait les mots
presqu'inintelligibles. M. *Lefébure,* qui exerce depuis dix ans la profession d'avoué, parle aujourd'hui
si facilement, qu'il est impossible de remarquer chez
lui la moindre trace de son ancienne difficulté.

Quatrième observation. M. de *Laville,* officier
d'état-major de l'ex-garde royale, d'un tempérament essentiellement nerveux et d'une vivacité
extraordinaire, étant, ainsi qu'un de ses frères, docteur en médecine, affecté d'un bégaiement *labio-
choréique,* qui le faisait surtout s'exprimer et
commander les manœuvres militaires avec beaucoup de difficulté, a été à même d'articuler, sans aucune espèce d'hésitation, les phrases les plus difficiles et les commandements qui l'arrêtaient le plus
souvent, après s'être exercé *pendant quelques jours*
d'après notre méthode et nos conseils.

Cinquième observation. M. *Louis Millaux,* âgé
de 13 ans, demeurant à Chicheri, près Auxerre, dé-

partement de l'Yonne, affecté dès l'âge de quatre ans d'un bégaiement excessif, a été, après un mois de traitement, complétement délivré de son infirmité.

Ce jeune homme, qui a été présenté à la Société médicale d'émulation le 3 mars 1830, et à l'Académie de médecine le 16 du même mois, a prouvé, par les réponses qu'il a faites à plusieurs membres de ces sociétés savantes, qu'il n'était plus arrêté, même dans les mots les plus difficiles. Nous ajouterons que, ayant vu M. *Millaux* cinq ans après sa cure, il nous a dit que pendant tout le temps qu'il avait consacré à terminer ses études son bégaiement ne s'était plus manifesté : la guérison, qui remonte juste à dix ans (3 mars 1840), a donc été parfaite et radicale.

Sixième observation. M. de *Lap*...., âgé de 20 ans, élève à l'École polytechnique, petit-fils d'un ancien sénateur et fils d'un ex-préfet de Montpellier, affecté depuis son enfance d'un vice du langage dont le germe n'avait fait que se développer avec l'âge, éprouvait une si grande difficulté pour parler, que les efforts pénibles qu'il faisait influaient d'une manière extrêmement fâcheuse sur sa poitrine, et le forçaient quelquefois, malgré la vivacité de son esprit et de son imagination, de ne prendre qu'une part passive aux conversations qui avaient lieu dans les sociétés brillantes où sa position sociale l'appelait très souvent.

Après un mois de traitement, M. de *Lap*...., qui nous avait été adressé en 1828 par M. *Gauthier de*

Claubry, membre de l'Académie de médecine, est parvenu à articuler sans aucune hésitation les mots les plus difficiles. Ce qu'il y a de plus remarquable dans cette observation, c'est que le traitement ortho-phonique, surtout le rhythme, a fait disparaître pres-que complétement le tic de la face, et la danse de Saint-Guy dont M. de *Lap*.... était affecté dès son enfance, non-seulement pendant la parole, mais en-core pendant le silence (Voyez ce que nous disons à cet égard page 364). Nous devons ajouter cependant que M. de *Lap*...., ayant trop tôt cessé de mettre en pratique notre gymnastique vocale, a eu le malheur d'éprouver une légère rechute, qui, du reste, est à peine sensible.

Septième observation. M. *Vallet*, âgé de 32 ans, fabricant d'horlogerie, demeurant à Paris, cité Ber-gère n° 5, affecté dès son enfance d'un bégaiement choréiforme, accompagné de mouvements spasmodi-ques de la face et du cou, a vu disparaitre, après quel-ques jours de l'emploi de notre méthode, non-seule-ment son vice de la parole, mais encore l'espèce de danse de St.-Guy dont il était affecté.

La personne qui fait le sujet de cette observation est une de celles que nous avons présentées en 1829 à l'Académie de médecine avant d'avoir été soumises à aucun traitement. Nous ajouterons aussi que, cinq ans après sa cure, qui remonte aujourd'hui à onze ans, M. *Vallet* a été examiné par MM. *Flourens* et

Dulong, membres de la commission nommée par l'Académie des sciences de l'Institut, pour faire un rapport sur notre méthode.

Huitième observation. Mademoiselle *Cora d'Ouvilliers*, née à la Nouvelle-Orléans, affectée d'un bégaiement *labio-choréique avec bredouillement* qui se faisait sentir sur toutes les syllabes, a vu cesser cette *dyslalie* après quelques jours de l'emploi de notre gymnastique vocale.

Cette jeune personne, qui est une de celles présentées, en 1829, à l'Académie de médecine, n'ayant pas d'abord assez prolongé son premier traitement, a éprouvé quelque temps après une légère rechute, à laquelle nous avons remédié après un second traitement, dont la durée a été d'un mois.

Neuvième observation. M. *Lebas* (Alphonse), âgé de 13 ans, affecté d'un bégaiement *labio-choréique avec bredouillement*, a été guéri de sa pénible infirmité après un mois de traitement. Ce jeune homme, dont la famille compte plusieurs personnes affectées de la même difficulté de parler, a été présenté à l'Académie de médecine par le docteur *Caille*, et choisi par ce corps savant pour nous être confié, afin que la commission spéciale, qui avait été nommée pour faire un rapport sur notre méthode, pût constater l'efficacité de nos moyens orthophoniques.

Dixième observation. M. *J...*, âgé de 26 ans, attaché au ministère des finances, affecté d'un bégaiement *gutturo-tétanique* qui le rendait souvent comme muet pendant quelques instants, a prouvé à la commission, nommée en 1829 par l'Académie de médecine, qu'il ne lui restait aucune trace de sa pénible infirmité. Nous ajouterons que la personne qui fait le sujet de cette observation nous avait été adressée par M. le docteur *Burdin*, membre de l'Académie.

Onzième observation. M. *Achille d'Ègle*, âgé de 18 ans, affecté d'un bégaiement *labio-choréique avec bredouillement*, a été débarrassé de ce vice de l'articulation après vingt-cinq jours de l'emploi de notre gymnastique vocale. Ce jeune homme a été également examiné, avant et après son traitement, par MM. les commissaires de l'Académie de médecine.

Douzième observation. M. *Gaymuler*, de Bâle en Suisse, âgé de 45 ans, employé aux écritures de la maison de banque de MM. *Cacia* de Paris, affecté d'un bégaiement *gutturo-tétanique muet*, et compliqué de *balbutiement*, qui souvent le mettait dans l'impossibilité de prononcer même les voyelles, a vu cesser son hésitation après avoir mis en pratique pendant trois mois nos moyens orthophoniques. Nous devons dire cependant que, si le bégaiement *proprement dit* a complétement disparu, il reste encore à M. *Gaymuler* quelques traces de balbutiement qui, le plus ordinairement, est au-dessus des ressources de l'art (Voyez ce que nous avons dit à ce sujet, page 233 et suivantes).

Treizième observation. Le sieur *Pierre Lemeray*, garçon de moulin, âgé de 30 ans, qui nous avait été adressé en 1829 par l'Académie de médecine pour le débarrasser d'un bégaiement *gutturo-tétanique dif-forme* porté à l'excès, a été complétement délivré de sa pénible infirmité, après quelques jours de traitement. Quoique la dyslalie dont cet homme était affecté fût une des plus prononcées et des plus extraordinaires que nous ayons été à même d'observer, la solidité de la cure ne s'est pas démentie, ainsi que la commission académique a pu le constater en 1830, c'est-à-dire plus de dix mois après le traitement.

Quatorzième observation. M. *Mathieu de Beaumont*, âgé de 26 ans, affecté d'un bégaiement *gutturo-tétanique canin* extrêmement prononcé, s'est vu délivré de son infirmité après un mois de traitement. M. *de Beaumont* a été examiné, après et avant sa cure, par MM. *Lisfranc*, *Dufresnois*, et par le docteur *de Caignoux*, que nous avons guéri lui-même du bégaiement, et qui fait le sujet de l'observation suivante.

Quinzième observation. Cette observation est extraite d'une lettre que nous avons adressée à *la Clinique* et à *la Lancette* (Gazette des hôpitaux) du 25 mai 1830.

« Le docteur *de Caignoux*, demeurant a Paris,

rue du Four-Saint-Germain, n° 79, affecté dès son enfance d'un bégaiement pénible qui le gênait beaucoup dans l'exercice de sa profession , nous ayant été adressé par M. le baron *Dubois* et le docteur *de Valetti*, l'un des secrétaires-rapporteurs de la Société de médecine pratique de Paris, a été complétement délivré de son infirmité, après *quatre jours* de l'emploi de notre gymnastique vocale. M. *Caignoux* parle actuellement sans bégayer avec une volubilité extrême, et tous nos confrères qui l'ont vu , entr'autres M. *Hervez de Chégoin* et tous les membres de la Société de médecine pratique, ont pu s'assurer qu'il ne restait chez lui aucune trace de son ancienne infirmité. » Cette cure est surtout très remarquable, en ce sens qu'elle n'a pas été suivie de rechute, quoique le traitement n'ait duré que quatre jours.

SEIZIÈME OBSERVATION. M. *Blanchard* de Compiègne, âgé de 58 ans, qui nous avait été adressé par notre ami et confrère le docteur *Guillon*, et qui avait été présenté avant et après son traitement à la Société de médecine pratique, a été débarrassé du bégaiement excessivement pénible dont il était affecté depuis environ 55 ans, après avoir passé quinze jours dans l'institut orthophonique que nous dirigeons.

DIX-SEPTIÈME OBSERVATION. Le sieur *Pierre Chevalier*, âgé de 25 ans, que M. *Cullerier*, membre de l'Académie de médecine, et médecin en chef de l'hôpital des vénériens, a bien voulu nous adresser, a été délivré de son infirmité, qui le rendait tout-à-fait inintelligible, après huit jours de traitement. Cette observation a été rapportée dans un numéro de la *Lancette française* du mois de juillet 1830, par le docteur *Forget*, actuellement professeur de clinique interne à la faculté de Strasbourg, qui avait vu ce jeune homme, de même que les nombreux élèves qui suivaient alors le cours de M. *Cullerier*.

Dix-huitième observation. M. *Pollard*, âgé de 33 ans, demeurant à Vaugirard, qui nous avait été adressé par notre confrère le docteur *Bousson*, a été débarrassé du bégaiement extrêmement pénible dont il était affecté depuis l'âge de quatre ans, après avoir fait pendant 20 jours l'application de notre méthode curative.

Dix-neuvième observation. Mme *Vin****, âgée de 19 ans, affectée dès son enfance d'un bégaiement *labio-choréique*, qui se faisait remarquer d'une manière très forte surtout en lisant, sur les linguales D, T, L, N, et sur les labiales M, B, P, est parvenue à articuler parfaitement toutes ces lettres après quinze jours d'exercices sur notre méthode générale, et principalement sur les moyens artificiels que nous avons indiqués pages 184 et 185. Nous devons dire cependant, que Mme *I**** a éprouvé une légère rechute, parce que son traitement avait été interrompu à l'époque de la révolution de juillet 1830. Un second traitement de quelques jours, et peut-être un peu plus d'attention, ont suffi pour faire disparaître l'espèce d'hésitation qui s'était manifestée de nouveau, mais qui depuis longtemps a tout-à-fait disparu. La dame qui fait le sujet de cette observation nous avait été adressée par le professeur baron *Alibert.*

Vingtième observation. M. d'*O****, capitaine de dragons de l'ex-garde royale, qui avait en vain suivi pendant longtemps la méthode de M. *Malbouche*, après s'être exercé pendant quatre jours sur l'articulation artificielle des lettres qui l'arrêtaient, est parvenu à les prononcer parfaitement, et sans éprouver le plus léger obstacle. M. d'*O****, qui nous avait été adressé par l'illustre *Dupuytren*, hésitait principalement sur les consonnes labiales.

Vingt-unième observation. Mlle *Rosalie Balta*, âgée de 18 ans, affectée d'un bégaiement *gutturo-tétanique choréiforme*, accompagné de mouvements convulsifs de la face, des muscles du cou et des membres supérieurs et inférieurs, a été débarrassée de sa pénible infirmité, après un traitement de 20 jours. La jeune fille qui fait le sujet de cette observation était une orpheline qui nous avait été adressée par M. *Taigne*, aumônier de l'hospice des enfants trouvés.

Vingt-deuxième observation. Le sieur *Percheron*, âgé de 32 ans, affligé d'un bégaiement *labio-choréique difforme*, ouvrier carrossier, demeurant rue des Vieilles Tuileries chez M. *Zévort*, est parvenu à s'exprimer sans la plus légère hésitation, après un traitement orthophonique qui ne s'est prolongé que pendant trois semaines. La personne qui fait le sujet de cette observation, nous avait été adressée en 1830 par notre confrère le docteur *Bousson*.

VINGT-TROISIÈME OBSERVATION. M. de *P****, lieutenant au 10me chasseurs à cheval, à qui M. *Emery*, membre de l'Académie royale de médecine, avait donné le conseil de s'adresser à nous, a pu articuler tous les mots qui l'arrêtaient ordinairement, après trois jours de l'emploi de notre gymnastique vocale. Nous devons dire cependant, que M.de *P**** éprouve encore quelques difficultés; mais cette rechute que nous avions signalée d'avance, est le résultat presque toujours inévitable d'un traitement de trop courte durée.

VINGT-QUATRIÈME OBSERVATION. Le sieur *Louis Ribaud*, ouvrier chapelier, âgé de 25 ans, qui nous fut adressé par M. *Rullier*, membre de l'Académie royale de médecine, a été guéri du bégaiement *gutturo-tétanique épileptiforme* dont il était affecté, après un mois de traitement. La cure de ce jeune homme a été si parfaite, qu'il s'est engagé un an après dans le premier régiment d'artillerie en garnison à Vincennes ; nous ajouterons aussi, que celui qui fait le sujet de cette observation, malgré son goût bien prononcé pour l'état militaire, avait été refusé à cause de son infirmité, lorsqu'il s'était présenté au conseil de révision pour le recrutement de l'armée.

Vingt-cinquième observation. M. *Charles Betoux*, âgé de 18 ans, de Coupevray, département de l'Aisne, affecté d'un bégaiement *gutturo-tétanique intermittent*, a vu cesser l'hésitation extrême qu'il éprouvait après avoir été soumis à nos exercices orthophoniques, pendant l'espace d'un mois.Ce jeune homme, dont la cure ne s'est pas démentie, nous avait été adressé par M. *Guersant* le père, membre de l'Académie royale de médecine.

Vingt-sixième observation. M. *Bonnemaison*, docteur en médecine, demeurant à *Jonsac*, département de la Charente inférieure, a été parfaitement guéri du bégaiement *labio-choréique* dont il était affecté, après avoir passé huit jours dans l'institut orthophonique que nous dirigeons. Nous ajouterons, que malgré le peu de temps qu'a duré le traitement, la cure n'en a pas moins été parfaite, car nous avons vu en 1837 M. *Bonnemaison,* qui traité en 1830, nous a dit n'avoir jamais éprouvé d'hésitation depuis plus de sept ans.

Vingt-septième observation. M. *Philipesco*, étudiant en droit, natif de Bukarest, capitale de la Valachie, éprouvant des arrêts fréquents et une sorte de mutisme qui se prolongeait pendant plusieurs secondes, surtout lorsqu'il parlait ou qu'il lisait en public, a vu disparaître toute espèce d'hésitation

après vingt jours de l'emploi de notre méthode orthophonique. Nous ajouterons que M. *Philipesco*
nous avait été adressé par notre confrère le docteur
Lazaras.

VINGT-HUITIÈME OBSERVATION. M. le comte *B****
d'***, pair de France, affecté dès son enfance, ainsi
que son illustre père, d'un bégaiement qui le gênait
beaucoup, après avoir eu recours inutilement à plusieurs traitements médicaux et à diverses méthodes
orthophoniques, entre autres celle de M. *Malbouche*,
a pu, après quatre séances d'une heure, articuler
tous les mots qui l'arrêtaient en parlant et surtout
en lisant. M. *B**** d'***, a prononcé depuis plusieurs discours devant de nombreux auditeurs, et
personne n'a remarqué aucune trace de son ancienne
infirmité.

VINGT-NEUVIÈME OBSERVATION. M. de *Ménibus*, étudiant en droit, demeurant rue d'Enfer, n° 26, affecté
dès son bas âge d'un bégaiement qui avait résisté à
la méthode *Malbouche*, employée pendant plusieurs
mois, est parvenu en peu de jours à prononcer sans
aucune espèce d'hésitation tous les mots et toutes
les syllabes qui l'arrêtaient ordinairement avant son
entrée dans l'institut orthophonique, que nous avons
fondé à Paris depuis 1827. Afin de rendre cette cure
aussi authentique que possible, M. *Ménibus*, qui
nous avait été adressé par M. *Itard*, a eu la com-
plaisance de se présenter après son traitement chez

M. *Magendie*, membre de l'Institut de France, et devant la commission nommée par l'Académie de médecine, pour faire un rapport sur notre méthode curative.

TRENTIÈME OBSERVATION. Le sieur *Chevalier*, âgé de 18 ans, affecté d'un bégaiement très pénible, a été guéri de son infirmité après avoir fait pendant quinze jours l'application rigoureuse et non interrompue de notre gymnastique vocale. Celui qui fait le sujet de cette observation, ayant été blessé le 29 juillet 1830 par les Suisses à la caserne de Babylone, fut, après le premier pansement qui avait été fait par nous sur le lieu du combat, transporté rue des Vieilles Tuileries n° 17, où il logeait. Trente-cinq jours après, à sa sortie de l'hôpital de la Charité, où, d'après nos conseils on l'avait porté, étant venu nous remercier de nos soins et nous demander un certificat, nous nous aperçûmes de son hésitation, dont nous l'avons débarrassé complétement en peu de jours, ainsi que M. le professeur baron *Boyer* a pu s'en assurer.

TRENTE-UNIÈME OBSERVATION. M. *Béquerel*, âgé de 16 ans, fils d'un des membres les plus distingués de l'Académie des sciences, affecté d'un bégaiement *gutturo-tétanique difforme*, et accompagné de mouvements convulsifs de tous les muscles de la face et du cou, a vu cesser la pénible infirmité dont il était affecté, après quinze jours passés dans l'institut orthophonique. M. *Béquerel* fils, qui aujourd'hui est un des jeunes médecins qui cultivent la science avec le plus d'ardeur, ayant été forcé par une maladie, de laisser incomplet son traitement, n'en a pas moins parfaitement parlé, lu en public et récité ses leçons pendant les trois ans qui ont suivi l'époque où il est rentré dans la pension de M. *Rouit*, dont il était un des élèves. Mais ayant commencé d'étudier la médecine et faisant partie de sociétés et de conférences où il fallait se livrer à des discussions animées et difficiles, et souvent improviser sur des sujets qu'il n'avait peut-être pas toujours assez préparés, M. *Béquerel* a éprouvé une rechute, qui cependant ne l'a pas empêché de se distinguer dans plusieurs concours et d'obtenir une médaille d'or, lui donnant le droit d'être reçu docteur en médecine sans aucune rétribution. Il est probable, que malgré les circonstances défavorables dans lesquelles s'est trouvé notre jeune confrère, sa cure eût été plus radicale, si le traitement n'avait pas été d'une aussi courte durée. Nous espérons pouvoir bientôt donner une preuve de cette assertion, car M. *Béquerel*, qui nous avait été adressé par M. le docteur *Olivier* d'Angers, membre de l'Académie de médecine, nous a promis de se soumettre de nouveau à l'emploi de notre gymnastique vocale, dont il a si bien éprouvé les heureux effets pendant plus de trois ans.

Trente-deuxième observation. M. *Auburtin*, ex-employé dans la maison du duc de Bordeaux, qui nous avait été adressé par M. le professeur baron *Alibert*, est parvenu à articuler sans aucune hésitation tous les mots et les phrases qui l'arrêtaient ordinairement. La personne qui fait le sujet de cette observation, et qui était affectée d'un bégaiement *gutturo-tétanique lingual* des plus pénibles, a été également examiné avant et après son traitement, par M. le docteur *Florence*, membre de la société de médecine pratique de Paris.

Trente-troisième observation. *Joseph Boival*, de Viarme, âgé de 16 ans et demi, s'étant présenté à la consultation du professeur *Dupuytren*, nous fut adressé par cet illustre chirurgien dans le mois de novembre 1831, pour le traiter d'un bégaiement *gutturo-tétanique épileptiforme* ; l'hésitation qu'éprouvait ce jeune homme était accompagnée de mouvements convulsifs des muscles de la poitrine, de l'abdomen, du cou, des membres, et donnait naissance à des contorsions et à des spasmes analogues à ceux qui caractérisent une attaque d'épilepsie. Quoique ce bégaiement fût excessif, et rendait en quelque sorte tout-à-fait muet celui qui en était affecté, six semaines ont suffi pour le faire disparaître complétement, ainsi qu'a pu le constater M. *Dupuytren* et au moins trois cents personnes qui assistaient le 22 décembre à la clinique chirurgicale de l'Hôtel-Dieu.

Trente-quatrième observation. M. *Hippolyte Bard*, de Neuvy (Marne), âgé de 24 ans, affecté d'un bégaiement *gutturo-tétanique choréiforme* excessivement pénible, et dont la mère également bègue avait cinq autres fils ayant la même infirmité, et un sixième sourd-muet de naissance, a été débarrassé de toute espèce d'hésitation, après cinq semaines d'exercices dans l'institut orthophonique que nous dirigeons (Voyez à la page 288).

Trente-cinquième observation. *Maximilien Brandier*, de Clermont de Lodève (dép. de l'Hérault), âgé de 17 ans, qui s'était présenté à la clinique de *Dupuytren*, pour être traité d'un bégaiement *gutturo-tétanique muet*, nous fut adressé par ce professeur, qui a pu constater le 27 janvier 1832, ainsi que MM. les professeurs *Sanson*, *Breschet* et un grand nombre d'élèves, qu'après un mois de traitement, toute hésitation avait disparu, même en parlant très vite et devant un nombreux auditoire.

Trente-sixième et trente-septième observations. Messieurs Prosper et Alfred *Carpentier* d'Amiens, l'un âgé de 20 ans et l'autre de 18, fils du géomètre en chef du cadastre du département de la Somme, affectés l'un et l'autre d'un bégaiement *labio-choréique avec bredouillement* qui les avait fait refuser à l'École polytechnique, et qui n'avait pu céder à la méthode *Malbouche*, ont été débarrassés de leur infirmité, après trois semaines de traitement. MM. *Car-*

pentier qui sont entrés l'un en 1833 et l'autre en 1834 à l'École polytechnique ont toujours continué de parler parfaitement.

TRENTE-HUITIÈME OBSERVATION. M. Jules *Sonnet,* de Bailly près Nemours, âgé de 12 ans, affecté d'un bégaiement *labio-choréique avec sesseyement,* a été délivré de son infirmité après un mois de séjour dans l'institut orthophonique. Nous ajouterons que cette cure a été constatée par M. *Lisfranc,* membre de l'Académie de médecine, qui nous avait adressé le jeune homme faisant le sujet de cette observation.

TRENTE – NEUVIÈME OBSERVATION. M. *Gonin* de Lyon, âgé de 21 ans, affecté d'un bégaiement *guttu-ro-tétanique intermittent* qui le gênait beaucoup, après cinq semaines de traitement dans l'institut orthophonique, a été si bien débarrassé de toute es-pèce d'hésitation , qu'il nous écrivait en plaisantant trois ans après sa guérison : « Il est bien vrai, mon-
» sieur, que je ne fais plus partie de la compagnie
» des bègues que je renie complétement pour mes
» collègues. » Et il ajoute plus loin : « Le père du
» jeune homme, M. *Martin* qui est venu me con-
» sulter concernant votre méthode curative, a pu se
» convaincre que j'étais parfaitement guéri ; car il
» faut vous dire que pour rattraper le temps perdu,
» je suis devenu un babillard de la première espèce,
» et que j'ai peut-être aujourd'hui trop de ce babil
» que l'on reproche tant aux jeunes demoiselles. »

Nous ajouterons à ces détails que M. *Gonin* nous avait été adressé par M. *Gensoul,* chirurgien en chef de l'Hôtel-Dieu de Lyon.

QUARANTIÈME OBSERVATION. M. *Rullier,* âgé de 32 ans, des environs de Château-Roux, qui nous fut adressé par notre confrère le docteur *Tanchou,* a été débarrassé du bégaiement *labio-choréique loquax* dont il était affecté dès son enfance, après trois semaines de traitement dirigé par nous.

QUARANTE-UNIÈME OBSERVATION. M. *Charles Du-bening,* âgé de 18 ans, affecté d'un bégaiement *gutturo-tétanique difforme* et accompagné de mouvements convulsifs des muscles de la face, des paupières, du front, des sourcils, du nez, des lèvres, etc., qui le mettait dans l'impossibilité de pouvoir articuler les sons les plus simples, et qui même l'empêchait de chanter, a été délivré de son infirmité après avoir employé pendant un mois notre gymnastique orthophonique. Ce jeune homme, qui avait été examiné avant et après son traitement par MM. *Dulong* et *Flourens,* membres de la commission spéciale nommée par l'Académie des sciences pour lui faire un rapport sur notre méthode, a été également présenté un an après sa cure à la commission réunie des prix Monthyon, composée de MM. *Dupuytren, Boyer, Larrey, Magendie, Double, de Blainville, Serre, Duméril, Dulong* et *Flourens.*

QUARANTE-DEUXIÈME OBSERVATION. M. *Martin* de

Lyon, âgé de 22 ans, affecté d'un bégaiement *gut-turo-tétanique canin* caractérisé par des efforts inexprimables et des répétitions continuelles *ao, ao, avoo, avoooo, ooo* qui le rendaient tout-à-fait inintelligible, a été délivré de son infirmité après un mois de traitement. Nous ajouterons que M. *Martin,* ayant un frère jumeau qui a bégayé jusqu'à l'âge de la puberté, a été présenté avant et après son traitement à MM. *Flourens* et *Dulong,* et 10 mois plus tard à toute la commission réunie des prix Monthyon de l'Académie des sciences.

QUARANTE-TROISIÈME OBSERVATION. M. *Lachaume,* étudiant en médecine qui nous avait été adressé par M. le professeur *Dubois,* a été délivré du bégaiement *labio-choréique loquax* dont il était affecté, après un mois qu'il a passé dans l'institut orthophonique que nous dirigeons. Nous avons appris depuis, du célèbre professeur que nous venons de citer, que ce jeune homme a éprouvé une légère rechute, parce qu'ayant été grièvement blessé à la suite d'un duel, peu de temps après la cure de son bégaiement, il avait négligé trop brusquement l'emploi de la méthode que nous lui avions indiquée. Il est bon de dire aussi que ce genre d'hésitation est un des plus sujets à récidive.

QUARANTE-QUATRIÈME OBSERVATION. M. le docteur *Guérard,* médecin américain, à qui M. *Louis,* membre de l'Académie de médecine, avait conseillé de s'adresser à nous, a vu cesser le bégaiement *gutturo-tétanique muet* dont il était affecté après 25 jours de traitement. Nous devons dire que, plusieurs mois après sa cure, M. *Guérard,* ayant bien voulu se présenter à la commission de l'Académie des sciences pour le prix Monthyon, a prouvé à MM. les membres qni la composaient qu'il s'exprimait en anglais et en français sans aucune hésitation.

QUARANTE-CINQUIÈME OBSERVATION. M. *Tribout,* relieur, âgé de 30 ans, qui nous fut adressé par le docteur *Dulong,* l'un des secrétaires perpétuels de l'Académie des sciences, pour le traiter d'un bégaiement *gutturo-tétanique choréiforme* excessivement pénible, a été délivré de son infirmité après cinq semaines de traitement. La personne qui fait le sujet de cette observation a été présentée après sa cure à MM. les membres de la commission dont M. *Dulong* faisait partie.

QUARANTE-SIXIÈME OBSERVATION. M. *Clément,* âgé de 26 ans, demeurant rue Quincampoix 27, affecté d'un bégaiement *gutturo-tétanique muet,* a vu cesser complétement ce vice de l'articulation, après avoir passé un mois dans l'Institut orthophonique. Nous ajouterons que ce jeune homme est également un de ceux qui ont été présentés en 1833 à la commission de l'Académie des sciences chargée d'examiner les travaux des concurrents aux prix de la fondation Monthyon.

QUARANTE-SEPTIÈME OBSERVATION. M. *Argant*, de Genève, qui était alors élève de l'École des arts et manufactures de Paris, affecté dès son enfance non-seulement de bégaiement et de bredouillement, mais encore de blésité sur les articulations S, Z, CH, J, R, L mouillé, est parvenu dans l'espace d'un mois à faire disparaître tous les divers vices de la parole pour lesquels il était venu réclamer nos conseils. M. *Argant*, qui est actuellement professeur de mathématiques à l'Université de Genève, nous avait été adressé par M. le docteur *Louis*, membre de l'Académie de médecine.

QUARANTE-HUITIÈME OBSERVATION. M. *Bonnet*, fabricant de brosseries, rue Gravilliers, qui était affecté d'un bégaiement *labio-choréique difforme*, caractérisé par des grimaces et des mouvements convulsifs de tous les muscles de la face, etc., a vu cesser ces diverses difformités et l'hésitation qu'il éprouvait, après s'être soumis à un traitement orthophonique prolongé pendant trois semaines. Nous ajouterons que la personne qui fait le sujet de cette observation nous avait été adressée par M. le professeur *Sanson*, membre de l'Académie de médecine et chirurgien de l'Hôtel-Dieu.

QUARANTE-NEUVIÈME OBSERVATION. M. *Jullien*, âgé de 15 ans, imprimeur en caractères chez MM. *Moquet* et Comp^ie ., rue de la Harpe 90, affecté d'un bégaiement *mixte* excessivement pénible, a été dé-

livré de son infirmité après quinze jours de traitement consécutif. Malgré le peu de temps consacré à
cette cure qui a eu lieu en 1833, elle n'a pas été suivie
de rechute, ainsi que nous en avions manifesté des
craintes aux parents de ce jeune homme.

CINQUANTIÈME OBSERVATION. Le jeune *Frappart*
(Hilaire), âgé de 12 ans, d'Aulnay-les-Bondy (Seine-
et-Oise), a vu cesser dans l'espace d'un mois, le bégaiement *labio-choréique avec bredouillement* dont il
était affecté. Nous ajouterons que cette infirmité qui
était héréditaire dans la famille paternelle de ce
jeune homme, s'étant manifestée de nouveau quelque temps après sa rentrée au séminaire de Versailles,
nous avons obtenu un meilleur résultat après un
second traitement.

CINQUANTE-UNIÈME OBSERVATION. Le sieur *J.-B. Col-
liard*, des environs de Grandvillier, département de
Seine-et-Oise, qui nous fut adressé en 1833 par le
célèbre *Dupuytren*, a été débarrassé, après un mois et
demi de traitement, du bégaiement *gutturo-tétanique
épileptiforme* dont il était affecté. Ce jeune homme
qui ne pouvait faire entendre qu'une sorte de grognement, et dont la position était plus triste que
celle d'un muet, a été présenté après sa cure, à la
clinique du célèbre chirurgien que nous venons de
citer. Plus de trois cents étudiants en médecine qui
l'avaient vu avant sa guérison, ont pu constater qu'il
ne restait plus aucune trace de l'infirmité pour la-

quelle ce malheureux jeune homme était venu réclamer nos conseils.

CINQUANTE-DEUXIÈME OBSERVATION. *J.-P. Blain*, de Vernon, département de l'Eure, affecté d'un bégaiement *mixte* très pénible, est parvenu à parler sans aucune trace d'hésitation, après s'être soumis, pendant 31 jours, à l'emploi de notre gymnastique vocale.

CINQUANTE-TROISIÈME OBSERVATION. Léon Dominique *Quéruel*, âgé de 22 ans, également de la petite ville de Vernon (Eure), affecté d'un bégaiement *gutturo-tétanique* horriblement difforme et ne lui permettant de faire entendre, après les plus violents efforts, que des cris et une sorte de grognement et d'aboiement, a été après un mois de traitement délivré de sa bien triste infirmité. Nous ajouterons que celui qui fait le sujet de cette observation, et qui nous avait été adressé par M. *Dupuytren*, a été aussi examiné avant et après son traitement par MM. *Flourens* et *Dulong*, et par toute la commission nommée par l'Académie des sciences pour juger le concours des prix Monthyon de l'année 1833.

CINQUANTE-QUATRIÈME OBSERVATION. Le nommé *Boivin*, commissionnaire, placé au coin de la rue des Colonnes, âgé de 25 ans, et originaire du duché de Savoie, s'étant présenté en 1831 à la consultation publique de l'Hôtel-Dieu, nous fut adressé par M. *Dupuytren*, pour le traiter d'un bégaiement *choréiforme* des plus prononcés et accompagné de mouvements convulsifs de la tête, des bras et surtout de la jambe droite. Quoique ce jeune homme ne pût alors consacrer que trois jours à faire l'application des moyens orthophoniques que nous lui indiquâmes, ce très court espace de temps nous suffit pour le mettre à même de pouvoir répondre vite et sans aucune trace d'hésitation à toutes les questions qui lui furent faites par l'illustre professeur que nous venons de citer, en présence de plus de trois cents personnes réunies dans le grand amphithéâtre de l'Hôtel-Dieu. M. *Dupuytren* nous ayant demandé en 1833, c'est-à-dire deux ans après, de revoir ce jeune homme que nous supposions retrouver bègue, nous le présentâmes à la commission des prix Monthyon, qui put s'assurer qu'il n'y avait pas eu de récidive malgré le peu de durée du traitement.

Cinquante-cinquième observation. M. Alfred *Grandin*, âgé de 12 ans, demeurant chez son père à Vendôme, département de Loir-et-Cher, qui nous fut adressé par M. *Lisfranc*, membre de l'Académie de médecine et chirurgien en chef de l'hôpital de la Pitié, a été débarrassé du bégaiement *labio-choréique loquax* dont il était affligé, après avoir passé un mois dans l'Institut orthophonique que nous dirigeons.

Cinquante-sixième observation. M. *Peyruc*, de Toulon, âgé de 22 ans, élève ingénieur de l'École des arts et manufactures de Paris, affecté d'un bégaiement *gutturo-tétanique choréiforme* accompagné de mouvements convulsifs de la tête, des bras et des jambes, a vu cesser son infirmité après 28 jours de l'emploi de notre méthode curative. Nous ajouterons que M. *Peyruc*, qui nous avait été adressé par M. *Ortolan*, professeur à la Faculté de droit de Paris, a suivi, pendant les deux ans qui ont succédé à son traitement, tous les cours de l'École des manufactures, sans faire remarquer aucune trace d'hésitation. Nous dirons enfin que, pendant ses examens et les démonstrations dont il avait été dispensé avant sa cure, M. *Peyruc* s'est toujours énoncé depuis avec la plus grande facilité.

CINQUANTE-SEPTIÈME OBSERVATION. M. *de Fournesse*, âgé de 12 ans, neveu de M. le marquis de *Matan*, pair de France, a été débarrassé du bégaiement *gutturo-tétanique muet* dont il était affecté, après avoir passé un mois dans l'Institut orthophonique. Ce jeune homme qui nous avait été adressé par M. *Lisfranc*, étant rentré au collège Louis-le-Grand dont il était élève, a pu réciter ses leçons dont il avait toujours été dispensé avant son traitement.

CINQUANTE-HUITIÈME OBSERVATION. M. *Charles Brard*, de Nantes, âgé de 16 ans, qui nous avait été adressé par M. *Dupuytren* pendant le mois de septembre 1834, n'offrait plus aucune trace du bégaiement dont il était affecté, après avoir été soumis pendant trois semaines à l'application de notre méthode curative.

CINQUANTE-NEUVIÈME OBSERVATION. M. *Montel*, de Montpellier, âgé de 16 ans, affecté d'un bégaiement *gutturo-tétanique muet*, a pu parler sans aucune hésitation après avoir passé un mois dans l'Institut orthophonique que nous dirigeons. Nous devons dire cependant que ce jeune homme, qui nous avait été adressé par le docteur *Bardoulat*, ayant négligé trop brusquement de mettre en pratique les conseils que nous lui avions donnés, a eu le malheur d'éprouver encore un peu d'hésitation quelque temps après son traitement. Cette légère rechute a déterminé M. *Montel* père à nous confier son fils encore pendant quinze jours, pour le soumettre de nouveau à l'application de notre gymnastique vocale.

SOIXANTIÈME OBSERVATION. M. *Louis Mathurin Roux*, âgé de 18 ans, demeurant chez M. *Blée*, rue des Fossés Montmartre 12, affecté d'un bégaiement *gutturo-tétanique lingual*, a été débarrassé de cette pénible infirmité après un mois de traitement. Nous ajouterons que ce jeune homme, que nous avions pris plus tard à notre service, a toujours parfaitement parlé, et qu'il est entré ensuite au service de M. *Boulay* membre de l'Académie de médecine, où nous pensons qu'il est encore.

SOIXANTE-UNIÈME OBSERVATION. M. *G. Piorry*, parent du savant professeur de l'École de médecine de Paris qui porte le même nom, a vu cesser le bégaiement *labio-choréique* dont il était affecté, après avoir employé pendant trois semaines les moyens thérapeutiques que nous avons signalés comme étant propres à combattre plus spécialement cette variété de dyslalie.

SOIXANTE-DEUXIÈME OBSERVATION. M. *Constant Porterat*, âgé de 18 ans, de la Rivière, département du Doubs, qui nous avait été adressé en 1836 par le docteur *Bousson*, affecté d'un bégaiement *gutturo-tétanique choréiforme* excessivement pénible, a été délivré de ce vice de l'articulation, après avoir passé un mois dans l'Institut orthophonique.

SOIXANTE-TROISIÈME OBSERVATION. M. *Chaigneau*, âgé de 21 ans, natif de la ville de Hué, capitale de la Cochinchine, et fils d'un ancien consul français devenu mandarin dans l'empire cochinchinois, affecté dès son enfance d'un bégaiement *gutturo-tétanique muet* qui le mettait souvent dans l'impossibilité absolue de pouvoir articuler même les voyelles, a vu disparaitre cette difficulté en faisant pendant le mois de septembre 1835 l'application de notre gymnastique vocale (Voyez ce que nous avons dit de M. *Chaigneau*, pages 362 et 363).

SOIXANTE-QUATRIÈME OBSERVATION. M. *Pierre Dimey*, d'Is-en-Bassigny, âgé de 22 ans, élève en théologie au grand séminaire de Langres (Haute-Marne), qui nous avait été adressé par M. l'abbé *Ballée* que nous avions traité lui-même en 1833 d'un vice de la parole, a été débarrassé du bégaiement *labio-choréique aphone* ou *des femmes*, dont il était affecté dès son enfance, en mettant en pratique pendant un mois nos exercices orthophoniques. Nous ajouterons que M. *Dimey* nous a écrit quatre ans après sa guérison (1er août 1838) pour nous consulter concernant un de ses amis affecté de bégaiement, et pour nous dire qu'il continuait à parler sans aucune hésitation.

Soixante-cinquième observation. M. *Gleize de Caffarelli*, âgé de 16 ans, fils d'un colonel de génie, demeurant à Bayonne, et petit-fils du sénateur de *Caffarelli*, affecté d'un bégaiement *gutturo-tétanique choréiforme* excessivement pénible, a été délivré de son infirmité après avoir mis en pratique pendant un mois et demi notre méthode curative. Nous ajouterons que M. *Gleize*, qui nous avait été adressé particulièrement par M. *J. Cloquet*, professeur de la Faculté de médecine de Paris, est venu nous voir quatre ans après sa cure, pour nous faire constater qu'elle avait été bien radicale.

Soixante-sixième observation. Madame de *Saint-Lég****, âgée de 20 ans, affectée tout à la fois d'un bégaiement *labio-choréique avec bredouillement*, de *lambdacisme*, de *jotacisme*, de *sesseyement* et de *grasseyement*, a vu disparaître tous ces divers vices de l'articulation, en mettant en pratique pendant un mois sous notre direction, les moyens orthophoniques que nous lui avions conseillés. Il est bon de dire aussi que tous les défauts de prononciation que nous venons de signaler sont héréditaires dans la famille de madame de Saint-L***, car son père, sa mère, ses deux sœurs et son frère en sont plus ou moins affectés (Voyez ce que nous avons déjà dit à cet égard page 288).

Soixante-septième observation. M. *Mercier* (*Célestin*), âgé de 18 ans, des environs de Lons-le-Saulnier, qui nous avait été adressé par notre confrère le docteur *Bousson*, a été parfaitement guéri du bégaiement *gutturo-tétanique lingual* dont il était affecté, en mettant en pratique pendant un mois notre gymnastique vocale.

Soixante-huitième observation. M. *Victor Bordeaux*, âgé de 16 ans, se destinant à l'École polytechnique, et demeurant à Paris rue Beaubourg 26, affecté d'un bégaiement *gutturo-tétanique muet*, qui était un obstacle pour la carrière qu'il voulait parcourir, a vu cesser son infirmité, après avoir passé un mois dans notre Institut orthophonique. Nous devons ajouter que ce jeune homme que nous avons rencontré long-temps après sa cure parlant parfaitement, nous avait été adressé par le célèbre chirurgien en chef de l'Hôtel-Dieu, le professeur *Dupuytren*.

Soixante-neuvième observation. M. *Jacques Faure*, âgé de 42 ans, surnommé le frère *Clément*, de l'ordre des Écoles chrétiennes, affligé d'un bégaiement *canin* excessivement pénible, qui le mettait dans l'impossibilité absolue d'articuler une seule syllabe sans hésiter pendant long-temps, a été délivré de son infirmité, après s'être exercé sous notre direction pendant un mois, d'après notre méthode orthophonique. Cette cure a été si parfaite, que le frère *Clément*, qui avait été réduit à cause de son bégaiement à exercer les fonctions de cuisinier dans la communauté où il se trouvait, a été chargé de la direction d'une classe ; nous ajouterons qu'il s'est acquitté de ces fonctions aussi bien que tous ses confrères, et sans laisser apercevoir de traces de son ancienne difficulté. C'est M. le professeur *Alibert* qui nous avait adressé le frère *Clément*.

Soixante-dixième observation. M. *Brunet Sully*, de l'Ile-Bourbon, âgé de 20 ans, frère du délégué à Paris de cette colonie française, affecté d'un bégaiement *labio-choréique loquax*, a vu cesser ce vice de l'articulation, après avoir passé un mois dans l'Institut orthophonique.

Soixante-onzième observation. M. *Poirier*, âgé de 24 ans, de Nogent-sur-Seine, ouvrier tailleur de marbre, que nous avait adressé M. le professeur *Breschet*, a été débarrassé du bégaiement *labio-choréique difforme* dont il était affecté, après s'être exercé pendant trois semaines d'après notre méthode thérapeutique et les moyens orthophoniques que nous avons signalés page 387. Ce jeune homme a été présenté après sa guérison à M. *Breschet*, dans le grand amphithéâtre de l'Hôtel-Dieu, devant plus de trois cents élèves.

SOIXANTE-DOUZIÈME OBSERVATION. Le nommé *Urbain*, des environs de Tours, âgé de 22 ans, qui nous avait été adressé par M. *Baffos*, membre de l'Académie de médecine, est parvenu à articuler sans aucune hésitation les mots et les phrases les plus difficiles, après s'être exercé pendant un mois en appliquant notre gymnastique vocale. Nous ajouterons que la personne qui fait le sujet de cette observation, et qui était affectée d'un bégaiement *labio-choréique difforme*, a été également examiné avant et après son traitement par MM. *Breschet*, *Piorry*, *Chomel* et par un très grand nombre d'étudiants en médecine qui suivaient la clinique de ces trois professeurs.

SOIXANTE-TREIZIÈME OBSERVATION. M. *Pesnaud*, âgé de 14 ans, qui nous avait été adressé par M. le professeur *Alibert*, a été délivré du bégaiement *gutturo-tétanique muet* dont il était affecté, après avoir suivi pendant un mois nos exercices orthophoniques. Nous ajouterons que ce jeune homme s'est présenté après son traitement à la consultation publique de M. *Alibert*, à l'hôpital Saint-Louis, où un grand nombre de personnes ont pu constater sa cure.

SOIXANTE-QUATORZIÈME OBSERVATION. Mlle *Justina d'Armina*, de Madrid (Espagne), âgée de 16 ans, et pensionnaire du couvent de l'Abbaye-aux-Bois de Paris, a vu cesser le *bégaiement avec bredouillement,* la *blésité* et le *lambdacisme* dont elle était affectée, après avoir mis en pratique pendant deux mois les moyens orthophoniques qui sont propres à combattre ces divers vices de l'articulation. Cette jeune personne nous avait été adressée par M. *Bousson,* médecin ordinaire de l'Abbaye-aux-Bois.

SOIXANTE-QUINZIÈME OBSERVATION. M. *Besnard,* des environs de Saint-Malo, âgé de 18 ans, se destinant à l'École polytechnique, et nous ayant été adressé par M. *Dulong,* directeur des études de cette école et l'un des secrétaires perpétuels de l'Académie des sciences de l'Institut de France, a été délivré du bégaiement *labio-choréique aphone* ou *des femmes* dont il était affecté, après avoir passé tout le mois de septembre 1835 dans l'établissement spécial que nous dirigeons.

SOIXANTE-SEIZIÈME OBSERVATION. M. *Bézard,* âgé de 18 ans, demeurant à Paris, rue de la Paix 1, affecté tout à la fois d'un bégaiement *labio-choréique avec bredouillement,* de *sesseyement* et de *lambdacisme,* a été complétement délivré de ces divers vices de la parole, après s'être exercé pendant le mois de septembre 1835 dans l'Institut orthophonique. Nous ajouterons que M. *Bézard* nous avait été adressé par l'illustre *Broussais* et par le docteur

Casimir Broussais, son fils, professeur agrégé à la Faculté de médecine de Paris.

SOIXANTE-DIX-SEPTIÈME OBSERVATION. M. de *Danne*, d'Angers, âgé de 16 ans, neveu de M. de *Fitz-James* et de M le comte de *Contade* pair de France, affecté d'un bégaiement *gutturo-tétanique muet* des plus pénibles, est parvenu à parler sans aucune espèce d'hésitation, après avoir passé le mois de septembre 1835 dans l'Institut orthophonique. Nous devons dire cependant que cette cure a été suivie d'une rechute, parce que M. *de Danne* a cessé trop brusquement l'emploi de toute espèce de gymnastique vocale. Nous ajouterons aussi que le bégaiement qui s'était manifesté de nouveau, mais à un degré beaucoup moins prononcé qu'avant le premier traitement, a déterminé M. de *Danne* à revenir passer 20 jours dans notre établissement, pendant le mois d'octobre 1839.

SOIXANTE-DIX-HUITIÈME OBSERVATION. M. *Génuit*, âgé de 23 ans, qui nous a été adressé par M. le docteur *Mancel*, après avoir passé trois semaines dans l'Institut orthophonique, est parvenu à faire cesser le bégaiement *labio-choréique difforme* dont il était affecté et qui le gênait beaucoup dans l'exercice de sa profession.

SOIXANTE-DIX-NEUVIÈME OBSERVATION. M. *Traversier*, de Guy-Saint-Fiacre, près Gournay (Seine-Inférieure), âgé de 25 ans, affecté d'un bégaiement *gutturo-tétanique canin* caractérisé par les répétitions désagréables, *ao, ao, aooo,* a été débarrassé de sa pénible infirmité, après avoir fait pendant un mois l'application méthodique de nos moyens curatifs. Nous ajouterons que la personne qui fait le sujet de cette observation a été présentée avant et après son traitement à la clinique de M. le professeur *Piorry*, pendant le mois de décembre 1835.

QUATRE-VINGTIÈME OBSERVATION. M. *Lamiche*, âgé de 10 ans, d'Aulnay près Coulommiers (Seine-et-Marne), qui nous avait été adressé par le docteur *Grassien*, a été délivré du bégaiement *labio-choréique loquax* dont il était affecté, après avoir passé un mois dans l'Institut orthophonique.

QUATRE-VINGT-UNIÈME OBSERVATION. M. *Lelièvre*, âgé de 16 ans, demeurant à la barrière Ménilmontant, affecté d'un bégaiement *labio-choréique lingual*, a vu cesser cette infirmité, après s'être exercé pendant un mois et demi en appliquant notre gymnastique vocale. Nous croyons devoir dire aussi que ce jeune homme, qui nous avait été adressé par M. le professeur *Roux*, s'est présenté après sa cure dans le grand amphithéâtre de l'Hôtel-Dieu, devant une nombreuse assemblée qui a pu constater qu'il ne lui restait aucune trace d'hésitation.

QUATRE-VINGT-DEUXIÈME OBSERVATION. M. *Emile Bain*, de Meaux, âgé de 8 ans et demi, qui nous avait été adressé par M. *Lisfranc*, affecté d'un bé-

gaiement *gutturo-tétanique mixte* des plus pénibles, n'a plus éprouvé aucune hésitation, après un
séjour de cinq semaines dans l'Institut orthophonique. Nous avons appris que cet enfant, dont le grand-
père maternel et deux oncles sont bègues, a éprouvé
une rechute, qui exigera qu'il revienne pendant
quelque temps se soumettre à de nouveaux exercices.

QUATRE-VINGT-TROISIÈME OBSERVATION. *Emile Pel-
letier*, âgé de 14 ans, enfant de troupe dans le
56me régiment d'infanterie de ligne, qui nous avait
été adressé par son excellence le ministre de la guerre,
est parvenu à parler sans aucune hésitation, après
avoir suivi sans interruption nos exercices orthophoniques pendant environ un mois. M. le colonel
de ce régiment et M. le ministre de la guerre nous
ont adressé des remerciements pour cette cure, et ont
de plus fait insérer une note à ce sujet dans le Moniteur, le Journal de l'armée, et dans plusieurs journaux politiques.

QUATRE-VINGT-QUATRIÈME OBSERVATION. M. *Victor
Morlet*, de Voncq, département des Ardennes, âgé
de 28 ans, affecté d'un bégaiement *labio-choréique
avec bredouillement*, a vu cesser cette infirmité,
après s'être exercé pendant un mois d'après notre
méthode orthophonique. La personne qui fait le sujet de cette observation, nous avait été adressée par
le docteur *Charles Albert Chaumonot*.

Quatre-vingt-cinquième observation. M. *Boquet*, de Lille (Nord), âgé de 18 ans, affecté d'un bégaiement *mixte* très pénible, a été délivré de cette infirmité après un séjour d'un mois dans l'Institut orthophonique. Nous ajouterons que M. *Boquet* étant venu nous voir trois ans après sa guérison, nous avons pu constater qu'il continue à parler avec la plus grande facilité et que sa cure a été aussi parfaite que possible.

Quatre-vingt-sixième observation. M. *Lefèvre*, âgé de 17 ans, qui a été examiné avant et après son traitement par M. *Orfila,* doyen de la Faculté de médecine de Paris, a vu disparaître le bégaiement *labio-choréique loquax* dont il était affecté, après avoir passé un mois dans l'établissement spécial que nous dirigeons.

Quatre-vingt-septième observation. M. *Julien Vilain*, âgé de 16 ans, commis libraire chez M. J.-B. *Baillière*, affecté d'un bégaiement *gutturo-tétanique difforme* excessivement prononcé, a vu cesser toute espèce d'hésitation en suivant pendant un mois notre méthode curative. Nous devons dire cependant que le jeune homme qui fait le sujet de cette observation, et qui nous avait été adressé par M. le docteur *Lesseré,* a continué de bien parler pendant deux ans ; mais à la suite d'une maladie, le bégaiement s'étant un peu reproduit, nous l'avons fait recommencer un second traitement qui lui a rendu la facilité qu'il avait obtenue de la première application qu'il avait faite de notre gymnastique vocale.

QUATRE-VINGT-HUITIÈME OBSERVATION. M. *Gérin Grandjean*, novice des Écoles chrétiennes, affecté d'un bégaiement *gutturo-tétanique muet*, est parvenu à lire et à parler sans aucune hésitation, après avoir suivi pendant un mois nos exercices orthophoniques. Nous ajouterons que ce jeune homme nous avait été adressé par M. le supérieur général de l'ordre des frères, et par M. le professeur *Alibert*.

QUATRE-VINGT-NEUVIÈME OBSERVATION. M. *de Brog****, âgé de 16 ans, fils d'un pair de France, ex-président du conseil et ministre des affaires étrangères, qui nous avait été adressé par M. *Baudelocque*, médecin de l'hôpital des enfants, a été délivré du *bégaiement léger avec bredouillement*, du sesseyement et du jotacisme dont il était affecté, après 15 jours d'exercices d'après notre méthode curative.

QUATRE-VINGT-DIXIÈME OBSERVATION. M. *William Sculy*, d'Édimbourg (Irlande), âgé de 16 ans, affecté d'un bégaiement excessivement pénible, a été débarrassé de cette triste infirmité, après avoir passé un mois dans l'Institut orthophonique. Nous ajouterons que ce jeune homme, qui nous avait été adressé par le docteur *Caron du Villards*, habile oculiste de Paris, est d'une famille où le bégaiement est héréditaire, car il a quatre frères et trois sœurs qui sont plus ou moins affectés de la même infirmité.

QUATRE-VINGT-ONZIÈME ET QUATRE-VINGT-DOUZIÈME OBSERVATIONS. *Louis Cousin*, âgé de 14 ans, et *Leroy*, âgé de 21 ans, tous deux enfants de troupe, le premier dans le 19e régiment d'infanterie légère, et le second, musicien dans le 8e de ligne, nous ayant été adressés en même temps par M. le ministre de la guerre, ont vu cesser le bégaiement extrêmement pénible dont ils étaient affectés, après avoir appliqué pendant un mois, sous notre direction, notre méthode orthophonique (1).

(1) Nous croyons devoir reproduire ici textuellement les deux lettres suivantes qui nous ont été adressées quelque temps après la cure de ces deux militaires :

Paris, le 30 août 1837.

A monsieur le docteur Colombat de l'Isère,

« Monsieur le lieutenant général *Pajol*, commandant la
» 1re division militaire, m'a transmis un rapport relativement
» aux deux militaires *Roy* et *Cousin* affectés de bégaiement et
» auxquels vous avez bien voulu donner vos soins.

» Ce rapport me fait connaître, qu'après un mois de traite-
» ment ces deux hommes ont été complétement guéris de leur
» infirmité, et que depuis ils ont rejoint leurs régiments.

» Je ne puis que vous féliciter de ce nouveau succès et vous
» remercier du zèle philantropique dont vous avez fait preuve
» en cette circonstance en traitant ces militaires gratuitement;
» mais je me fais surtout un plaisir de témoigner par la voie
» des journaux officiels, des heureux résultats de votre mé-
» thode, et d'appeler autant qu'il peut dépendre de moi, l'at-
» tention du public sur un établissement que vous dirigez
» avec un talent si remarquable.

» Recevez, monsieur le docteur, l'assurance de ma consi-
» dération très distinguée :

» Le pair de France, ministre secrétaire d'état de la guerre. »

Baron BERNARD.

Monsieur le docteur,

« J'éprouve une bien grande satisfaction à vous annoncer
» que le jeune *Cousin* (Louis), enfant de troupe au régiment
» que je commande, vient de rentrer au corps complétement

QUATRE-VINGT-TREIZIÈME OBSERVATION. M. *Barde-net*, des environs de Vesoul, âgé de 31 ans, affecté d'un bégaiement *labio-choréique loquax*, qui le rendait presque inintelligible, a été délivré de ce vice de la parole en suivant pendant un mois, sous notre direction, nos exercices orthophoniques. M. *Bardenet* nous avait été adressé par un de ses parents, licencié en droit, demeurant à Paris, rue Saint-Jacques 145.

QUATRE-VINGT-QUATORZIÈME OBSERVATION. M. *Vallée*, âgé de 18 ans, élève à l'École polytechnique, et fils du savant ingénieur de ce nom, offrait l'exemple d'un *bégaiement avec bredouillement* porté à un tel degré que toutes les syllabes et les mots semblaient tellement confus et si mal articulés, qu'il était souvent impossible de distinguer à quelle langue ils appartenaient. Après avoir employé pendant un mois les moyens thérapeutiques qui conviennent à cette espèce de dyslalie, la parole est devenue nette, bien

» guéri du fort bégaiement dont il était atteint, infirmité pour
» laquelle vous l'avez traité gratuitement. Cet enfant qui aupa-
» ravant avait la plus grande peine à prononcer deux mots de
» suite, parle, et articule aujourd'hui aussi librement et aussi
» distinctement que s'il n'avait jamais été bègue. Le bienfait
» qu'il a reçu de vous est immense; il le sent, l'apprécie, et
» ne l'oubliera jamais.

 » Agréez, monsieur le docteur, l'assurance de ma gratitude
» personnelle et de la considération très distinguée avec laquelle
« j'ai l'honneur d'être,
  » Votre très humble et très obéissant serviteur,
   » Le colonel du 20ᵉ léger,
    Fréd. ALLAIN.

Briançon 1ᵉʳ septembre 1837.

accentuée et parfaitement intelligible. Nous devons ajouter aussi que M. *Vallée*, qui est encore aujourd'hui à l'École polytechnique, nous avait été adressé par M. *Dulong*, directeur des études de cette école, et par M. *Marc Jodeau* qui y exerce les fonctions de professeur répétiteur.

QUATRE-VINGT-QUINZIÈME OBSERVATION. M. *Justin Devay*, âgé de 10 ans, demeurant à Paris, rue du Puits-l'Hermite 11, affecté d'un bégaiement *choréique avec bredouillement*, accompagné de *blésité*, est parvenu à parler sans hésitation et d'une manière distincte, après avoir passé deux mois dans l'Institut orthophonique. Nous ajouterons que ce jeune homme nous avait été adressé par M. *Lisfranc*, chirurgien en chef de l'hôpital de la Pitié.

QUATRE-VINGT-SEIZIÈME OBSERVATION. M. *A. Van den Peereboom*, de Ypres (Belgique), âgé de 18 ans, petit-fils d'un ancien sénateur de l'empire, a été débarrassé d'un bégaiement *guttura-tétanique choréiforme* des plus pénibles dont il était affligé, après avoir passé un mois dans l'Institut orthophonique. Nous ajouterons que cette cure a été si parfaite, que M. *Van den Peereboom* nous écrivait, long-temps après être de retour dans sa famille : « Si j'ai » attendu jusqu'à ce jour pour vous donner de mes » nouvelles, c'est que je voulais voir si je n'aurais » pas quelque inclination vers une rechute ; mais » grâce à votre bonne méthode, je parle aujourd'hui

» aussi bien que lorsque je suis sorti de chez vous.
» Tous ceux qui m'ont connu avant ma guérison ne
» se lassent pas de s'écrier qu'elle tient du prodige. »
Nous ajouterons que c'est notre savant confrère le
docteur *Descurette* de Paris qui nous avait adressé le
jeune homme qui fait le sujet de cette observation.

QUATRE-VINGT-DIX-SEPTIÈME OBSERVATION. M. *Hourdequin*, commis négociant à New-York, âgé de 25
ans, et affecté d'un bégaiement *gutturo-tétanique
muet*, a été débarrassé de cette infirmité après avoir
suivi pendant un mois nos exercices orthophoniques.
M. *Hourdequin* nous avait été adressé par M. le
docteur *Mancel*, habile praticien de Paris.

QUATRE-VINGT-DIX-HUITIÈME OBSERVATION. M. *Gouge*, âgé de 23 ans, de l'Ile-de-France (Colonie anglaise), affecté d'un bégaiement *labio-choréique
avec bredouillement*, qui avait été traité sans succès
par deux autres personnes, a vu cesser son infirmité,
après avoir passé cinq semaines dans l'Institut orthophonique. Nous ajouterons que M. *Gouge* nous
avait été adressé par MM. les docteurs *Caron du
Villards, Caffe* et *Mancel*.

QUATRE-VINGT-DIX-NEUVIÈME OBSERVATION. M. *Lippens*, de Gand (Belgique), âgé de 18 ans, qui nous
avait été adressé par M. le professeur *Roux*, a été
débarrassé du bégaiement *gutturo-tétanique intermittent* dont il était affecté, après avoir appliqué
pendant six semaines, sous notre direction, notre
gymnastique vocale.

Centième observation. M. *Gustave Durand*, de Tarascon (Vaucluse), âgé de 13 ans, qui nous avait également été adressé par M. le professeur *Roux*, a vu cesser le bégaiement *gutturo-tétanique intermittent* dont il était affecté au plus haut degré, après avoir suivi pendant un mois et demi nos exercices orthophoniques. Nous ajouterons que ce jeune homme a été présenté avant et après son traitement au grand amphithéâtre de l'Hôtel-Dieu, où il a été examiné par plus de deux cents personnes.

Cent-unième observation. M. *Thévenin*, âgé de 33 ans, demeurant à Paris, rue du Faubourg Poissonnière 24, qui avait été traité sans succès pendant trois mois par M. *Malbouche*, a vu cesser le bégaiement *mixte* dont il était affecté, après avoir passé quinze jours dans l'établissement spécial que nous dirigeons. M. *Thévenin* nous avait été adressé par M. *Double*, membre de l'Académie de médecine et de l'Académie des sciences de l'Institut de France.

Cent-deuxième observation. M. *Dianous*, fils du général de génie de ce nom, élève de l'École industrielle et commerciale de Charonne, est parvenu à parler sans aucune hésitation, après avoir passé un mois dans l'Institut orthophonique. M. *Dianous*, qui était affecté d'un bégaiement *gutturo-tétanique choréiforme* excessivement pénible, nous avait été adressé par M. le docteur *Pinel Grandchamp*, l'un des plus habiles chirurgiens de Paris.

550 TRAITÉ DE TOUS LES VICES DE LA PAROLE.

CENT-TROISIÈME OBSERVATION. M. *Vergne*, de Nancy, âgé de 18 ans, affecté d'un bégaiement *gutturo-tétanique muet*, a été débarrassé de son infirmité, après avoir passé un mois dans l'établissement spécial dont nous sommes le directeur.

CENT-QUATRIÈME OBSERVATION. M. *Chaumarat*, de Toucy (département de l'Yonne), âgé de 24 ans, affecté d'un bégaiement *gutturo-tétanique lingual*, a été débarrassé de son infirmité, après avoir appliqué pendant deux mois notre gymnastique vocale. Nous ajouterons que la mère de ce jeune homme est également affectée du même vice de la parole.

CENT-CINQUIÈME OBSERVATION. M. *Amalric (Ernest)* de Marseille, âgé de 22 ans, affecté d'un bégaiement *gutturo-tétanique muet*, est parvenu à articuler sans hésitation, après s'être exercé pendant un mois d'après notre méthode. Nous ajouterons que M. *Amalric*, qui nous avait été adressé par M. le docteur *Mancel*, a éprouvé une légère rechute, qui du reste est à peine sensible.

CENT-SIXIÈME OBSERVATION. M. *Boutigny*, de Rouen, âgé de 20 ans, affecté d'un bégaiement *labio-choréique difforme*, a vu cesser toute espèce d'hésitation après avoir passé six semaines dans l'Institut orthophonique. Nous ajouterons que M. *Boutigny* nous avait été adressé par M. *Flaubert* et M. *Hélis*, professeurs de l'École secondaire de médecine de Rouen.

CENT-SEPTIÈME OBSERVATION. M. *Dron* de Lunéville, âgé de 21 ans, adressé par M. *Vergne*, dont nous avons donné plus haut l'observation, a été débarrassé du bégaiement *mixte* dont il était affecté, après avoir passé un mois dans l'Institut orthophonique.

CENT-HUITIÈME OBSERVATION. M. *Achille Olry*, de Nancy, âgé de 18 ans, qui nous avait également été adressé par M. *Vergne*, a vu cesser le bégaiement *gutturo-tétanique muet* qui l'empêchait souvent d'articuler un seul mot, après avoir appliqué sous notre direction, pendant un mois, notre gymnastique vocale.

CENT-NEUVIÈME OBSERVATION. M. de ✱✱✱, de Troyes (département de l'Aube), âgé de 14 ans, neveu de M. le vice-amiral *Dupotet*, a été débarrassé du bégaiement *labio-choréique* dont il était affecté, après avoir passé un mois dans l'Institut orthophonique. Nous ajouterons que ce jeune homme nous avait été adressé par notre confrère le docteur *Meurdefroid*.

CENT-DIXIÈME OBSERVATION. M. *Decan*, âgé de 10 ans, demeurant à Paris, rue de Braque, nous ayant été adressé par M. *Patissier*, membre de l'Académie de médecine, est parvenu à faire cesser le bégaiement *mixte* dont il était affecté, après avoir passé cinq semaines dans l'Institut orthophonique.

CENT-ONZIÈME OBSERVATION. M. *Victor Janin*, âgé de 28 ans, attaché au service du château royal de Fontainebleau, a été guéri du bégaiement *gutturo-*

tétanique choréiforme dont il était affecté, après s'être exercé pendant cinq semaines d'après notre méthode curative. Nous ajouterons que ce jeune homme qui nous avait été adressé par notre confrère le docteur *Koreff*, a été présenté par nous après son traitement, le 12 février 1840, au château des Tuileries, à madame la marquise de *Delomieux*, première dame d'honneur de sa majesté la reine des Français, qui lui portait le plus vif intérêt.

CENT-DOUZIÈME OBSERVATION. M. *Emile d'Eglise*, âgé de 17 ans, affecté d'un bégaiement *labio-choréique lingual,* qui le faisait hésiter même en chantant, est parvenu à parler sans aucune difficulté après avoir suivi nos exercices orthophoniques pendant les mois de janvier et de février 1840. Nous ajouterons que ce jeune homme nous avait été adressé par l'Académie de l'industrie française, qui a pu constater sa guérison le 20 février dernier, dans la grande réunion de son comité, auquel assistaient plus de deux cents personnes.

CENT-TREIZIÈME OBSERVATION. M. *Langlois*, âgé de 24 ans, de Barquet (département de l'Eure), qui nous avait été adressé par M. le docteur *Flaubert*, de Rouen, a vu cesser le bégaiement *labio-choréique aphone* ou *des femmes*, dont il était affecté, après s'être exercé pendant le mois de mars 1840, d'après notre méthode curative.

CENT-QUATORZIÈME OBSERVATION. M. *Gaillard*, de

Thoren (Savoie), âgé de 21 ans, élève au grand séminaire de Versailles, a été débarrassé du bégaiement
mixte dont il était affligé, après avoir suivi pendant
le mois de mars 1840, nos exercices orthophoniques.
Nous ajouterons que M. *Gaillard*, dont un des frères est également affecté de bégaiement, nous avait
été adressé par notre confrère le docteur *Ducros*.

CENT-QUINZIÈME OBSERVATION. M. *Charles Ferrat*, de Moustier, département des Basses-Alpes, âgé
de 28 ans, affecté d'un bégaiement *labio-choréique
loquax* extrêmement pénible, est parvenu à articuler sans hésitation, après avoir appliqué pendant
un mois et demi notre gymnastique vocale. Nous
ajouterons que M. *Ferrat*, ayant été traité sans succès pendant près de quatre mois par le docteur *De-
lisle*, s'était présenté à la consultation de M. le professeur *J. Cloquet*, qui lui a donné le conseil de
s'adresser à nous. M. *Ferrat* est sorti de l'Institut
orthophonique le 6 avril 1840.

Nous pourrions encore ajouter ici plus de cinq
cents observations authentiques; mais si nous gar-
dons le silence à cet égard, c'est parce que nous n'a-
vons voulu publier que celles qui ont rapport à des
bègues qui nous ont été adressées par des médecins
très connus, ou qui ont été vues, avant et après leur
traitement, par des membres de l'Académie de médecine, de l'Académie des sciences ou par d'autres personnes recommandables. D'ailleurs les observations

que nous aurions pu citer encore, et qui pour la plupart concernent des personnes qui se sont directement adressées à nous, n'offriraient rien de plus intéressant que celles que nous venons de rapporter. Nous allons donc nous borner à indiquer dans *un tableau synoptique*, le nombre, les espèces et les variétés de tous les cas de bégaiement et de tous les autres vices de la parole que nous avons observés depuis le mois de novembre 1827, jusqu'au mois d'avril 1840, c'est-à-dire depuis plus de 12 ans (1).

Ici se termine ce que nous avions à dire sur ce sujet : puissent nos recherches obtenir l'approbation de nos confrères et de tous les hommes éclairés, et apporter des consolations à une classe nombreuse de personnes affligées de diverses infirmités qu'on avait mal-à-propos regardées jusqu'à ce jour comme étant incurables ! Si un critique trop exigeant pense que nous sommes loin d'avoir atteint ce but, nous lui répondrons par ces vers d'Horace :

> . . . . . Si quid novisti rectius istis,
> Candidus imperti : si non, his utere mecum.

(1) Nous aurions rapporté ici quatre observations concernant des jeunes gens muets de naissance à qui nous avons rendu la parole, si nous n'avions pas dû en faire l'objet d'un mémoire que nous nous proposons de communiquer bientôt à l'Académie de médecine et à l'Académie des sciences. Nous avons encore actuellement chez nous un de ces jeunes gens âgé de 13 ans, qui nous a été adressé par le docteur *Bourdin*.

FIN.

EXPLICATION DES PLANCHES.

PLANCHE PREMIÈRE.

Fig. 1re. MUTHONOME ou *lyre orthophonique* pour donner le rhythme et le régler. AAAAA, cordes de la lyre ou tiges de cuivre fsur lesquelles est indiqué avec des chiffres le nombre d'oscillations que fait le balancier CC par minute. B, timbre sur lequel un petit marteau à ressort indique le premier temps ou *temps frappé*, de la mesure. D, clef pour monter l'instrument. E, verrou sur lequel sont marqués avec des chiffres, les mesures à un temps, 2, 3, 4 et 6 temps. On tire ou l'on pousse plus ou moins ce verrou, selon la nature du rhythme que l'on veut suivre, dans les exercices orthophoniques. F. Petit curseur en forme de hibou, au moyen duquel on accélère ou l'on ralentit les oscillations du balancier CC.

Fig. 2. *Plaque à manche coudé* pour fixer le filet et tenir la langue relevée. E rainure pour loger le frein avant d'en faire l'excision.

Fig. 3. *Sécateur* pour pratiquer l'*excision* du frein de la langue chez les personnes affectées de bégaiement ou de tout autre vice de la parole. DD partie tranchante de l'instrument.

Fig. 4. *Refoule-langue* en ivoire, qui se fixe au moyen de deux crochets d'argent, aux incisives de la mâchoire inférieure, et qui se place sous la langue pour maintenir cet organe relevé et le refouler dans l'arrière-bouche.

Fig. 5. *Autre refoule-langue*, qui est maintenu en place par le rapprochement des dents molaires des deux mâchoires.

Fig. 6. *Refoule-langue* en forme de mors.

Fig. 7. *Bride-langue*, maintenu en place au moyen de deux rubans qui se réunissent avec une boucle à la nuque. BB, extrémité des rubans se fixant à la nuque.

Nota. Les instruments représentés figures 4, 5, 6 et 7, sont principalement utiles dans le bégaiement *choréique-lingual* et dans le bégaiement compliqué de *sesseyement*.

Fig. 8. 8. Crochets en ivoire qui ont pour but d'écarter les commissures des lèvres et qui se fixent à la nuque, au moyen de deux rubans et d'une boucle. Cette espèce de bride-lèvres est surtout utile lorsque le bégaiement a lieu principalement sur les consonnes labiales B, P, M. BB extrémité des rubans se réunissant à la nuque.

Fig. 9. *Petite plaque d'ivoire*, que l'on place entre les dents molaires, qui la maintiennent par leur rapprochement.

Fig. 10. *Idem* en *caoutchouc*, qui se place de la même manière et qui, comme la précédente, a pour but de s'opposer aux mouvements convulsifs de la mâchoire inférieure dans la troisième variété de bégaiement *labio-choréique*. Ces instruments, ainsi que les crochets fig. 8 8. ne s'emploient ordinairement que pendant les premiers jours du traitement.

Fig. 11. *Stomatoscope simple* ou *abaisse-langue* pour explorer la cavité buccale et faciliter certaines opérations qui se font dans le pharynx.

PLANCHE DEUXIÈME.

Staphyloraphie.

Fig. 1re. Les lèvres de la division palatine sont avivées. — Les ligatures **BB** et **CC** sont passées — la ligature **DD** est sur le point de traverser de dehors en-dedans et d'avant en-arrière la lèvre gauche de la division. La main **A** est armée de la pince porte-aiguille.

Fig. 2. *Instrument* pour maintenir les mâchoires écartées. **AA** garniture de caoutchouc. **BB**. Lames d'ivoire.

Fig. 3. *Pince* pour saisir les lèvres de la division pendant leur avivement.

Fig. 4. *Mors du même instrument* vus de profil.

Fig. 5. *Petite lame en fer de lance* montée sur un manche coudé pour pratiquer l'avivement.

Fig. 6. *Idem*, coupant en biseau pour le même usage.

Fig. 7. *Ciseau* pour le même usage.

Fig. 8. *Pince porte-aiguille* armée de la ligature.

Fig. 8 (bis). Aiguille de la pince vue de face.

Fig. 9. *Nœud-coulant* imaginé par l'auteur, pouvant se faire avec une rosette.

Fig. 10. *Serre-nœud* et *porte-nœud* à bascule.

Fig. 11. *Porte-nœud* en volute.

Fig. 12. *Manche coudé* pouvant s'adapter au point **C** de la figure 2.

EXTRAIT

DU CATALOGUE DE M. CHARRIÈRE, COUTELIER, A PARIS.

INSTRUMENTS DE CHIRURGIE IMAGINÉS PAR LE Dr. COLOMBAT DE L'ISÈRE.

ACCOUCHEMENT.

Forceps pelvimètre, céphalomètre, offrant une articulation plus facile et plus solide que les autres et étant plus portatif, parce que ses branches se plient au moyen de charnières.   50 fr.

Tire-tête qui a l'avantage d'être placé et retiré très facilement.   15 fr.

AMPUTATION.

Compresseur qui peut non-seulement s'appliquer sur les artè-res brachiales et crurales, mais encore sur les artères ingui-nales et axillaires. Cet instrument, qui ne comprime que sur deux points, offre de grands avantages aux chirurgiens militaires et à ceux qui sont souvent obligés d'opérer pres-que seuls et sans le secours d'aides intelligents. 35 fr.

Artériodeon, ou *pince porte-nœud*, pour lier seul les artères rétractées dans les chairs ou logées profondément dans un espace étroit. 10 fr.

Porte-nœud. 2 fr.

Couteau d'une nouvelle forme. 6 fr.

BÉGAIEMENT.

Refoule-langues de différents genres. 5 fr.

Muthonome ou lyre orthophonique. 100 fr.

OPÉRATIONS FAITES DANS LA CAVITÉ BUCCALE.

Pince courbe pour saisir les amygdales. 10 fr.

Deux couteaux amygdalotomes. 6 fr.

Stomatoscope pour faciliter toute espèce d'opérations dans la cavité buccale. 15 fr.

Clef pour extraire les dents sans démonter le crochet. Cet instrument a l'avantage d'être plus portatif et moins dou-loureux dans son application. 12 fr.

Denticeps pour extraire les fortes molaires. 15 fr.

Pince porte-fil pour la staphyloraphie. 10 fr.

Serre-nœud à bascule. 6 fr.

Ciseau ostéotome à double levier, pour l'extirpation de l'os maxillaire supérieur. 12 fr.

Staphylocauste en argent, pour la cautérisation de la luette. 12 f.

Staphyloceps pour saisir la luette. 3 fr.

Staphylotome. 6 fr.

Ciseau emporte-pièce et plaque coudée, pour l'excision du frein de la langue (les deux). 15 fr.

Porte-caustique pour cautériser le pharynx et les tonsil-les, etc. 5 fr.

CATHÉTÉRISME.

Sonde d'homme pour éviter les fausses routes, en argent. 8 fr.

Idem de femme. 8 fr.

TAILLE ET LITHOTRITIE.

Cystotome à quatre lames pour pratiquer les tailles sous-pu-bienne, quadrilatérale, binatérale et latérisée ; cet instrument peu compliqué réunit trois lithothomes en un seul. 50 fr.

Litholabe pour retirer les calculs de la vessie après que cet organe est ouvert. 20 fr.

Kiotome ou *coupe-bride.* 6 fr.

Siphon à mèche pour faciliter l'écoulement des urines après la taille hypogastrique.   16 fr.
Litho-trito-labe ou *brise-pierre à chaîne*.   60 fr.
Sonde pour extraire les calculs engagés dans le canal de l'urètre.   18 fr.
Fraise excentrique.   25 fr.

FISTULE A L'ANUS.

Sonde à lame cachée pour opérer les fistules à l'anus.   6 fr.

FISTULES URINAIRES.

Aiguille en spirale pour les fistules recto-vésicales et vésico-vaginales.   6 fr.
Aiguilles en col de cygne et à manche, pour les fistules transversales et obliques.

HERNIES.

Bistouri caché pour opérer les hernies étranglées.   6 fr.
Bandage ombilical qui comprime à volonté et localement. 20 f.
Id. pour comprimer les seins squirrheux.   20 fr.
Id. pour contenir les hernies inguinales et crurales sans ressort.   4 fr.

AUSCULTATION MÉDIATE.

Sthétoscope plus portatif à tubes rentrans.   5 fr.

OPÉRATIONS SUR LA MATRICE ET LE VAGIN.

Speculum uteri brisé.   30 fr.
Hystéroscope ou miroir concave pour examiner le col utérin. 15 f.
Hystérolabe ou sonde à crochets pour l'extirpation de la matrice dans le cas de destruction du col.   15 fr.
Utéroceps ou érigne à quatre branches pour abaisser la matrice.   15 fr.
Hystérotome pour l'amputation du col utérin d'après une nouvelle méthode.   45 fr.
Polypodeon pour la ligature des polypes de la matrice. 15 fr.
Id. à chapelet pour la ligature de ceux du vagin.   6 fr.
Couteau convexe pour détacher l'utérus du vagin.   4 fr.
Id. à lame montée en faux pour inciser les végétations siégeant sur le col de l'utérus.   4 fr.
Pince-porte-ligature pour lier les artères utérines.   10 fr.
Compresseur pour arrêter les hémorrhagies utérines.   15 fr.
Pessaires insufflés d'air.   10 fr.
Porte-sangsues pour faire des applications sur le col utérin, dans le vagin, au périnée, à l'anus, dans la bouche; tous réunis.   10 fr.

ON

VÉS

827
840.

510

7.5

83

24

TABLEAU SYNOPTIQUE ET ST[ATISTIQUE]

DE TOUS LES CAS DE BÉGAIEMENT ET DE TOUS LES AUTR[ES]

Observés dans l'Institut Orthophonique de Paris, depuis le mois de novembre

PREMIER GENRE DE BÉGAIEMENT. *Labio-choréique.* QUATRE VARIÉTÉS.	NOMBRE DE CAS OBSERVÉS.	GUÉRISONS			CAS INCURABLES.	NON GUÉRIS par manque de temps et d'assiduité.	TEMPS MOYEN DU TRAITEMENT nombre de jours.	NOMBRE		
		SANS RÉCIDIVE.	AVEC RÉCIDIVE.	APRÈS UN SECOND TRAITEMENT.				D'HOMMES.	D'ENFANTS AVANT DOUZE ANS.	DE FEMMES
PREMIÈRE VARIÉTÉ. Bégaiement loquax.	129	87	26	9	» »	42	35	111	15	3
DEUXIÈME VARIÉTÉ. *Idem* difforme.	66	53	5	3	» »	9	20	55	9	2
TROISIÈME VARIÉTÉ. *Idem* aphone ou des femmes . . .	24	13	4	3	5	» »	45	9	» »	13
QUATRIÈME VARIÉTÉ. *Idem* lingual.	23	17	5	2	6	» »	70	21	1	» »
TOTAL de l'espèce *Labio-choréique*.	239	170	40	17	11	51	» »	196	25	18
IIe GENRE DE BÉGAIEMENT. *Gutturo - tétanique.* SIX VARIÉTÉS.										
PREMIÈRE VARIÉTÉ. Bégaiement muet.	37	28	4	2	» »	5	40	32	4	1
DEUXIÈME VARIÉTÉ. *Idem* intermittent.	53	41	7	4	» »	5	45	49	4	» »
TROISIÈME VARIÉTÉ. *Idem* choréiforme.	33	24	5	3	» »	9	30	30	1	2
QUATRIÈME VARIÉTÉ. *Idem* canin.	17	13	3	1	1	3	35	17	» »	» »
CINQUIÈME VARIÉTÉ. *Idem* épileptiforme.	11	7	2	1	1	3	40	11	» »	» »
SIXIÈME VARIÉTÉ. *Idem* avec balbutiement.	19	4	» »	» »	15	» »	200	9	10	« «
TOTAL de l'espèce *Gutturo-tétanique*.	170	117	21	11	17	25	» »	148	19	3
Bégaiement mixte.	43	36	4	3	» »	6	30	35	8	» »
TOTAL GÉNÉRAL.	452	323	65	31	28	82	» »	379	52	21

AUTRES DYSLALIES.

BREDOUILLEMENT, BALBUTIEMENT, BARYPHONIE

BREDOUILLEMENT. . . . .

BALBUTIEMENT. . . . .

BARYPHONIE . . . .

TOTAL des dyslalies, sans y comprendre le bégaiement. . . . .

TOTAL GÉNÉRAL des dyslalies, en y comprenant le bégaiement . . . . .

CACOMUTHIES, GRASSEYMENT SIX VARIÉTÉS.

Première variété . . . .
Deuxième variété . . . .
Troisième variété . . . .
Quatrième variété . . . .
Cinquième variété . . . .
Sixième variété. . . . .

TOTAL des cas de grasseyement .

BLÉSITÉ. QUATRE VARIÉTÉS.

Première variété, ou JOTACISME . . .

Deuxième variété, ou LAMBDACISME.

Troisième variété, ou SESSEYEMENT,

Quatrième variété, ou BLÉSITÉ GUTTURALE. . . . .

TOTAL DES BLÉSITÉS . . . .

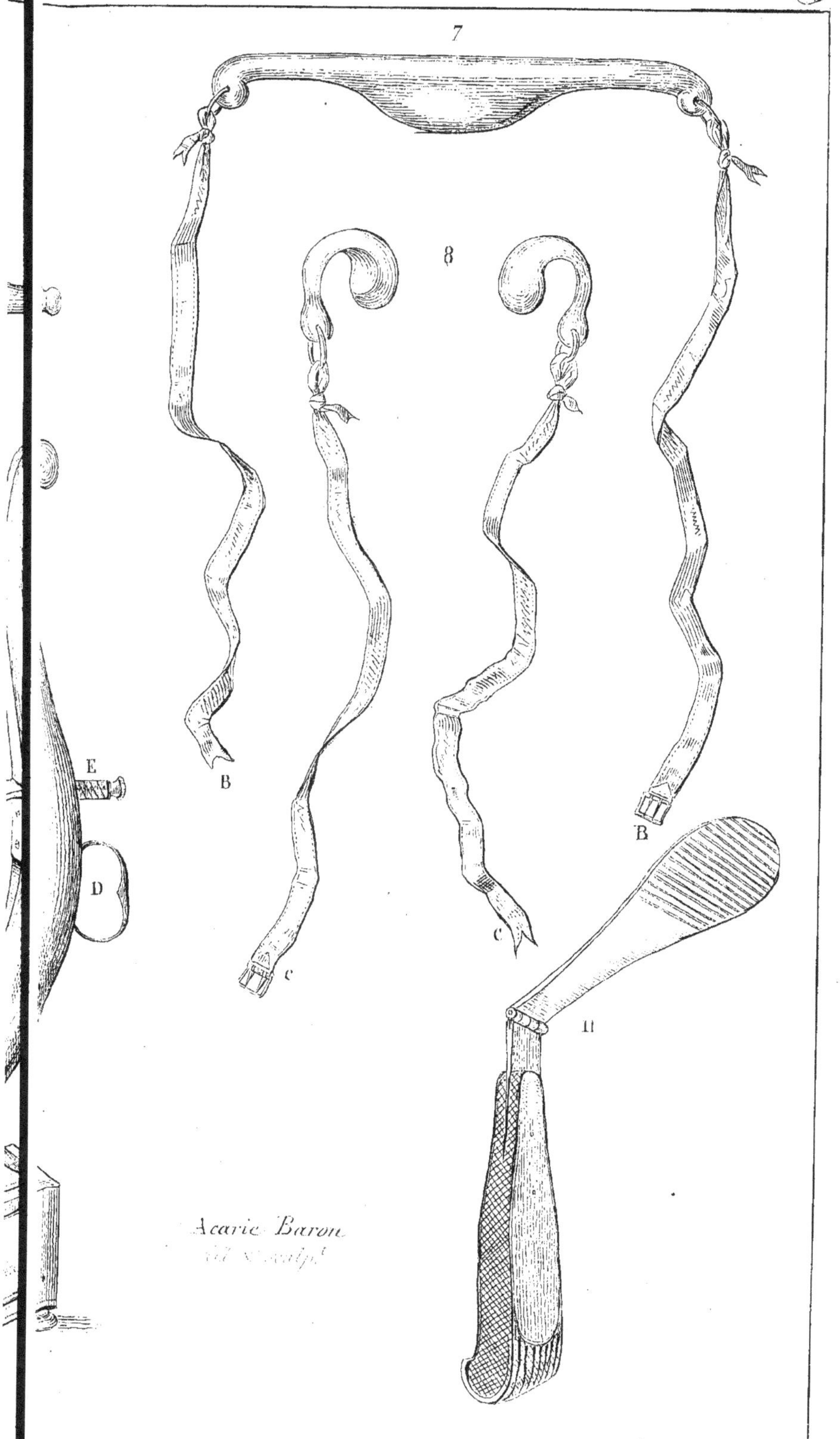

7
8
B
E
D
B
c
C
11
Acarie Baron
del. Sculp.

Pl. 1re
5
9
10
6
4
I
A A A A A
F
B
C
3
D
D
2
E
Muthonome
du Dr Colombat de l'Isère

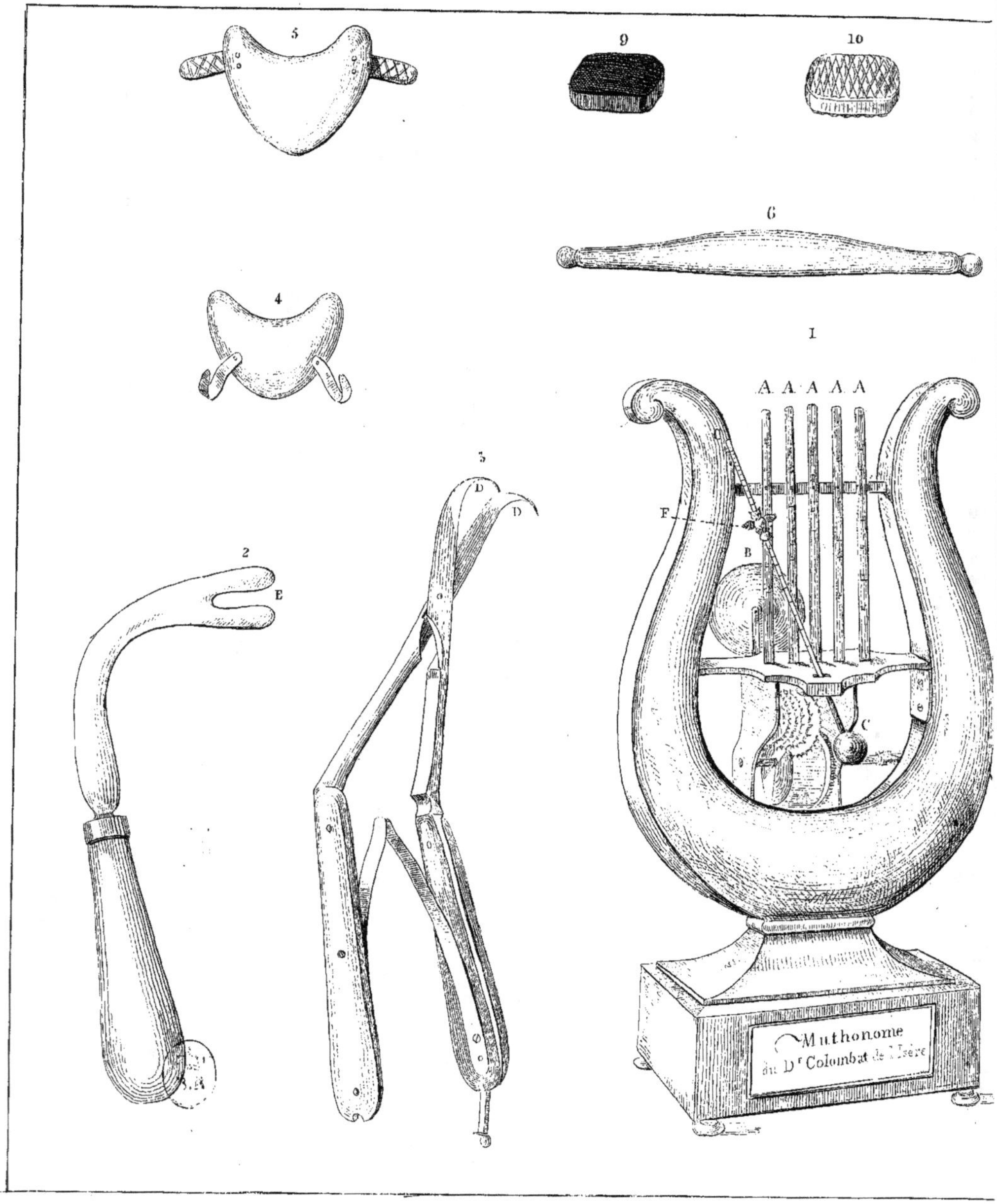

arole

Pl. 2.e

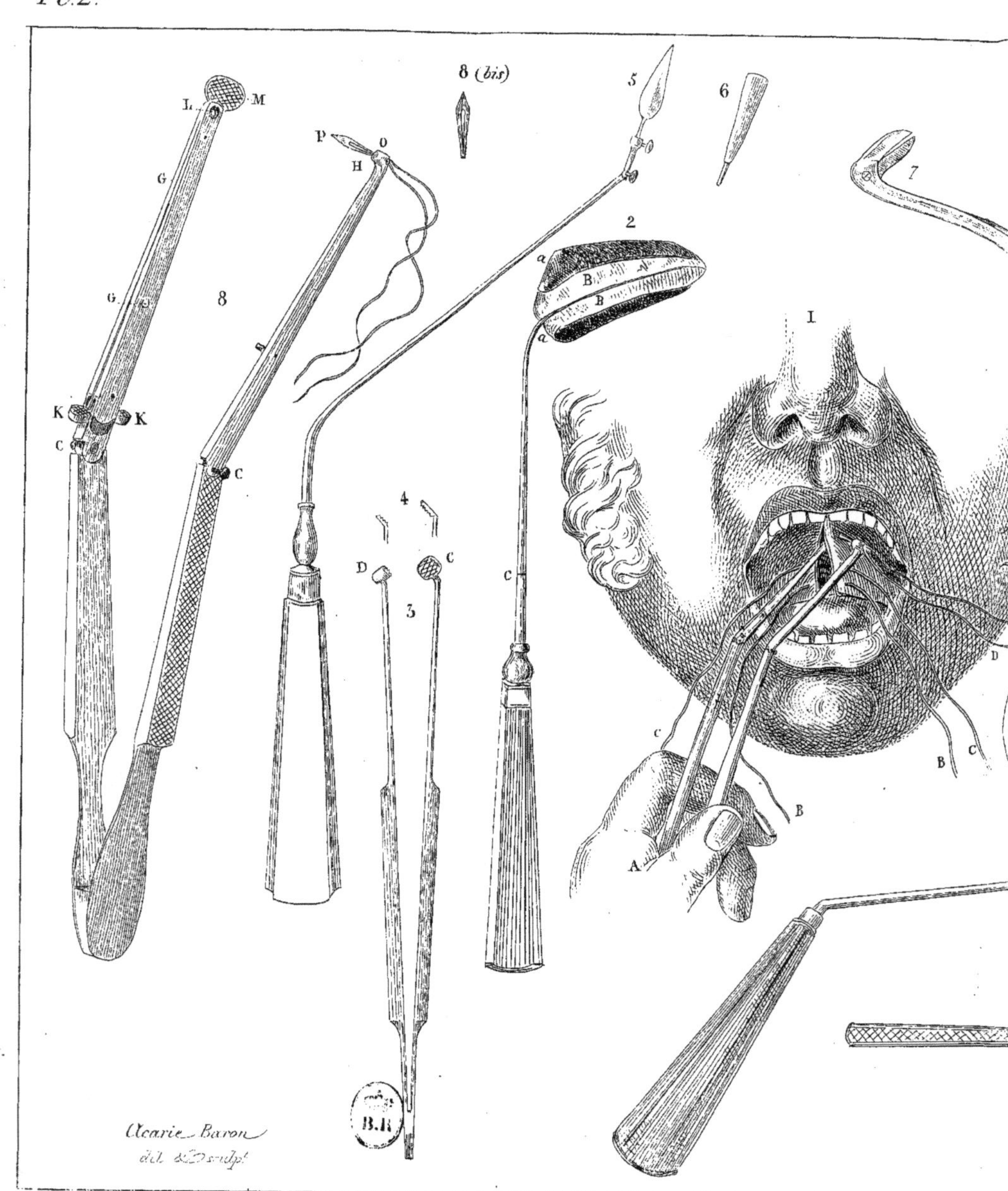
Acarie Baron
del. & sculp.t